解剖生理トレーニングブック 問題集

解剖生理に関する問題を徹底的に解いて、
解剖生理学に対する苦手を克服していきます。
わかりやすい解説が理解を深め、
理屈抜きで、完全に身につけることができます。
問題一つひとつに難易度(★〜★★★)をつけました。
まずはじめに★印1つのレベルを解いてみて、
徐々にレベルアップした問題に挑戦しましょう。

目次

1. 生命現象の基礎 ……… 2
2. 消化器系 ……… 5
3. 代謝系 ……… 11
4. 血液 ……… 13
5. 生体防御 ……… 16
6. 循環器系 ……… 20
7. 神経系 ……… 26
8. 感覚器系 ……… 33
9. 内分泌系 ……… 35
10. 筋骨格系 ……… 40
11. 呼吸器系 ……… 49
12. 腎・泌尿器系 ……… 55
13. 生殖器系 ……… 60
14. 老化 ……… 64

1 生命現象の基礎

★**問題1** 細胞の構造（下記の語句群より適切なものを選び、書き入れなさい）

リボソームが付着した

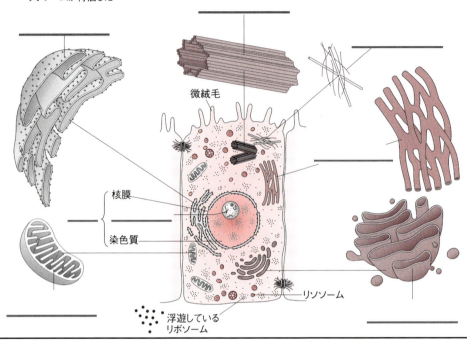

語句群：粗面小胞体、中心小体、微細管、滑面小胞体、核、核小体、ミトコンドリア、ゴルジ装置

★**問題2** 末梢の運動神経細胞の構造（下記の語句群より適切なものを選び、書き入れなさい。重複使用あり）

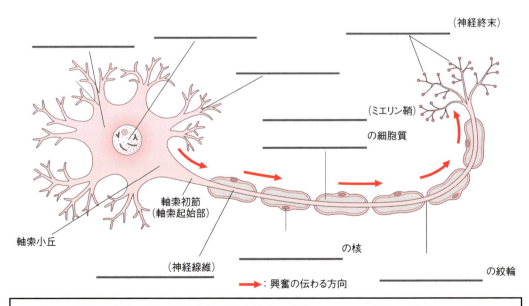

語句群：神経細胞体、核、樹状突起、軸索終末、髄鞘、シュワン細胞、軸索、ランヴィエ

★ **問題3** 細胞外に最も多い無機陽イオンはどれか。
1．カリウム　　　2．ナトリウム
3．カルシウム　　4．塩化物

★ **問題4** 体重60kgの成人男性の体液はおよそ何Lか。
1．18L　　　2．26L
3．36L　　　4．48L

★ **問題5** 血漿の浸透圧に最も近い溶液はどれか。
1．9％ブドウ水溶液　2．7％ブドウ水溶液
3．5％ブドウ水溶液　4．3％ブドウ水溶液

★ **問題6** リボソームの働きはどれか。
1．DNA合成　　　2．mRNA合成
3．タンパク質合成　4．ビタミン合成

★ **問題7** ミトコンドリアの働きはどれか。
1．二酸化炭素を運ぶ
2．酸素をつくる
3．ATPの合成
4．コレステロールの合成

★ **問題8** 転写はどこで行われているか。
1．細胞質　　　2．ミトコンドリア
3．小胞体　　　4．核

★ **問題9** 翻訳はどこで行われているか。
1．リソソーム　2．リボソーム
3．核小体　　　4．核

★ **問題10** 神経細胞の活動電位と同じ意味をもつ言葉はどれか。
1．抑制　　　　　　2．神経伝達物質
3．神経インパルス　4．神経線維

★★★ **問題11** 活動電位発生に重要なイオンチャネルはどれか。
1．電位依存性イオンチャネル
2．リガンド依存性イオンチャネル
3．機械刺激依存性イオンチャネル
4．漏洩イオンチャネル

★ **問題12** 生理的食塩水の食塩濃度はどれくらいか。
1．0.5％　　　2．0.9％
3．2.5％　　　4．4％

★ **問題13** 食塩5.85gは何モル(mol)か。ただし食塩の分子量は58.5である。
1．0.5モル　　2．0.3モル
3．0.2モル　　4．0.1モル

★ **問題14** 水素イオン濃度が0.00001mol/Lの溶液のpHはいくつか。
1．6　　　2．5
3．3　　　4．2
5．1

★ **問題15** 36gのグルコースが溶けている1Lの水溶液がある。グルコースの分子量を180とすると、この溶液のモル濃度はどれくらいか。
1．0.05mol/L　　2．0.1mol/L
3．0.2mol/L　　　4．0.3mol/L

★★ **問題16** 3.6gのグルコースが溶けている1Lの水溶液がある。グルコースの分子量を180とすると、この溶液の浸透圧モル濃度はいくらか。
1．20mOsm/L　　2．50mOsm/L
3．100mOsm/L　　4．300mOsm/L

問題17 5.85gの食塩が溶けている食塩水1Lのナトリウムの当量(Eq)はいくらか。ただし、食塩の分子量を58.5とする。
1．0.05Eq　　2．0.1Eq
3．0.2Eq　　4．0.3Eq

問題18 遺伝子について正しいのはどれか。
（第103回）
1．DNAは体細胞分裂の前に複製される。
2．DNAは1本のポリヌクレオチド鎖である。
3．DNAの遺伝子情報からmRNAが作られることを翻訳という。
4．RNAの塩基配列に基づきアミノ酸がつながることを転写という。

問題19 活動電位について正しいのはどれか。
（第103回）
1．脱分極が閾値以上に達すると発生する。
2．細胞内が一過性に負（マイナス）の逆転電位となる。
3．脱分極期には細胞膜のカリウム透過性が高くなる。
4．有髄神経ではPurkinje〈プルキンエ〉細胞間隙を跳躍伝導する。

問題20 ヒトの精子細胞における染色体の数はどれか。
（第102回）
1．22本　　2．23本
3．44本　　4．46本

問題21 細胞内におけるエネルギー産生や呼吸に関与する細胞内小器官はどれか。
（第102回）
1．ミトコンドリア　　2．リボソーム
3．ゴルジ体　　4．小胞体
5．核

問題22 酸塩基平衡の異常と原因の組合わせで正しいのはどれか。
（第102回）
1．代謝性アルカローシス──下痢
2．代謝性アシドーシス──嘔吐
3．代謝性アシドーシス──慢性腎不全
4．呼吸性アシドーシス──過換気症候群

問題23 健常な成人の体重における水分の割合に最も近いのはどれか。
（第102回）
1．20%　　2．40%
3．60%　　4．80%

問題24 細胞外液に比べて細胞内液で濃度が高いのはどれか。
（第102回）
1．カルシウム　　2．ナトリウム
3．カリウム　　4．クロール

問題25 呼吸性アシドーシスをきたすのはどれか。
（第101回）
1．飢餓　　2．過換気
3．敗血症　　4．CO_2ナルコーシス
5．乳酸アシドーシス

問題26 核酸で正しいのはどれか。（第100回）
1．mRNAがアミノ酸をリボソームへ運ぶ。
2．DNAは1本のポリヌクレオチド鎖である。
3．DNAには遺伝子の発現を調節する部分がある。
4．RNAの塩基配列によってアミノ酸がつながることを転写という。

問題27 代謝性アルカローシスになるのはどれか。
（第96回）
1．嘔吐　　2．下痢
3．腎不全　　4．飢餓

2　消化器系

★ 問題1　消化管（下記の語句群より適切なものを選び、書き入れなさい）

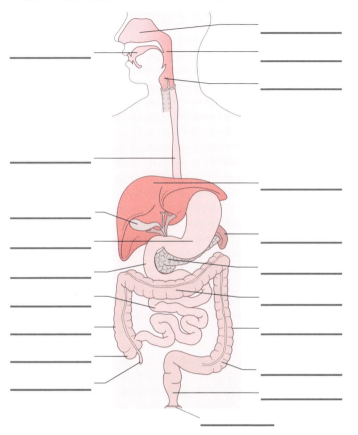

語句群：
鼻腔、口腔、
咽頭、喉頭、
食道、肝臓、
胆嚢、脾臓、
胃、十二指腸、
膵臓、小腸、
横行結腸、上行結腸、
下行結腸、盲腸、
S状結腸、虫垂、
直腸、肛門

★ 問題2　口腔の構造（下記の語句群より適切なものを選び、書き入れなさい）

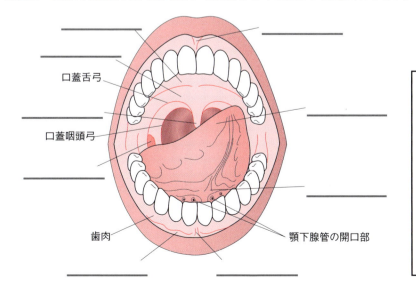

語句群：
硬口蓋、
軟口蓋、
上唇小帯、
舌、
口蓋垂、
口蓋扁桃、
舌小帯、
口腔前庭、
下唇小帯

★ **問題3** 舌の構造（下記の語句群より適切なものを選び、書き入れなさい）

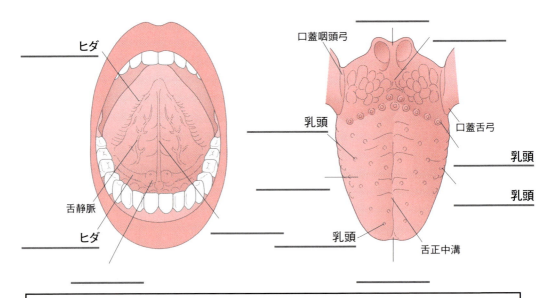

語句群：采状、舌下、舌下小丘、舌小帯、喉頭蓋、舌根、茸状、有郭、葉状、糸状、舌尖

★ **問題4** 胃の構造（下記の語句群より適切なものを選び、書き入れなさい）

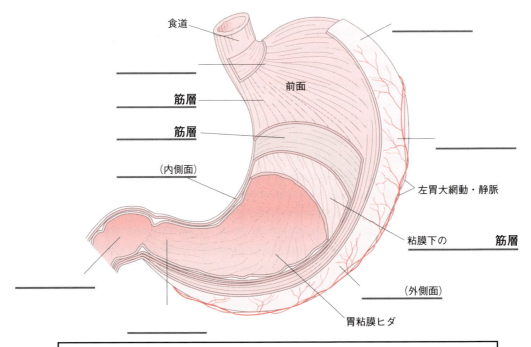

語句群：噴門、幽門、輪走、縦走、胃底、胃体、斜走、小弯、大弯、十二指腸

★ **問題5** 十二指腸・膵臓の構造（下記の語句群より適切なものを選び、書き入れなさい。重複使用あり）

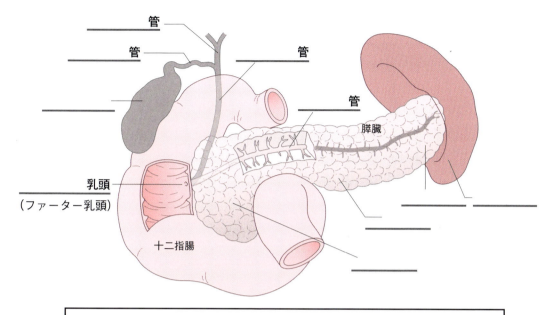

語句群：総肝、胆嚢、総胆、膵、大十二指腸、脾臓、膵尾、膵体、膵頭

★ **問題6** 肝臓の構造（下記の語句群より適切なものを選び、書き入れなさい。重複使用あり）

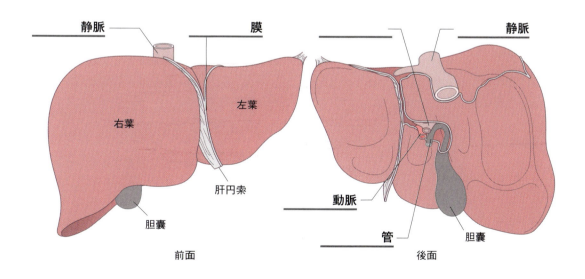

語句群：下大、肝鎌状間、固有肝、門脈、総胆

- **問題7** 唾液腺について誤っているのはどれか。
  1. 主要な大唾液腺は3つある。
  2. 舌下腺はもっとも大きい大唾液腺である。
  3. 舌下腺は混合性の粘り気の多い唾液を分泌する。
  4. 1日の唾液の分泌量はだいたい1～1.5Lである。
  5. 唾液腺からIgA抗体が分泌される。

- **問題8** 唾液中のムチンついて正しいのはどれか。
  1. タンパク質を分解する。
  2. 脂質を可溶化する。
  3. 唾液に粘りを与える。
  4. 細菌を殺す。
  5. 脂肪を分解する。

- **問題9** ビタミンB_{12}の吸収が主に行なわれる臓器はどれか。
  1. 胃
  2. 小腸
  3. 大腸
  4. 肝臓
  5. 膵臓

- **問題10** 唾液分泌中枢はどこにあるか。
  1. 視床
  2. 延髄
  3. 視床下部
  4. 橋
  5. 大脳皮質

- **問題11** 水分が最も吸収される消化器官はどれか。
  1. 大腸
  2. 小腸
  3. 胃
  4. 口腔
  5. 食道

- **問題12** 胃で消化されたものを十二指腸へ送る働きをする消化管の運動を何というか。
  1. 分節運動
  2. 回転運動
  3. 蠕動運動
  4. 振り子運動

- **問題13** 胃で分泌される消化酵素は、次のどれか。
  1. キモトリプシン
  2. トリプシン
  3. ペプシン
  4. アミラーゼ
  5. エリスロポエチン

- **問題14** 小腸の粘膜に多いリンパ小節を何というか。
  1. アウエルバッハ神経叢
  2. マイスネル小体
  3. パッチニ小体
  4. パイエル板
  5. 扁桃

- **問題15** 胃の内因子と結合して吸収されるビタミンは何か。
  1. ビタミンA
  2. ビタミンC
  3. ビタミンD
  4. ビタミンB_{12}
  5. ビタミンK

- **問題16** 内因子は、胃のどの細胞から分泌されるのか。
  1. 主細胞
  2. 副細胞
  3. 壁細胞
  4. G細胞

- **問題17** 胃の壁細胞が分泌するのはどれか。
  1. ムチン
  2. 塩酸(HCl)
  3. レニン
  4. サーファクタント
  5. ペプシノゲン

- **問題18** 胃液分泌を促進するホルモンはどれか。
  1. ガストリン
  2. ソマトスタチン
  3. コレシストキニン
  4. エリスロポエチン
  5. レニン

★ **問題19** 十二指腸粘膜より分泌され、胆嚢を収縮させるホルモンはどれか。
1．ガストリン　　2．コレシストキニン
3．セクレチン　　4．グルカゴン
5．レニン

★ **問題20** 胃液分泌を抑制するホルモンはどれか。
1．ガストリン　　2．アミラーゼ
3．ペプシン　　　4．セクレチン
5．トリプシン

★★ **問題21** 膵液について誤っているのはどれか。2つ選べ。
1．弱アルカリ性である。
2．セクレチンによって分泌が促進する。
3．リパーゼを含んでいる。
4．インスリンが含まれている。
5．酸性である。

★ **問題22** 膵液に含まれない消化酵素はどれか。2つ選べ。
1．トリプシン　　2．キモトリプシン
3．ペプシン　　　4．アミラーゼ
5．レニン

★ **問題23** リンパ管から吸収される栄養素はどれか。
1．単糖　　　　　2．ペプチド
3．カイロミクロン　4．ビタミンC
5．ブドウ糖

★★ **問題24** 排便に関与する筋で運動神経の支配を受けているのはどれか。
1．内肛門括約筋　　2．外肛門括約筋
3．直腸平滑筋　　　4．内尿道括約筋
5．外尿道括約筋

★★ **問題25** 排便反射に直接に関与しないものはどれか。
1．直腸平滑筋　　2．仙髄
3．骨盤神経　　　4．大脳皮質
5．内肛門括約筋

★★ **問題26** 肝臓の機能とは関係ないのはどれか。
1．グリコーゲンの合成と分解
2．脂質代謝
3．活性型ビタミンD_3合成
4．アルブミン合成
5．プロトロンビン合成

★ **問題27** 胆汁の成分ではないのはどれか。
1．フィブリノゲン　2．胆汁酸
3．リン脂質　　　　4．コレステロール
5．ビリルビン

★ **問題28** 消化酵素ではないのはどれか。
1．ソマトスタチン　2．トリプシン
3．マルターゼ　　　4．ペプシン
5．アミノペプチダーゼ

★ **問題29** 嚥下中枢はどこにあるのか。
1．大脳　　　　2．小脳
3．間脳　　　　4．延髄
5．松果体

★ **問題30** ビタミンKは主にどこで吸収されるのか。
1．大腸　　　　2．小腸
3．胃　　　　　4．食道
5．口腔

★ **問題31** 正常な胃液のpHはどれか。

(第103回)

1．pH 1～2　　2．pH 4～5
3．pH 7～8　　4．pH 10～11

★ **問題32** 食道について正しいのはどれか。
(第103回)
1．厚く強い外膜で覆われる。
2．粘膜は重層扁平上皮である。
3．胸部では心臓の腹側を通る。
4．成人では全長約50cmである。

★★★ **問題33** 肝硬変でみられる検査所見はどれか。2つ選べ。
(第103回)
1．血小板増多
2．尿酸値上昇
3．血清アルブミン値低下
4．血中アンモニア値上昇
5．プロトロンビン時間短縮

★ **問題34** 肝細胞で合成されるのはどれか。2つ選べ。
(第100回)
1．アルブミン　　2．ガストリン
3．セクレチン　　4．γ-グロブリン
5．コレステロール

★★★ **問題35** 食欲を促進するのはどれか。
(第98回)
1．温熱環境
2．胃壁の伸展
3．レプチンの分泌
4．血中遊離脂肪酸の上昇

★ **問題36** 咀嚼で正しいのはどれか。(第97回)
1．唾液にムチンが含まれている。
2．咀嚼筋の不随意的収縮で行われる。
3．舌の運動は三叉神経によって支配される。
4．顎関節を形成するのは下顎骨と頬骨である。

★ **問題37** 嚥下で正しいのはどれか。(第95回)
1．嚥下運動は不随意運動である。
2．食塊は口腔→喉頭→食道と移動する。
3．軟口蓋は気管と食道との交通を遮断する。
4．食塊は蠕動運動によって食道内を移送される。

★ **問題38** 肝臓の機能はどれか。(第94回)
1．体液量の調節　　2．胆汁の貯蔵
3．蛋白代謝　　　　4．ホルモンの分泌

★ **問題39** 正しいのはどれか。(第87回)
1．肝門部では肝動脈、肝静脈および左右肝管が出入りする。
2．胆嚢は胆嚢管を介して膵管に合流する。
3．膵臓は下大静脈の腹側に位置する。
4．ファーター乳頭は十二指腸球部に開口する。

3 代謝系

★**問題1** TCA（クエン酸）回路（下記の語句群より適切なものを選び、書き入れなさい）

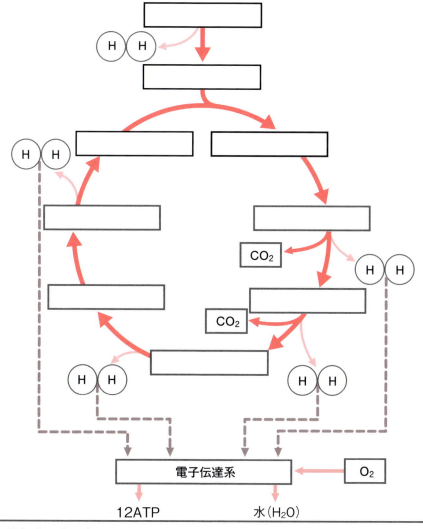

語句群：ピルビン酸、アセチルCoA、クエン酸、イソクエン酸、α-ケトグルタル酸、コハク酸、フマル酸、リンゴ酸、オキサロ酢酸

★**問題2** 唾液中に含まれる糖質分解酵素をなんというか。
1．アミロース　　2．α-アミラーゼ
3．トリプシン　　4．セルロース
5．スクロース

★**問題3** 水素イオン濃度が10^{-9}mol/Lの場合のpHはいくつか。
1．pH = 1　　2．pH = 3
3．pH = 6　　4．pH = 9
5．pH = 12

★★ **問題4** 物質について正しいのはどれか。
1．グルコースは分解されると、ラクトースになる。
2．フルクトースは単糖である。
3．スクロースは単糖である。
4．ガラクトースは二糖である。
5．マルトースは単糖である。

★ **問題5** ペプシンは何からなるか。
1．タンパク質　　2．中性脂肪
3．ステロイド　　4．糖質
5．DNA

★ **問題6** 小腸での膜消化に関係ないのはどれか。
1．マルターゼ　　2．スクラーゼ
3．ラクターゼ　　4．リパーゼ
5．アミノペプチダーゼ

★ **問題7** 小腸からそのまま吸収されるものはどれか。2つ選べ。　　（第102回）
1．グルコース　　2．スクロース
3．マルトース　　4．ラクトース
5．フルクトース

★ **問題8** 脂肪を乳化するのはどれか。
（第102回）
1．胆汁酸塩　　2．トリプシン
3．ビリルビン　　4．リパーゼ

★ **問題9** 食事由来のトリグリセリドを運搬するのはどれか。　　（第100回）
1．HDL　　2．LDL
3．VLDL　　4．カイロミクロン

★ **問題10** 脂肪分解の過剰で血中に増加するのはどれか。　　（第99回）
1．尿素窒素　　2．ケトン体
3．アルブミン　　4．アンモニア

★ **問題11** 脂質1gが体内で代謝されるときに生じるエネルギー量はどれか。　　（第98回）
1．4 kcal　　2．9 kcal
3．14 kcal　　4．19 kcal

4 血液

★ **問題1** 血液の成分（下記の語句群より適切なものを選び、書き入れなさい）

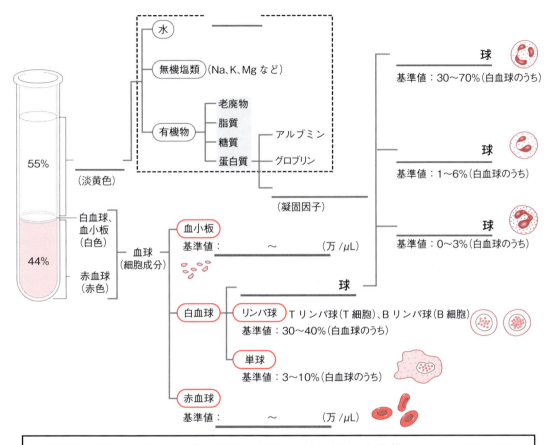

語句群：血漿、血清、フィブリノゲン、顆粒、好中、好酸、好塩基、15〜40、370〜570

★ **問題2** 成人で血液の細胞成分をつくる場所はどこか。
1．脾臓　　2．肝臓
3．骨髄　　4．胸腺

★ **問題3** 血液は体重のおよそ何％を占めるか。
1．5％　　2．8％
3．12％　　4．15％

★ **問題4** 血液の赤い色はどの細胞成分由来か。
1．血管内皮細胞　　2．赤血球
3．白血球　　4．血小板

★ **問題5** 酸素を運ぶ働きをする細胞成分はどれか。
1．白血球　　2．赤血球
3．血小板　　4．脂肪細胞

★ **問題6** 血液に占める細胞成分の割合を何というか。
1．基礎代謝　　2．ヘマトクリット
3．1回換気量　　4．酸素飽和度

★ **問題7** 止血に働く細胞成分はどれか。
1．白血球　　2．赤血球
3．血小板　　4．脂肪細胞

★ **問題8** 身体を病原菌から守る働きをする細胞成分はどれか。
1．白血球　　2．赤血球
3．血小板　　4．脂肪細胞

★ **問題9** 血液中で細胞数が最も多い細胞成分はどれか。
1．好中球　　2．赤血球
3．血小板　　4．リンパ球

★ **問題10** ヘモグロビンを含む細胞成分はどれか。
1．白血球　　2．赤血球
3．血小板　　4．脂肪細胞

★ **問題11** 血漿中で最も高濃度に存在するタンパク質はどれか。
1．アルブミン　　2．ヘモグロビン
3．γ-グロブリン　4．フィブリノゲン

★ **問題12** 血液凝固に関係する血漿中のタンパク質はどれか。
1．アルブミン　　2．ヘモグロビン
3．γ-グロブリン　4．フィブリノゲン

★ **問題13** 酸素を運ぶ働きのあるタンパク質はどれか。
1．アルブミン　　2．ヘモグロビン
3．γ-グロブリン　4．フィブリノゲン

★ **問題14** 身体を構成する組織は、4つに分類されるが、血液はどれに属するか。
1．上皮組織　　2．結合組織
3．筋組織　　　4．神経組織

★★ **問題15** ABO式血液型について、O型の父とAB型の母から生まれてくる子どもの血液型として起こり得ない血液型はどれか。**2つ選べ**。
1．A型　　2．B型
3．AB型　　4．O型

★★ **問題16** 血栓を溶解させる血漿成分はどれか。
1．組織プラスミノーゲン活性化因子（t-PA）
2．プラスミン
3．トロンビン
4．フィブリノゲン

★ **問題17** 血液凝固阻止剤はどれか。**2つ選べ**。
1．カルシウム
2．マグネシウム
3．クエン酸ナトリウム
4．ヘパリン

★★ **問題18** ヘモグロビンについて誤っているのはどれか。
1．ヘモグロビンは赤血球にぎっしり詰まっている。
2．ヘモグロビンは酸素を運ぶ。
3．ヘモグロビンは銅を含む。
4．1分子のヘモグロビンは4分子の酸素分子を結合できる。

★ **問題19** 古くなった赤血球は主にどこで壊されるのか。
1．肝臓　　2．腎臓
3．脾臓　　4．膵臓

★ **問題20** 造血で正しいのはどれか。（第91回）
1．造血幹細胞は末梢血に存在しない。
2．造血幹細胞は臍帯血にも存在する。
3．エリスロポエチンは高酸素血症に反応して産生される。
4．顆粒球コロニー刺激因子によってリンパ球は増加する。

★ **問題21** 血小板の機能はどれか。（第94回）
1．抗体産生　　2．浸透圧調節
3．酸素の運搬　4．血液凝固

★ **問題22** 生体内で生じた血栓を溶解するのはどれか。 (第95回)
1．トロンボプラスチン
2．カルシウムイオン
3．プラスミン
4．トロンビン

★ **問題23** 貪食能を有するのはどれか。2つ選べ。 (第95回)
1．巨核球　　　2．好中球
3．形質細胞　　4．T細胞
5．単球

★ **問題24** 血液型O型Rh(D)陰性の経産婦。夫の血液型はA型Rh(D)陽性である。妊婦の血液検査で最も留意する項目はどれか。 (第96回)
1．血色素量　　2．血小板数
3．不規則抗体　4．総ビリルビン値

★ **問題25** 母児血液型Rh不適合による溶血で正しいのはどれか。 (第96回)
1．遅延型過敏症である。
2．児の自己抗体が溶血を起こす。
3．治療として血漿交換を行う。
4．父親がRh(+)のときに起こる。

★ **問題26** 血液凝固に関連するのはどれか。 (第96回)
1．ヘモグロビン　　2．フィブリノゲン
3．マクロファージ　4．エリスロポエチン

★ **問題27** エリスロポエチンの産生が高まるのはどれか。 (第97回)
1．血圧低下
2．血糖値の低下
3．腎機能の低下
4．動脈血酸素分圧の低下

★ **問題28** 貧血の診断に用いられるのはどれか。 (第100回)
1．ヘモグロビン濃度　2．収縮期血圧
3．血糖値　　　　　　4．尿酸値

★★ **問題29** チアノーゼの際に増加しているのはどれか。 (第101回)
1．直接ビリルビン　　2．間接ビリルビン
3．酸化ヘモグロビン　4．還元ヘモグロビン

★★ **問題30** ワルファリンと拮抗作用があるのはどれか。 (第102回)
1．ビタミンA　　2．ビタミンC
3．ビタミンD　　4．ビタミンE
5．ビタミンK

★ **問題31** 血中濃度が上昇すると黄疸となるのはどれか。 (第102回)
1．グルコース　　2．ビリルビン
3．クレアチニン　4．総コレステロール

★ **問題32** 末梢血液中□□□が低下した状態を貧血という。□□□に入るのはどれか。 (第102回)
1．血漿量　　　　2．血小板数
3．アルブミン濃度　4．ヘモグロビン濃度

★ **問題33** 血清に含まれないのはどれか。 (第102回)
1．インスリン　　2．アルブミン
3．γ-グロブリン　4．β-グロブリン
5．フィブリノゲン

★ **問題34** 白血球について正しいのはどれか。 (第103回)
1．酸素を運搬する。
2．貪食作用がある。
3．骨髄で破壊される。
4．血液1μL中に10万～20万個含まれる。

5 生体防御

★ **問題1** リンパ系（下記の語句群より適切なものを選び、書き入れなさい）

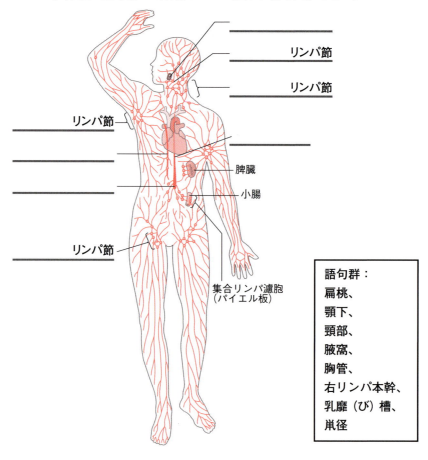

語句群：
扁桃、
顎下、
頸部、
腋窩、
胸管、
右リンパ本幹、
乳糜（び）槽、
鼠径

★ **問題2** リンパの流れ（下記の語句群より適切なものを選び、書き入れなさい。重複使用あり）

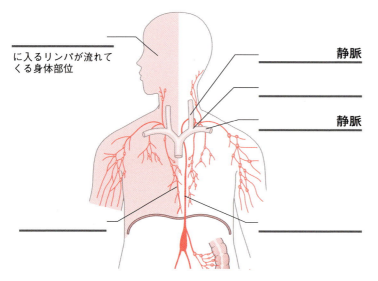

語句群：
内頸、
左静脈角、
鎖骨下、
胸管、
右リンパ本幹

★ **問題3** 免疫系器官で最大のものはどれか。
1．リンパ節　　2．骨髄
3．脾臓　　　　4．扁桃

★ **問題4** 一次リンパ器官とはどれか。
1．リンパ節　　2．骨髄
3．脾臓　　　　4．扁桃

★ **問題5** 後天的免疫の主役な細胞はどれか。
1．赤血球　　　2．好中球
3．リンパ球　　4．単球

★ **問題6** 健康な人で存在する割合が最も高い細胞はどれか。
1．単球　　　　2．好中球
3．好塩基球　　4．好酸球

★ **問題7** リンパ管内に常在する主な細胞はどれか。
1．赤血球　　　2．血小板
3．リンパ球　　4．マクロファージ

★ **問題8** B細胞（Bリンパ球）が産生するタンパク質はどれか。
1．アルブミン　　2．ヘモグロビン
3．γ-グロブリン　4．フィブリノゲン

★★ **問題9** 炎症の際、ヒスタミンを分泌して血管拡張や血管透過性を亢進させる細胞はどれか。
1．赤血球　　　2．好中球
3．肥満細胞　　4．脂肪細胞

★ **問題10** 傷口から身体に侵入してくる細菌を貪食する働きの細胞はどれか。
1．赤血球　　　2．好中球
3．肥満細胞　　4．脂肪細胞

★ **問題11** オプソニン作用はどの物質が関係するか。
1．ビタミンC　　2．γ-グロブリン
3．核酸　　　　　4．トリグリセリド

★★ **問題12** 抗体と協力して溶菌に直接に関係する血清に溶けている物質はどれか。
1．カルシウム　　　2．マグネシウム
3．フィブリノゲン　4．補体

★ **問題13** 体液性免疫の主役といわれる細胞はどれか。
1．赤血球　　　2．好中球
3．Bリンパ球　4．Tリンパ球

★ **問題14** 細胞性免疫の主役といわれる細胞はどれか。
1．赤血球　　　2．好中球
3．Bリンパ球　4．Tリンパ球

★★ **問題15** ウイルス感染した細胞を破壊する働きのリンパ球はどれか。
1．Bリンパ球　　　2．形質細胞
3．ヘルパーTリンパ球　4．キラーTリンパ球

★ **問題16** 能動免疫はどれか。　　（第93回）
1．γ-グロブリンの与薬
2．母乳を介した抗体の移行
3．ワクチンの接種
4．抗血清の与薬

★ **問題17** 感染防御に有用でないのはどれか。
（第94回）
1．涙液のリゾチーム
2．血清のプラスミノーゲン
3．腟粘膜のグリコゲン
4．胃液の胃酸

★ **問題18** インフルエンザワクチンの接種で正しいのはどれか。 (第94回)
1．特異的能動免疫　2．非特異的能動免疫
3．特異的受動免疫　4．非特異的受動免疫

★ **問題19** ツベルクリン反応の機序はどれか。 (第95回)
1．Ⅰ型アレルギー　2．Ⅱ型アレルギー
3．Ⅲ型アレルギー　4．Ⅳ型アレルギー

★ **問題20** リンパ系で正しいのはどれか。 (第96回)
1．過剰な組織液を回収する。
2．リンパに脂肪成分は含まれない。
3．胸管のリンパは動脈系へ直接流入する。
4．健常成人のリンパ流量は7〜10 L／日である。

★ **問題21** 皮膚・粘膜と防御機構の組合わせで正しいのはどれか。 (第97回)
1．皮膚表面——アルカリ性の皮脂
2．気道————線毛上皮細胞
3．腸管内——デーデルライン桿菌
4．尿路————リゾチーム

★ **問題22** ウイルス感染後の長期の獲得免疫に関わるのはどれか。 (第97回)
1．好中球
2．好酸球
3．肥満細胞
4．メモリー（記憶）細胞

★★ **問題23** オプソニン効果を生じるのはどれか。 (第98回)
1．好中球　　　2．好塩基球
3．Tリンパ球　4．Bリンパ球

★ **問題24** 抗原がIgEと結合するのはどれか。 (第98回)
1．接触性皮膚炎
2．血液型不適合輸血
3．全身性エリテマトーデス
4．アナフィラキシーショック

★ **問題25** 免疫担当細胞とその機能の組合わせで正しいのはどれか。 (第100回)
1．好中球——————抗原の提示
2．肥満細胞————補体の活性化
3．形質細胞————抗体の産生
4．ヘルパーT細胞——貪食

★ **問題26** Ⅰ型アレルギーはどれか。 (第100回)
1．接触皮膚炎
2．潰瘍性大腸炎
3．過敏症肺臓炎
4．ツベルクリン反応陽性
5．アナフィラキシーショック

★ **問題27** 抗体を産生するのはどれか。 (第101回)
1．顆粒球　　2．T細胞
3．NK細胞　 4．形質細胞
5．マクロファージ

★ **問題28** 1年前にハチに刺された人が再びハチに刺された。起こる可能性のあるアレルギー反応はどれか。 (第102回)
1．Ⅰ型アレルギー　2．Ⅱ型アレルギー
3．Ⅲ型アレルギー　4．Ⅳ型アレルギー

★★★ **問題29** 食物アレルギーのある8歳の児童がアナフィラキシーショックを発症した場合の対応として適切なのはどれか。 (第103回)
1．水分の補給
2．抗ヒスタミン薬の内服
3．副腎皮質ステロイドの吸入
4．アドレナリンの筋肉内注射

★★★ **問題30** Ⅳ型(遅延型)アレルギー反応について正しいのはどれか。**2つ選べ。** (第103回)
1．IgE抗体が関与する。
2．肥満細胞が関与する。
3．Tリンパ球が関与する。
4．ヒスタミンが放出される。
5．ツベルクリン反応でみられる。

★ **問題31** リンパ系について正しいのはどれか。
(第101回)
1．リンパ管には弁がない。
2．吸収された脂肪を輸送する。
3．胸管は鎖骨下動脈に合流する。
4．リンパの流れは動脈と同方向である。

★ **問題32** リンパ系について正しいのはどれか。
(第100回)
1．リンパ液の主成分は赤血球である。
2．リンパ液に脂肪成分は含まれない。
3．過剰な組織液はリンパ管に流入する。
4．胸管のリンパ液は動脈系へ直接流入する。

6 循環器系

★ **問題1** 心臓の構造：外観（下記の語句群より適切なものを選び、書き入れなさい。重複使用あり）

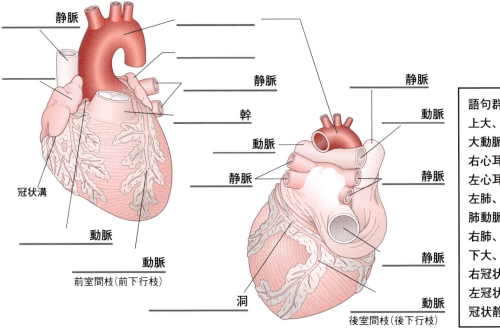

語句群：
上大、
大動脈弓、
右心耳、
左心耳、
左肺、
肺動脈、
右肺、
下大、
右冠状、
左冠状、
冠状静脈

★ **問題2** 心臓の構造：内腔（下記の語句群より適切なものを選び、書き入れなさい。重複使用あり）

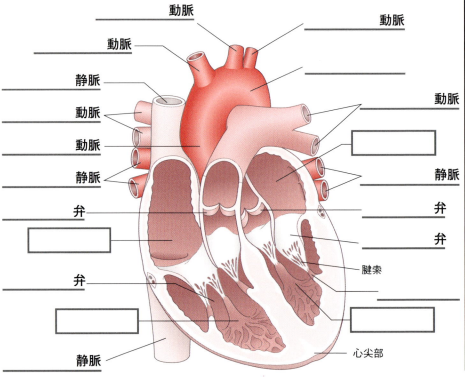

語句群：
左総頸、
腕頭、
左鎖骨下、
大動脈弓、
上大、
右肺、
上行大、
右肺、
肺動脈、
右心房、
三尖、
右心室、
下大、
左肺、
左心房、
大動脈、
僧帽、
乳頭筋、
左心室

★ **問題3** 全身を巡る動脈（下記の語句群より適切なものを選び、書き入れなさい）

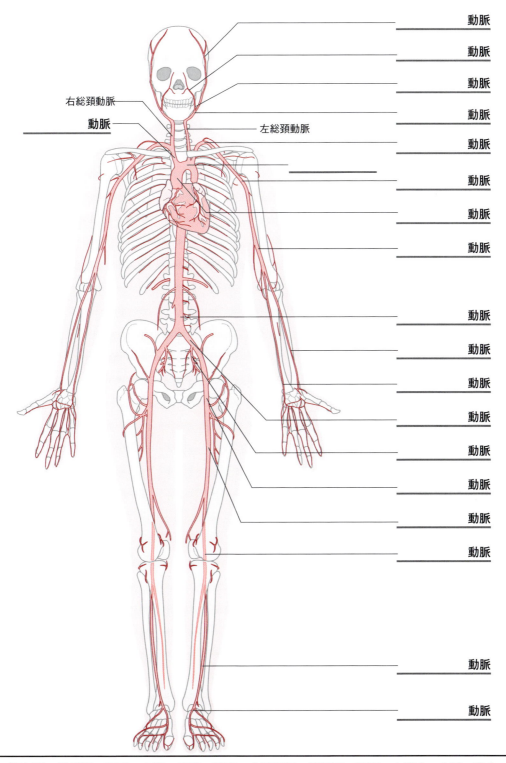

語句群：浅側頭、顔面、内頸、外頸、腕頭、大動脈弓、鎖骨下、腋窩、上行大、上腕、腹大、橈骨、尺骨、総腸骨、内腸骨、外腸骨、大腿、膝窩、前頸骨、足背

★ **問題4** 全身を巡る静脈（下記の語句群より適切なものを選び、書き入れなさい）

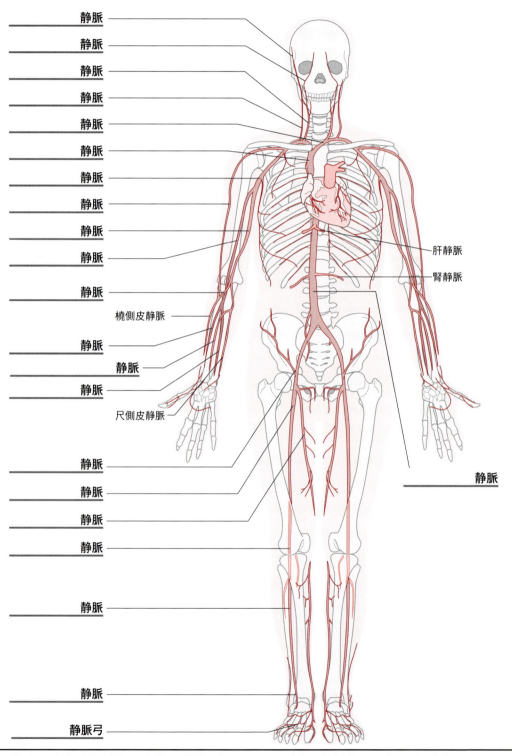

語句群：浅側頭、顔面、内頸、外頸、腕頭、上大、腋窩、橈側皮、上腕、肘正中皮、下大、尺側皮、橈骨、前腕正中皮、尺骨、外腸骨、大腿、大伏在、膝窩、前脛骨、小伏在、足背

★ 問題 5　心臓は何心房何心室か。
1．1心房1心室　　2．1心房2心室
3．2心房1心室　　4．2心房2心室

★ 問題 6　心臓について正しいのはどれか。
1．身体の右寄りに位置する。
2．大きさは握りこぶし大である。
3．2心房1心室である。
4．大動脈には弁がない。

★ 問題 7　心臓について正しいのはどれか。
1．心筋は平滑筋からなる。
2．左心房と左心室の間の弁は三尖弁である。
3．右心室の壁は左のそれより薄い。
4．肺静脈は心臓に2本で入る。

★ 問題 8　心臓の拍動リズムを決定している場所はどこか。
1．プルキンエ線維　　2．ヒス束
3．房室結節　　　　　4．リンパ節
5．洞房結節

★ 問題 9　最高血圧115mmHg、最低血圧85mmHgの人の平均血圧はいくつか。
1．95mmHg　　　2．105mmHg
3．115mmHg　　4．125mmHg
5．135mmHg

★ 問題 10　動脈血が流れている血管はどれか。
1．臍動脈　　2．肺静脈
3．冠状静脈　4．門脈
5．大静脈

★★ 問題 11　拍動が速くなる条件はどれか。
1．副交感神経の興奮　　2．リラックス
3．睡眠　　　　　　　　4．迷走神経の興奮
5．交感神経の興奮

★ 問題 12　血管の説明で誤っているのはどれか。
1．毛細血管はグルコースを通さない。
2．動脈壁は肉厚である。
3．門脈は静脈である。
4．静脈は一般に動脈より体表面に近い。
5．肺静脈の血圧は低い。

★ 問題 13　ANPはどこから分泌されるか。
1．肝臓　　　2．心臓
3．膵臓　　　4．脾臓
5．甲状腺

★★ 問題 14　左心室の収縮開始と一致する出来事はどれか。
1．P波の出現　　2．T波の出現
3．第Ⅰ心音　　　4．第Ⅱ心音

★★ 問題 15　心筋の活動電位発生に関係しないイオンチャネルはどれか。
1．クロール（塩化物）チャネル
2．ナトリウムチャネル
3．カリウムチャネル
4．カルシウムチャネル

★ 問題 16　心臓の自動能の起源はどこか。
1．プルキンエ線維　　2．洞房結節
3．房室結節　　　　　4．ヒス束

★ 問題 17　心音の第Ⅰ音は何に由来する音か。
1．房室弁の開く音
2．房室弁の閉じる音
3．大動脈弁・肺動脈弁の開く音
4．大動脈弁・肺動脈弁の閉じる音

★ 問題 18　心音の第Ⅱ音は何に由来する音か。
1．房室弁の開く音
2．房室弁の閉じる音
3．大動脈弁・肺動脈弁の開く音
4．大動脈弁・肺動脈弁の閉じる音

問題19 動脈壁の弾性が低下すると、脈圧はどうなるか。
1．上昇する　　2．低下する
3．変化なし　　4．どちらともいえない

問題20 最低血圧が90mmHg、最高血圧が120mmHgであるとき、平均血圧はいくらか。
1．95mmHg　　2．100mmHg
3．105mmHg　　4．110mmHg

問題21 最も血圧が低い部位はどこか。
1．毛細血管　　2．細動脈
3．下大静脈　　4．右心房

問題22 血管運動中枢はどこにあるか。
1．小脳　　2．橋
3．延髄　　4．中脳

問題23 血圧を感知する圧受容器がある場所はどこか。2つ選べ。
1．頸動脈小体　　2．頸動脈洞
3．大動脈　　4．大動脈小体

問題24 血管を拡張させる物質はどれか。2つ選べ。
1．アドレナリン
2．一酸化窒素（NO）
3．アンギオテンシンⅡ
4．ヒスタミン

問題25 血管収縮物質はどれか。2つ選べ。
1．プロスタグランディンI_2
2．エンドセリン
3．アドレナリン
4．一酸化窒素

問題26 左心室から全身に血液を送り出す血管はどれか。　　(第103回)
1．冠状動脈　　2．下大静脈
3．肺動脈　　4．肺静脈
5．大動脈

問題27 心臓の自動的収縮について正しいのはどれか。　　(第103回)
1．運動神経で促進される。
2．興奮を伝える刺激伝導系がある。
3．ペースメーカーはHis〈ヒス〉束である。
4．中脳の血管運動中枢による支配を受ける。

問題28 急性左心不全の症状はどれか。　　(第103回)
1．肝腫大　　2．呼吸困難
3．下腿浮腫　　4．頸静脈怒張

問題29 人体の右側のみにあるのはどれか。　　(第102回)
1．総頸動脈　　2．腕頭動脈
3．腋窩動脈　　4．内頸動脈
5．鎖骨下動脈

問題30 収縮期血圧の上昇をきたす要因はどれか。　　(第102回)
1．副交感神経の興奮
2．循環血液量の減少
3．末梢血管抵抗の増大
4．血液の粘稠度の低下
5．動脈血酸素分圧〈PaO_2〉の上昇

問題31 血栓が存在することによって脳塞栓症を引き起こす可能性があるのはどれか。　　(第102回)
1．右心室　　2．左心室
3．腎動脈　　4．上大静脈
5．大腿静脈

★ 問題32　胎児の卵円孔の位置で正しいのはどれか。　(第101回)
1．左心房と左心房の間
2．右心室と左心室の間
3．大動脈と肺動脈の間
4．門脈と下大動脈の間

★ 問題33　全身に動脈血を送り出すのはどれか。　(第100回)
1．右心房
2．右心室
3．左心房
4．左心室

★ 問題34　通常のペースメーカーはどれか。　(第100回)

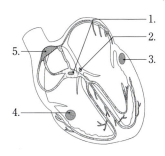

★ 問題35　体表からの触診で最も**触れにくい**のはどれか。　(第99回)
1．総頸動脈
2．外腸骨動脈
3．橈骨動脈
4．大腿動脈
5．足背動脈

★★ 問題36　心房細動で発症リスクが高まるのはどれか。　(第99回)
1．脳塞栓
2．脳出血
3．心筋炎
4．心外膜炎
5．心内膜炎

★ 問題37　胎児で酸素飽和度の最も高い血液が流れているのはどれか　(第98回)
1．門脈
2．臍動脈
3．臍静脈
4．下大動脈

★ 問題38　動脈で正しいのはどれか。　(第97回)
1．骨格筋の収縮は動脈の血流を助けている。
2．内膜、中膜および外膜のうち中膜が最も厚い。
3．逆流を防ぐ弁が備わっている。
4．大動脈は弾性線維が乏しい。

★ 問題39　大動脈系と比較した肺動脈系の特徴はどれか。　(第96回)
1．血圧が高い。
2．血管壁が厚い。
3．血中酸素分圧が高い。
4．塞栓症が起こりやすい。

★ 問題40　部位と流れる血液との組合わせで正しいのはどれか。　(第95回)
1．肺動脈――動脈血
2．肺静脈――静脈血
3．右心房――動脈血
4．左心室――動脈血

★ 問題41　全身から静脈血が戻る心臓の部位はどれか。　(第93回)
1．右心房
2．右心室
3．左心房
4．左心室

★ 問題42　循環系路で正しいのはどれか。　(第90回)
1．椎骨動脈 → ウイリス動脈輪 → 外頸動脈
2．上腸間膜静脈 → 門脈 → 肝動脈
3．肺静脈 → 肺動脈 → 左心房
4．食道静脈 → 奇静脈 → 上大静脈

7　神経系

★ **問題1**　脳の構造（下記の語句群より適切がものを選び、書き入れなさい）

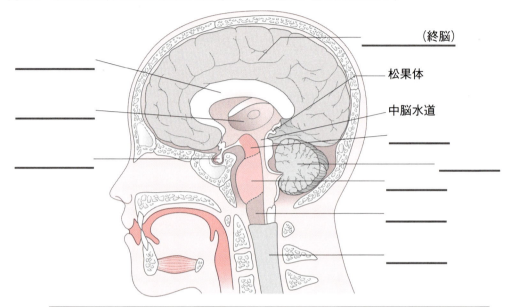

語句群：脳梁、間脳、下垂体、大脳半球、中脳、小脳、橋、延髄、脊髄

★ **問題2**　間脳の構造（下記の語句群より適切がものを選び、書き入れなさい）

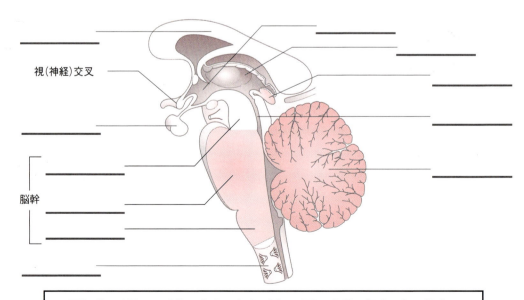

語句群：脳梁、下垂体、中脳、小脳、橋、延髄、脊髄、視床下部、視床、松果体、中脳水道

★ **問題3** 脳神経（下記の語句群より適切がものを選び、書き入れなさい）

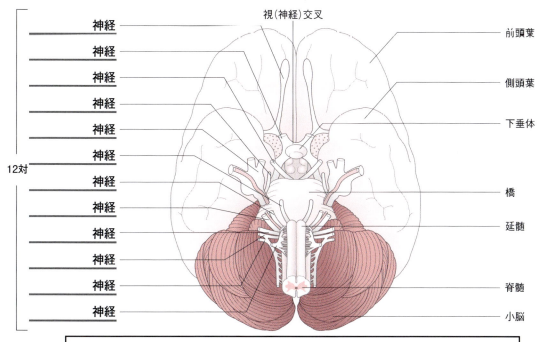

語句群：嗅、視、動眼、滑車、三叉、外転、顔面、内耳、舌咽、迷走、副、舌下

★ **問題4** 大脳皮質にある機能局在（下記の語句群より適切なものを選び、書き入れなさい）

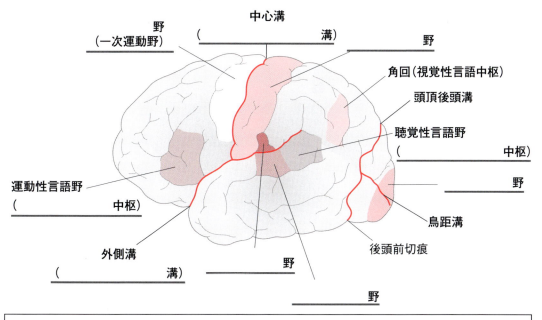

語句群：運動、視覚、聴覚、味覚、体性感覚、ローランド、ブローカ、シルビウス、ウェルニッケ

★**問題5** 中枢神経と末梢神経(下記の語句群より適切なものを選び、書き入れなさい。重複使用あり)

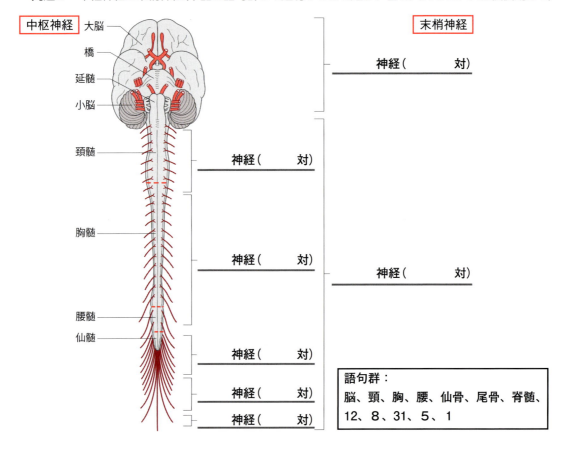

★**問題6** 上肢の神経(下記の語句群より適切なものを選び、書き入れなさい。重複使用あり)

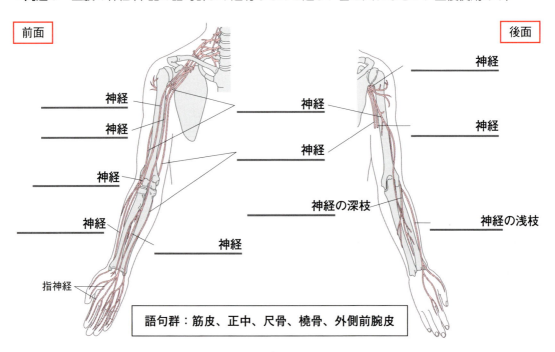

★ **問題7** 下肢の神経（下記の語句群より適切なものを選び、書き入れなさい。重複使用あり）

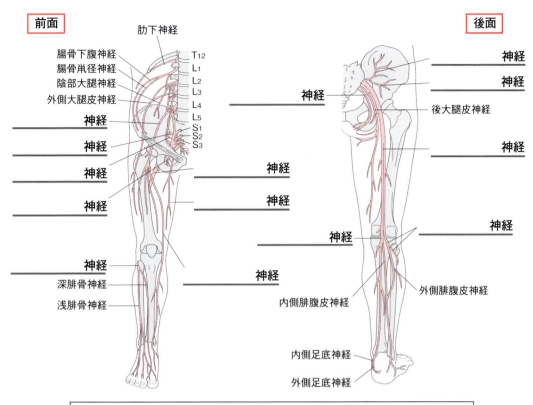

語句群：大腿、上殿、下殿、陰部、総腓骨、坐骨、閉鎖、伏在、脛骨

★ **問題8** 神経について正しいのはどれか。
1．脊髄は脳の一部である。
2．視床下部は間脳の一部である。
3．下垂体は脳幹に含まれる。
4．橋の上に延髄がある。

★ **問題9** 神経について正しいのはどれか。
1．シュワン細胞は中枢神経系での髄鞘形成細胞である。
2．脊髄の腹側から運動神経線維の束が出る。
3．大脳縦裂は小脳と大脳を分ける溝である。
4．大後頭孔からすべての脳神経は出て行く。

★ **問題10** 中枢神経系をつくる細胞のうち髄鞘を形成する細胞をなんというか。
1．ニューロン
2．シュワン細胞
3．オリゴデンドロサイト
4．アストロサイト
5．上衣細胞

★ **問題11** 神経線維のうち、最も伝導速度が速いのはどれか。
1．Aα　　2．Aβ
3．Aγ　　4．Aδ

★ **問題12** 無髄神経線維はどれか。
1．Aα　　2．B
3．Aδ　　4．C

★★ **問題13** 興奮性シナプスにおける興奮の伝達に関して、神経細胞の活動電位が神経終末に達すると、末端部のXチャネルが開いてXイオンが流入し、このXに刺激されてシナプス小胞が開口して神経伝達物質が放出される。このXとは何か。

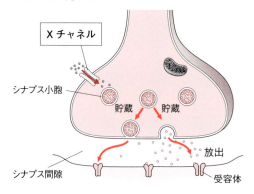

1．ナトリウム　　2．カリウム
3．カルシウム　　4．塩化物（塩素）

★ **問題14** 以下の神経伝達物質のうち、抑制性神経伝達物質はどれか。

1．アセチルコリン
2．グルタミン酸
3．ドーパミン（ドパミン）
4．γ-アミノ酪酸（GABA）

★★ **問題15** 神経末端に連続して興奮が到達すると、放出される神経伝達物質の量が増加して、シナプスにおける伝達効率が上昇する。この現象を何というか。

1．活動増強　　2．反復刺激後増強
3．興奮増強　　4．オプソニン
5．伝達増強

★★ **問題16** 語句の説明で誤っているのはどれか。

1．脳神経は中枢神経である。
2．脳神経は12対である。
3．ニューロンの細胞体が多く集まっているところを灰白質という。
4．脊髄神経は31対である。
5．交感神経は脊髄神経に含まれる。

★ **問題17** 語句の対応関係で誤っているのはどれか。

1．運動神経――求心性神経
2．感覚神経――求心性神経
3．体性神経――皮膚や筋などの支配
4．自律神経――内臓や血管の支配

★ **問題18** 膝蓋腱反射はどの反射に属するか。

1．伸展反射　　2．屈曲反射
3．内臓反射　　4．排尿反射

★ **問題19** 脳幹に属さない組織はどれか。

1．脊髄　　2．延髄
3．中脳　　4．橋

★ **問題20** 脳幹の機能ではないのはどれか。

1．対光反射　　2．呼吸中枢
3．嘔吐中枢　　4．体温調節中枢
5．嚥下反射

★ **問題21** 大脳基底核の働きはどれか。

1．運動の調節　　2．光を感知する
3．言語を理解する　　4．音を感知する
5．味覚を感知する

★★ **問題22** パーキンソン病はどこが原因か。

1．脊髄　　2．延髄
3．小脳　　4．中脳
5．大脳基底核

★ **問題23** 運動性言語野（ブローカ中枢）は、どの葉にあるか。

1．前頭葉　　2．後頭葉
3．頭頂葉　　4．側頭葉
5．辺縁葉

★ **問題24** 脳神経のうち、胃・小腸などの内臓に広く分布している神経はどれか。

1．舌下神経　　2．迷走神経
3．副神経　　4．顔面神経

★ **問題25** 3〜13Hzの脳波は脳のどのような状態を反映しているか。
1．うとうとしている　2．深い睡眠
3．覚醒（開眼）　　　4．安静（閉眼）

★ **問題26** まどろみ状態のときの脳波はどれか。
1．θ波　2．δ波
3．β波　4．α波

★★ **問題27** 意味記憶はどこで行われているのか。
1．大脳　　2．側頭葉と間脳
3．小脳　　4．脊髄

★★ **問題28** 摂食行動や性行動などの本能行動を調節するのは、どこか。**2つ選べ**。
1．大脳　　　2．大脳辺縁系
3．視床下部　4．下垂体
5．松果体

★ **問題29** 意識レベルがもっとも低い状態はどれか。
1．昏睡　　2．昏迷
3．意識混濁　4．意識清明

★ **問題30** 体温調節中枢はどこにあるか。
1．小脳　　2．中脳
3．視床下部　4．松果体
5．延髄

★ **問題31** 一次運動野から四肢の下位運動ニューロンへの出力路をなんというか。
1．錐体路　　2．錐体外路
3．脊髄視床路　4．皮質延髄路

★★ **問題32** 軸索初節やランビエの絞輪に存在するイオンチャネルはどのタイプか。
1．電位依存性イオンチャネル
2．リガンド依存性イオンチャネル
3．機械刺激依存性イオンチャネル
4．漏洩イオンチャネル

★ **問題33** 自律神経の節前線維の末端から放出される伝達物質は何か。
1．アドレナリン
2．ノルアドレナリン
3．ドーパミン（ドパミン）
4．セロトニン
5．アセチルコリン

★★ **問題34** α運動神経細胞の神経線維はどのタイプか。
1．Aα　2．Aδ
3．Aγ　4．Aβ
5．B

★ **問題35** 脳脊髄液産生に関係する細胞はどれか。
1．神経細胞
2．オリゴデンドログリア
3．シュワン細胞
4．ミクログリア
5．上衣細胞

★ **問題36** 視覚野は次のどの葉に属するか。
1．前頭葉　2．後頭葉
3．側頭葉　4．頭頂葉

★ **問題37** 神経筋接合部を構成しない要素はどれか。
1．神経終末
2．電位依存性カルシウムチャネル
3．アセチルコリン受容体
4．軸索初節
5．シナプス小胞

★ **問題38** 脳神経とその機能の組み合わせで正しいのはどれか。
(第103回)
1．顔面神経——顔の感覚
2．舌下神経——舌の運動
3．動眼神経——眼球の外転
4．三叉神経——額のしわ寄せ

★ **問題39** 呼吸中枢の存在する部位はどれか。
(第103回)
1．大脳　　　2．小脳
3．延髄　　　4．脊髄

★★ **問題40** 運動神経の刺激の伝達経路を図に示す。Guillain-Barré〈ギラン-バレー〉症候群で主に障害される部位はどれか。
(第103回)
1．ア
2．イ
3．ウ
4．エ

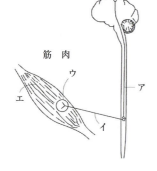

★★ **問題41** 視床下部の機能で正しいのはどれか。2つ選べ
(第103回)
1．感覚系上行路の中継核
2．長期記憶の形成
3．摂食行動の調節
4．飲水行動の調節
5．姿勢の調節

★★ **問題42** 麻痺をすると猿手を生じるのはどれか。
(第102回)
1．総腓骨神経　　2．橈骨神経
3．尺骨神経　　　4．正中神経

★ **問題43** 副交感神経の作用はどれか。2つ選べ。
(第102回)
1．瞳孔の散大　　2．発汗の促進
3．心拍数の低下　4．気管支の拡張
5．消化液の分泌亢進

★ **問題44** 副交感神経の作用はどれか。2つ選べ。
(第100回)
1．瞳孔の収縮　　2．発汗の促進
3．気管支の拡張　4．唾液分泌の亢進
5．消化管運動の抑制

★ **問題45** 副交感神経の作用はどれか。2つ選べ。
(第99回)
1．発汗　　　　　2．縮瞳
3．尿量減少　　　4．心拍数減少
5．消化管運動抑制

★ **問題46** 運動神経の神経伝達物質はどれか。
(第99回)
1．ドーパミン（ドパミン）
2．ヒスタミン
3．セロトニン
4．アドレナリン
5．アセチルコリン

★ **問題47** 神経伝達物質でカテコールアミンはどれか。
(第98回)
1．ドーパミン（ドパミン）
2．セロトニン
3．γ-アミノ酪酸
4．アセチルコリン

★★ **問題48** 交感神経系の緊張で弛緩するのはどれか。
(第98回)
1．立毛筋　　　2．瞳孔散大筋
3．膀胱括約筋　4．気管支平滑筋

★★ **問題49** 末梢神経とその作用の組合わせで正しいのはどれか。
(第97回)
1．橈骨神経――母指の屈曲
2．尺骨神経――手関節の背屈
3．坐骨神経――大腿の伸展
4．腓骨神経――足の背屈

★ **問題50** 交感神経の興奮によって起こる眼の反応はどれか。
(第94回)
1．明順応　　2．散瞳
3．流涙　　　4．視野狭窄

8 感覚器系

★ **問題 1** 眼球の構造（下記の語句群より適切なものを選び、書き入れなさい）

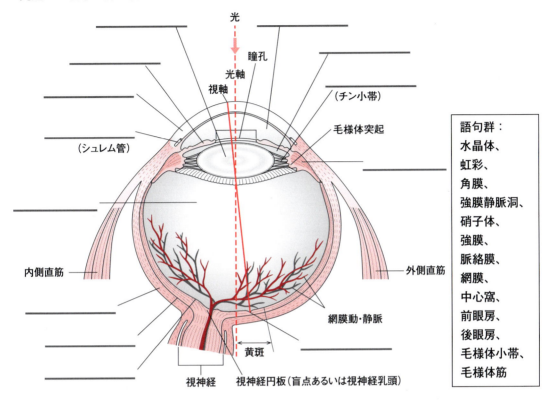

語句群：水晶体、虹彩、角膜、強膜静脈洞、硝子体、強膜、脈絡膜、網膜、中心窩、前眼房、後眼房、毛様体小帯、毛様体筋

★ **問題 2** 耳の構造（下記の語句群より適切なものを選び、書き入れなさい。重複使用あり）

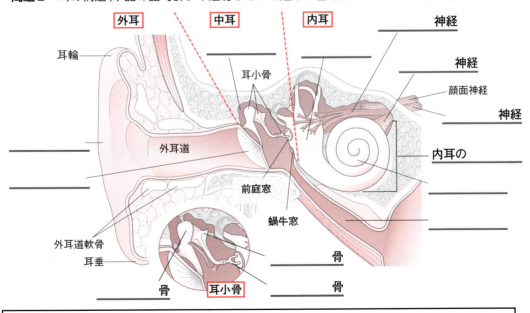

語句群：耳介、鼓膜、鼓室、ツチ、キヌタ、アブミ、前庭、蝸牛、内耳、骨迷路、耳管

★ **問題3** 皮膚の構造（下記の語句群より適切なものを選び、書き入れなさい）

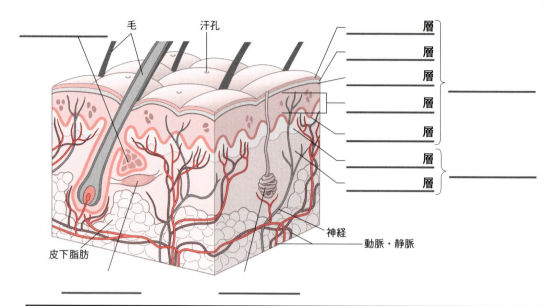

語句群：脂腺、立毛筋、角質、透明、顆粒、有棘細胞、基底細胞、乳頭、網状、表皮、汗腺

★ **問題4** 皮膚にあるマイスネル小体は何受容器か。
1．温度受容器　　2．侵害受容器
3．機械受容器　　4．光受容器
5．化学受容器

★ **問題5** 視細胞の錐体が集まり、注視するときに視野の中心になって、高い視力が得られる網膜の場所を何というか。
1．黄斑　　　　2．中心窩
3．盲点　　　　4．杆体

★ **問題6** ロドプシンの構成要素となるビタミンはなにか。
1．ビタミンC　　2．ビタミンD
3．ビタミンA　　4．ビタミンK
5．ビタミンE

★★ **問題7** 耳の説明で誤っているのはどれか。
1．鼓膜の振動を、耳小骨を通して奥に伝えるのは内耳である。
2．回転運動の加速度を3次元的に感知するのは半規管である。
3．蝸牛は音の周波数を感知する。
4．前庭は2方向の直線加速度を感知する。

★★ **問題8** 瞳孔散大筋に命令する自律神経に関して節前ニューロンの細胞体はどこにあるか。
1．中脳　　　　2．延髄
3．胸髄　　　　4．腰髄
5．仙髄

★★ **問題9** 聴覚の視床での中継核のある場所をなんというか。
1．上頚神経節　　2．内側膝状体
3．外側膝状体　　4．前角
5．蝸牛神経核

★ **問題10** 対光反射（縮瞳反射）に関係する中枢はどこにあるか。
1．小脳　　2．視床下部
3．中脳　　4．橋
5．延髄

★ **問題11** 味覚障害の原因となるのはどれか。
（第103回）
1．亜鉛欠乏　　2．リン欠乏
3．カリウム欠乏　　4．マグネシウム欠乏

★ **問題12** 光を屈折する眼の構造はどれか。
（第103回）
1．結膜　　2．角膜
3．強膜　　4．網膜

★ **問題13** 中耳にあるのはどれか。（第102回）
1．前庭　　2．蝸牛
3．半器官　　4．耳小骨

★★ **問題14** 内耳とともに平衡覚に関与するのはどれか。
（第98回）
1．聴覚　　2．嗅覚
3．視覚　　4．味覚

9　内分泌系

★ **問題1**　主な下垂体ホルモン（下記の語句群より適切なものを選び、書き入れなさい）

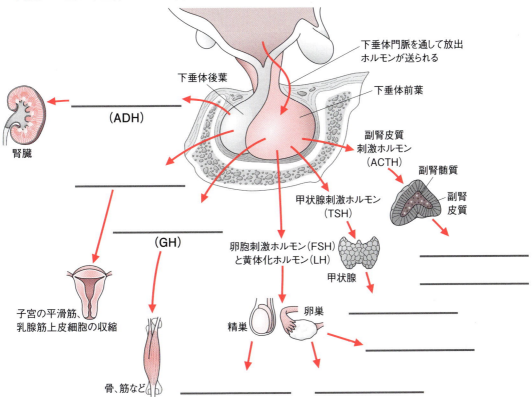

語句群：抗利尿ホルモン、オキシトシン、成長ホルモン、テストステロン、エストロゲン、プロゲステロン、サイロキシン、コルチゾール、アルドステロン

★ **問題2** 喉頭のすぐ下にある内分泌組織はどれか。
1．松果体　　2．甲状腺
3．胸腺　　　4．副腎

★ **問題3** 膵臓内に点在してホルモンを分泌する場は何というか。
1．パイエル板　　2．虫垂
3．ランゲルハンス島　4．エクリン腺

★★ **問題4** ホルモンの説明で誤っているのはどれか。
1．ホルモンは一般に血液を介して標的組織あるいは細胞に運ばれる。
2．ノルアドレナリンはホルモンとして働くことはない。
3．ドーパミン（ドパミン）はホルモンとしても働く。
4．アドレナリンはカテコールアミンの1種である。
5．ホルモンが作用する細胞を標的細胞という。

★★ **問題5** ホルモンの説明で誤っているのはどれか。
1．インスリンはホルモンである。
2．ガストリンは胃の運動を亢進させる。
3．ペプシンはホルモンではない。
4．アミラーゼはホルモンではない。
5．胆汁酸はホルモンである。

★ **問題6** ホルモンではないのはどれか。
1．ANP　　2．ACTH
3．TSH　　4．ATP

★ **問題7** メラトニンはどこから分泌されるのか。
1．視床下部　　2．中脳
3．橋　　　　　4．松果体
5．脊髄

★ **問題8** ステロイドホルモンはどれか。
1．黄体形成ホルモン　2．アルドステロン
3．レニン　　　　　　4．成長ホルモン

★ **問題9** 脂溶性ホルモンはどれか。
1．甲状腺ホルモン　2．インスリン
3．アドレナリン　　4．エリスロポエチン
5．成長ホルモン

★ **問題10** 下垂体前葉ホルモンはどれか。
1．ACTH放出ホルモン　2．LH放出ホルモン
3．GH抑制ホルモン　　4．TSH
5．ADH

★ **問題11** ACTHの標的組織はどれか。
1．下垂体　　2．甲状腺
3．副甲状腺　4．副腎皮質
5．副腎髄質

★★ **問題12** 性腺刺激ホルモンはどれか。
1．副甲状腺刺激ホルモン
2．甲状腺刺激ホルモン
3．成長ホルモン
4．プロラクチン
5．黄体形成ホルモン

★ **問題13** 下垂体後葉ホルモンはどれか。
1．副腎皮質刺激ホルモン
2．黄体形成ホルモン
3．FSH
4．成長ホルモン
5．抗利尿ホルモン

★ **問題14** TSHとはどのホルモンのことか。
1．甲状腺刺激ホルモン
2．副甲状腺刺激ホルモン
3．成長ホルモン
4．黄体形成ホルモン
5．抗利尿ホルモン

★ **問題15** カルシトニンはどこから分泌されるか。
1．下垂体　　2．視床下部
3．甲状腺　　4．副甲状腺
5．胸腺

★ **問題16** カルシトニンと反対の作用をするホルモンはどれか。
1．バソプレシン　　2．オキシトシン
3．パラソルモン　　4．エリスロポエチン
5．メラトニン

★ **問題17** ステロイドホルモンはどれか。
1．カルシトニン　　2．サイロキシン
3．コルチゾル　　4．メラトニン
5．甲状腺刺激ホルモン

★ **問題18** アミン型ホルモンはどれか。
1．成長ホルモン　　2．アドレナリン
3．エリスロポエチン　　4．セクレチン
5．コレシストキニン（CCK）

★ **問題19** 腎臓の主に集合管に作用して水の再吸収を促進させるホルモンはどれか。
1．成長ホルモン　　2．ノルアドレナリン
3．インスリン　　4．バソプレシン
5．黄体形成ホルモン

★ **問題20** ヨウ素を構成成分にもつホルモンはどれか。
1．成長ホルモン　　2．インスリン
3．グルカゴン　　4．甲状腺ホルモン
5．カルシトニン

★★ **問題21** 血漿カルシウム濃度の調節に関係するホルモンはどれか。3つ選べ。
1．カルシトニン　　2．グルカゴン
3．ソマトスタチン　　4．パラソルモン
5．活性型ビタミンD_3

★★ **問題22** 血漿カルシウム濃度を増加させるホルモンはどれか。
1．インスリン　　2．セクレチン
3．CCK　　4．カルシトニン
5．副甲状腺ホルモン

★ **問題23** ステロイドホルモンに属するのはどれか。
1．エストロゲン　　2．アドレナリン
3．グルカゴン　　4．セクレチン
5．甲状腺ホルモン

★ **問題24** 副腎皮質から分泌される男性ホルモンはどれか。
1．エストロゲン
2．アルドステロン
3．コルチゾール（コルチゾル）
4．デヒドロエピアンドロステロン（DHEA）
5．ガストリン

★ **問題25** プロゲステロンはどこで産生されるのか。
1．卵巣　　2．精巣
3．下垂体　　4．視床下部

★ **問題26** 血糖値を下げるホルモンはどれか。
1．成長ホルモン　　2．糖質コルチコイド
3．アドレナリン　　4．インスリン
5．グルカゴン

★ **問題27** 副甲状腺から分泌されるホルモンはどれか。
1．TSH　　2．PTH
3．カルシトニン　　4．PRL

★ **問題28** 精巣から分泌されるホルモンはどれか。
1．エリスロポエチン　2．エストロゲン
3．テストステロン　4．アルドステロン
5．コルチゾール（コルチゾル）

★ **問題29** 松果体から分泌されるホルモンはどれか。
1．ドーパミン（ドパミン）
2．セロトニン
3．アドレナリン
4．メラトニン
5．セクレチン

★ **問題30** 男性ホルモンはどれか。
1．テストステロン　2．プロゲステロン
3．アルドステロン　4．エストロゲン
5．コルチゾール（コルチゾル）

★ **問題31** 女性で男性ホルモンを分泌している組織はどれか。
1．腎臓　　　　2．膵臓
3．肝臓　　　　4．副腎
5．副甲状腺

★ **問題32** DHEAを分泌する組織はどれか。
1．松果体　　　2．甲状腺
3．副腎皮質　　4．脾臓
5．精巣

★ **問題33** エストロゲンを分泌する組織はどれか。
1．下垂体後葉　　2．下垂体前葉
3．副甲状腺　　　4．精巣
5．卵巣

★ **問題34** 黄体から分泌されるホルモンはどれか。
1．エリスロポエチン　2．インスリン
3．グルカゴン　　　　4．プロゲステロン
5．アルドステロン

★ **問題35** 胎盤から分泌されるホルモンはどれか。
1．hCG　　　　2．プロラクチン
3．レニン　　　4．ガストリン
5．成長ホルモン

★ **問題36** 射乳に関係するホルモンはどれか。
1．PRL　　　　2．TSH
3．GH　　　　　4．オキシトシン
5．バソプレシン

★ **問題37** 閉経前と比べて閉経後に低下するホルモンはどれか。　　　　　　　　　（第103回）
1．卵胞ホルモン
2．黄体形成ホルモン〈LH〉
3．卵胞刺激ホルモン〈FSH〉
4．副腎皮質刺激ホルモン〈ACTH〉

★ **問題38** 血圧を上げる作用をもつのはどれか。2つ選べ。　　　　　　　　　　（第103回）
1．レニン　　　　2．インスリン
3．カルシトニン　4．ソマトスタチン
5．ノルアドレナリン

★★ **問題39** 思春期に分泌が増加するホルモンはどれか。　　　　　　　　　　　（第103回）
1．グルカゴン　　2．オキシトシン
3．カルシトニン　4．アンドロゲン

★ **問題40** 血中カルシウム濃度を上昇させるホルモンを分泌する器官はどれか。（第102回）
1．副甲状腺　　2．甲状腺
3．下垂体　　　4．副腎

★★ **問題41** 抗利尿ホルモン〈ADH〉について正しいのはどれか。　　　　　　　（第101回）
1．尿細管における水分の再吸収を抑制する。
2．血漿浸透圧によって分泌が調節される。
3．飲酒によって分泌が増加する。
4．下垂体前葉から分泌される。

問題42 AはBの分泌を刺激するホルモンであると仮定する。ネガティブ・フィードバック機構を表すのはどれか。 （第101回）
1. Bの増加によってAの分泌が増加する。
2. Bの増加によってAの分泌が減少する。
3. Bの減少によってAの分泌が減少する。
4. Bの変化はAの分泌に影響を及ぼさない。

問題43 ホルモンと産生部位の組み合わせで正しいのはどれか。 （第101回）
1. エリスロポエチン────腎臓
2. アドレナリン──────副腎皮質
3. 成長ホルモン──────視床下部
4. レニン────────膵臓

問題44 ホルモンとその作用の組み合わせで正しいのはどれか。 （第100回）
1. 成長ホルモン──────血糖値の上昇
2. バソプレシン──────尿量の増加
3. コルチゾール──────血中カリウム値の上昇
4. アンジオテンシンⅡ──血管の拡張

問題45 卵巣から分泌されるホルモンはどれか。2つ選べ。 （第99回）
1. エストロゲン
2. プロラクチン
3. プロゲステロン
4. 黄体化ホルモン〈LH〉
5. 卵胞刺激ホルモン〈FSH〉

問題46 状態とそれによって分泌が促進されるホルモンの組み合わせで正しいのはどれか。 （第99回）
1. 血糖値上昇────────成長ホルモン
2. 血清カルシウム値低下──カルシトニン
3. ヨード摂取過剰─────甲状腺ホルモン
4. ナトリウム摂取不足───アルドステロン

問題47 脂肪の合成を促進するのはどれか。 （第98回）
1. インスリン　　2. グルカゴン
3. アドレナリン　4. テストステロン

問題48 Aさん（57歳、男性）は、肺癌で放射線治療後、放射線肺炎を発症し、1か月半前から副腎皮質ステロイドにより治療中である。2日前から38℃の発熱と頭痛が出現し、検査の結果、前頭葉に膿瘍が認められた。現在のAさんの血液検査データは、白血球12000/μL、空腹時血糖101mg/dL、HBA1c5.9%、CRP4.6mg/dLである。腫瘍の発症に関与した副腎皮質ステロイドの副作用はどれか。 （第103回）
1. 糖尿病　　2. 易感染
3. 高血圧症　4. 創傷治癒遷延

10 筋骨格系

★ **問題1** 全身の主な骨と関節（下記の語句群より適切がものを選び、書き入れなさい）

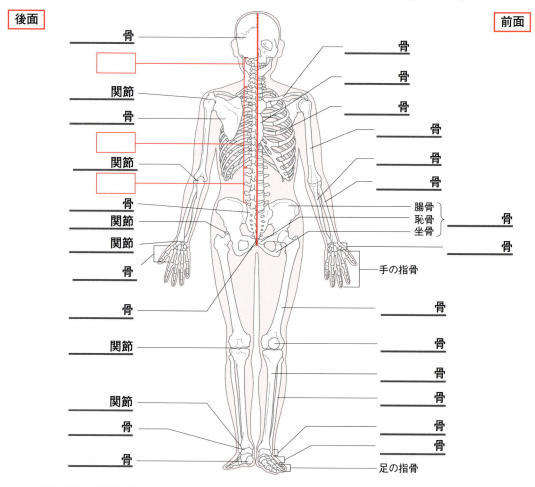

語句群：頭蓋、鎖、胸、肩、肋、肩甲、上腕、肘、尺、橈、仙、寛、股、手根、橈骨手根、中手、尾、大腿、膝、膝蓋、脛、腓、距腿、足根、距、踵、中足

★ **問題2** 関節の構造（下記の語句群より適切がものを選び、書き入れなさい）

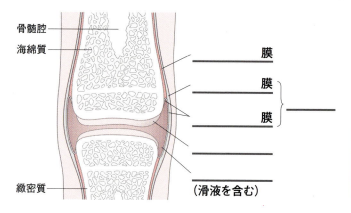

語句群：
骨、線維、滑、関節包、関節軟骨、関節腔

★ **問題3** 頭部の骨（下記の語句群より適切がものを選び、書き入れなさい。重複使用あり）

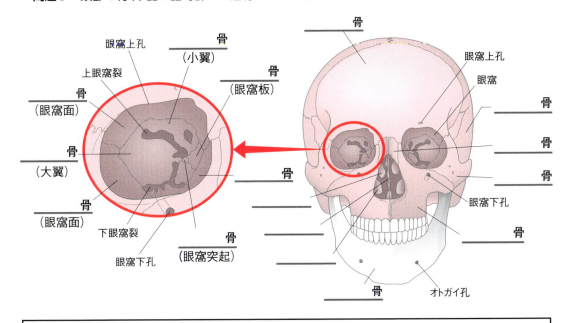

語句群：前頭、側頭、鼻、頬、涙、上顎、下顎、中鼻甲介、鼻中隔、下鼻甲介、蝶形、篩、口蓋

★ **問題4** 上肢の骨と関節（下記の語句群より適切がものを選び、書き入れなさい）

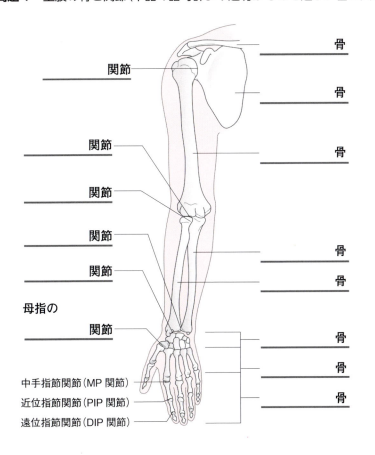

語句群：肩、鎖、肘、肩甲、上腕、上橈尺、尺、橈、下橈尺、橈骨手根、手根、手根中手、中手、指

★ **問題5** 手の骨（下記の語句群より適切がものを選び、書き入れなさい）

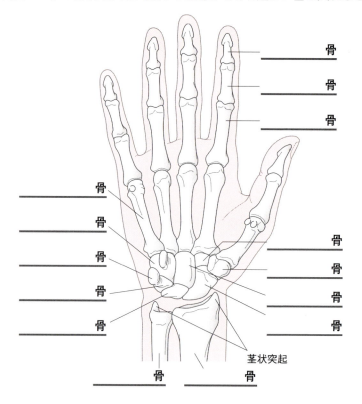

語句群：
末節、
中節、
基節、
中手、
有鈎、
小菱形、
豆状、
大菱形、
三角、
有頭、
月状、
舟状、
尺、
橈

★ **問題6** 骨盤（下記の語句群より適切がものを選び、書き入れなさい）

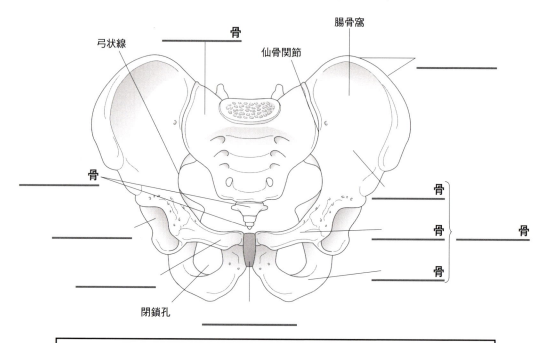

語句群：仙、腸、恥、坐、寛、尾、腸骨稜、寛骨臼、恥骨結節、恥骨結合

★ **問題7** 下肢の骨（下記の語句群より適切がものを選び、書き入れなさい）

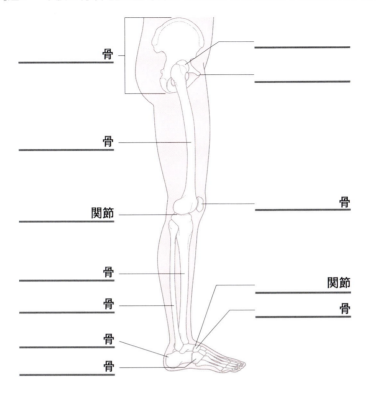

語句群：
寛、
大腿、
膝、
脛、
腓、
踵、
立方、
距、
距腿、
膝蓋、
恥骨結節、
大腿骨頭

★ **問題8** 足の骨（下記の語句群より適切がものを選び、書き入れなさい）

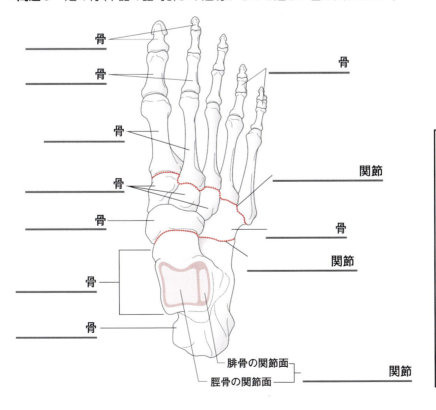

語句群：
末節、
中節、
基節、
中足、
楔状、
舟状、
立方、
距、
踵、
リスフラン、
ショパール、
距腿

★ **問題9** 頭部の筋（下記の語句群より適切がものを選び、書き入れなさい）

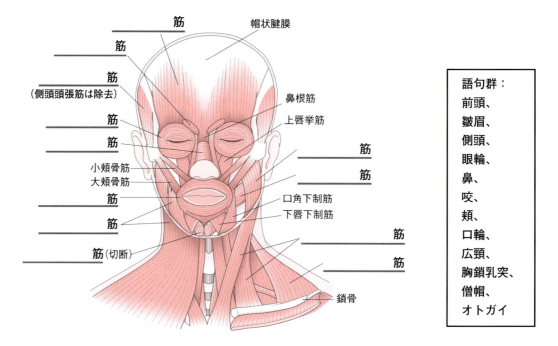

語句群：
前頭、
皺眉、
側頭、
眼輪、
鼻、
咬、
頬、
口輪、
広頸、
胸鎖乳突、
僧帽、
オトガイ

★ **問題10** 胸腹部の主な筋（下記の語句群より適切がものを選び、書き入れなさい）

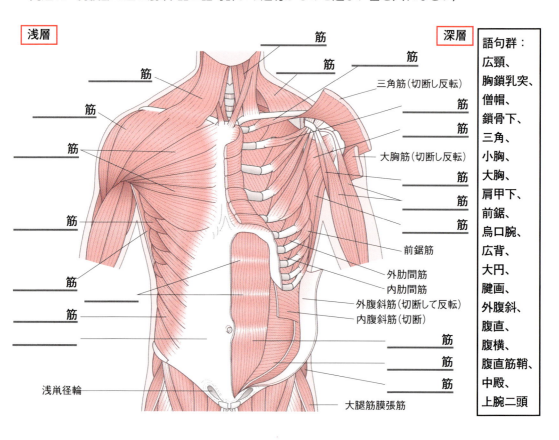

語句群：
広頸、
胸鎖乳突、
僧帽、
鎖骨下、
三角、
小胸、
大胸、
肩甲下、
前鋸、
烏口腕、
広背、
大円、
腱画、
外腹斜、
腹直、
腹横、
腹直筋鞘、
中殿、
上腕二頭

★ **問題11** 背部の主な筋（下記の語句群より適切がものを選び、書き入れなさい）

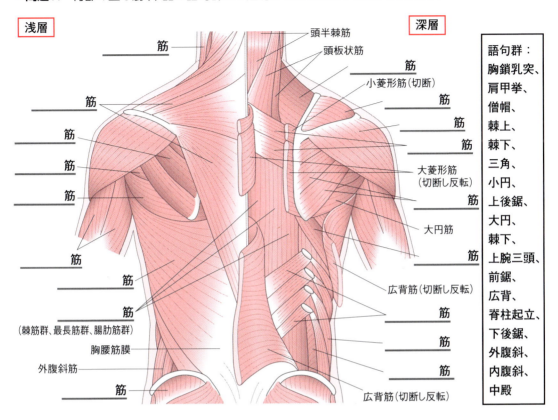

語句群：胸鎖乳突、肩甲挙、僧帽、棘上、棘下、三角、小円、上後鋸、大円、棘下、上腕三頭、前鋸、広背、脊柱起立、下後鋸、外腹斜、内腹斜、中殿

★ **問題12** 上肢の筋（下記の語句群より適切なものを選び、書き入れなさい。重複使用あり）

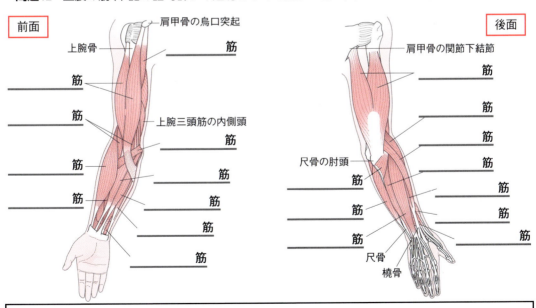

語句群：烏口腕、上腕二頭、上腕、円回内、腕橈骨、橈側手根屈、浅指屈、長掌、尺側手根屈、方形回内、上腕三頭、長橈側手根伸、尺側手根伸、肘、短橈側手根伸、総指伸、長母指外転、短母指伸

★ **問題13** 大腿の筋（下記の語句群より適切なものを選び、書き入れなさい）

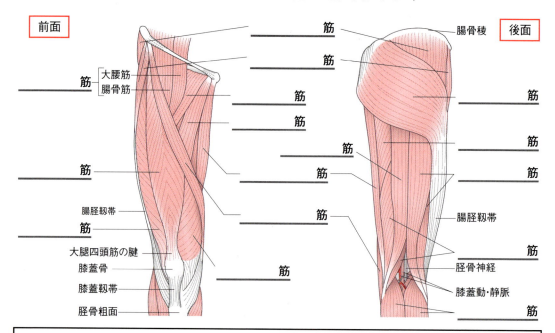

語句群：腸腰、大腿直、外側広、中殿、大腿筋膜張、恥骨、長内転、半腱様、薄、縫工、内側広、大殿筋、大内転、大腿二頭、腓腹、半膜様

★ **問題14** 下肢の筋（下記の語句群より適切なものを選び、書き入れなさい）

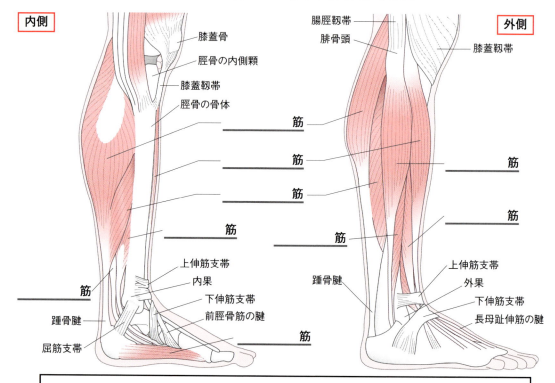

語句群：腓腹、前脛骨、ヒラメ、後脛骨、短腓骨、長趾屈、母趾外転、長腓骨、長趾伸

★ **問題15** 全身の骨は大小およそ何個あるか。
1．120個　　2．150個
3．200個　　4．250個

★★ **問題16** 関節の組み合わせで誤っているのはどれか。
1．平面関節――手根骨の関節
2．球関節――股関節
3．鞍関節――母指の手根中手関節
4．車軸関節――腕尺関節

★ **問題17** 大腿四頭筋を構成する筋ではないのはどれか。
1．大腿直筋　　2．外側広筋
3．縫工筋　　　4．内側広筋

★ **問題18** 大腿部の筋ではないのはどれか。
1．長内転筋　　2．縫工筋
3．半腱様筋　　4．腓腹筋

★ **問題19** 素足で歩いていて右足でガラスの破片を踏んで、反射的に右足を引っ込めた。この際、収縮している筋はどれか。2つ選べ。
1．右大腿四頭筋　　2．右大腿二頭筋
3．左大腿四頭筋　　4．左大腿二頭筋

★ **問題20** 咀嚼筋群に属さないのはどれか。
1．咬筋　　　　2．後頭筋
3．外側翼突筋　4．内側翼突筋

★ **問題21** 股関節を屈曲させる筋はどれか。2つ選べ。
1．大腰筋　　　2．腹直筋
3．大腿四頭筋　4．腸骨筋

★ **問題22** 筋線維の収縮に開始に必要なアクチン線維とミオシン線維の結合が起こるために筋小胞体から放出される分子は何か。
1．ATP　　　　2．カルシウム
3．トロポニン　4．アセチルコリン
5．アドレナリン

★ **問題23** 脊髄では下位運動ニューロンの細胞体はどこにあるのか。
1．前角　　2．後角
3．側角　　4．前索
5．後索

★ **問題24** 下図は骨格筋の神経筋接合部の図です。図中の括弧(A)内に入る語句はどれか。

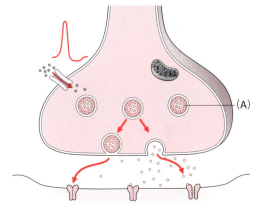

1．アドレナリン
2．ノルアドレナリン
3．γ-アミノ酪酸(GABA)
4．ドーパミン(ドパミン)
5．アセチルコリン

★★ **問題25** 筋に関係する説明で誤っているのはどれか。
1．運動ニューロンへの命令は運動野から始まる。
2．骨格筋は随意筋である。
3．平滑筋は不随意筋である。
4．平滑筋と骨格筋の筋線維は単核である。
5．骨格筋と心筋には横紋がある。

★★ **問題26** 骨格筋線維の型の説明で誤っているのはどれか。
1. 動眼筋にはタイプⅡb線維が多く含まれている。
2. タイプⅡb線維はタイプⅠ線維より毛細血管が発達していない。
3. タイプⅡb線維はミトコンドリアを多く含んでいる。
4. タイプⅠ線維は持久的な運動トレーニングを続けると、肥大する。
5. マグロの筋はヒラメの筋よりミオグロビンが多く含む。

★ **問題27** タンパク質同化作用のあるホルモンはどれか。
1. 女性ホルモン　2. 男性ホルモン
3. アルドステロン　4. カルシトニン
5. ANP

★★ **問題28** 骨からカルシウムを血液中に放出させる細胞はどれか。
1. 好中球　　　2. 骨芽細胞
3. 破骨細胞　　4. 血管内皮細胞
5. 赤血球

★★ **問題29** 筋について誤っている説明はどれか。
1. 心筋はギャップ結合が存在する。
2. 虹彩の筋は平滑筋からなる。
3. 心臓の洞房結節の筋は特殊心筋からなる。
4. 心筋の活動電位は200msほど続く。
5. 心筋は強縮を生じる。

★★ **問題30** 平滑筋の説明で誤っているのはどれか。
1. 細胞核は1つである。
2. 収縮速度は骨格筋より速い。
3. 子宮の壁を構成している。
4. 血管平滑筋はノルアドレナリンによって収縮する。
5. 平滑筋の筋線維はトロポニンの代わりにカルモジュリンをもっている。

★ **問題31** Ⅰa感覚神経が支配しているのはどれか。
1. 筋線維
2. 筋紡錘
3. 腱器官
4. 下位運動神経（下位運動ニューロン）
5. 上位運動神経（上位運動ニューロン）

★★ **問題32** 骨格筋の収縮について正しいのはどれか。
(第103回)
1. 筋収縮のエネルギー源はADPである。
2. 収縮力は関節が伸展した状態で最大となる。
3. 骨格筋は副交感神経の指令を受けて収縮する。
4. アクチンがミオシン上を滑走して筋収縮が起こる。

★ **問題33** 骨について正しいのはどれか。
(第103回)
1. リンの貯蔵場所である。
2. 骨髄で骨の形成が行われる。
3. 骨芽細胞によって骨の吸収が行われる。
4. カルシトニンによって骨からカルシウムが放出される。

★ **問題34** 筋の神経支配の組み合わせで正しいのはどれか。
(第103回)
1. 僧帽筋―――――横隔神経
2. 上腕三頭筋―――橈骨神経
3. 横隔膜―――――肋間神経
4. 腓腹筋―――――坐骨神経

★**問題35** 前腕の図を示す。矢印で示す骨がどれか。 (第99回)
1．腓骨
2．橈骨
3．脛骨
4．尺骨

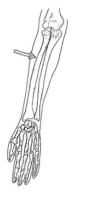

★**問題36** 関節軟骨を構成する成分で最も多いのはどれか。 (第98回)
1．アクチン　　2．ミオシン
3．ケラチン　　4．コラーゲン
5．グリコゲン

★**問題37** 脊柱で椎骨が5個なのはどれか。 (第96回)
1．頸椎　　2．胸椎
3．腰椎　　4．尾骨

★**問題38** 骨で正しいのはどれか。 (第96回)
1．骨芽細胞は骨の吸収を行う。
2．カルシトニンは骨破壊を促す。
3．長管骨の成長は骨膜で行われる。
4．血清カルシウム値の調節に関わる。

★**問題39** 上腕を外転させる筋肉はどれか。 (第96回)
1．大胸筋　　2．三角筋
3．上腕二頭筋　　4．上腕三頭筋

11 呼吸器系

★**問題1** 鼻腔と副鼻腔（下記の語句群より適切なものを選び、書き入れなさい。重複使用あり）

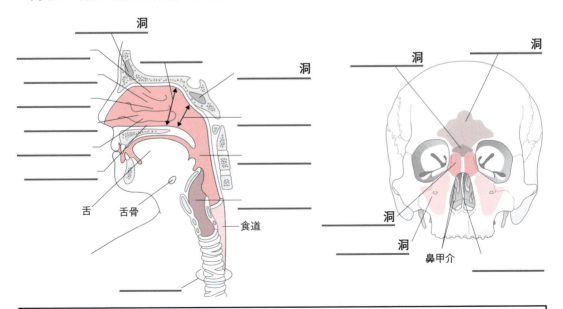

語句群：前頭、蝶形骨、篩骨、上顎、鼻中隔、上鼻甲介、中鼻甲介、下鼻甲介、上鼻道、中鼻道、下鼻道、鼻腔、後鼻孔、咽頭、喉頭、気管

★ **問題2** 気管と気管支の分岐（下記の語句群より適切なものを選び、書き入れなさい。重複使用あり）

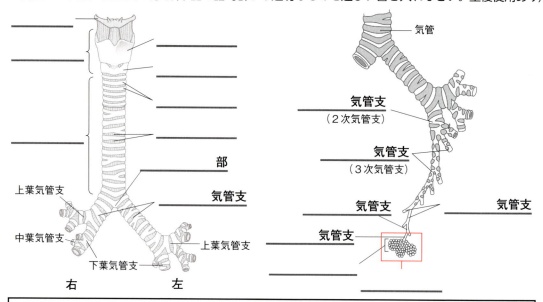

語句群：舌骨、喉頭、気管、甲状軟骨、輪状軟骨、気管軟骨、輪状靱帯、気管分岐、主、葉、区域、細、終末細、呼吸細、肺胞嚢、肺小葉

★ **問題3** 肺の構造（下記の語句群より適切なものを選び、書き入れなさい）

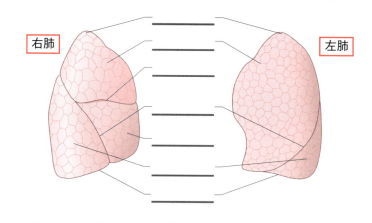

語句群：肺尖、肺底、上葉、中葉、下葉、水平裂、斜裂

★ **問題4** 呼吸器について正しいのはどれか。
1. 左肺は右肺より大きい。
2. 上気道は鼻腔から喉頭までをいう。
3. 気管は第6胸椎の高さで左右気管支に分岐する。
4. 左右の肺はそれぞれ3葉からなる。

★ **問題5** 肺について正しいのはどれか。
1. 肺の組織を養っているのは気管支動・静脈である。
2. 肺胞は直径1mmほどである。
3. 肺尖は鎖骨より2cmほど下である。
4. 細気管支の壁には横紋筋が発達している。

★ **問題6** 血中濃度が増加したときに呼吸を促進するのはどれか。
1．水素イオン　　　2．塩化物イオン
3．炭水化物イオン　4．ナトリウムイオン

★ **問題7** 安静時の呼吸筋はどれか。2つ選べ。
1．胸鎖乳突筋　　2．内肋間筋
3．外肋間筋　　　4．横隔膜

★ **問題8** 空気中の酸素の割合はおよそどのくらいか。
1．10％　　2．15％
3．20％　　4．30％

★ **問題9** 動脈血の酸素分圧はどれくらいか。
1．96mmHg　　2．90mmHg
3．85mmHg　　4．80mmHg

★ **問題10** 動脈血の二酸化炭素分圧はどれくらいか。
1．60mmHg　　2．46mmHg
3．40mmHg　　4．20mmHg

★ **問題11** 肺の栄養血管はどれか。
1．肺動脈　　　　2．肺静脈
3．気管支動・静脈　4．門脈

★ **問題12** 1気圧は何mmHgか。
1．350mmHg　　2．460mmHg
3．760mmHg　　4．1000mmHg

★ **問題13** 動脈血が流れているのはどれか。
1．肺動脈　　　2．肺静脈
3．気管支静脈　4．門脈

★ **問題14** 気道の機能でないのはどれか。
1．加温作用　2．加湿作用
3．防御機能　4．体温調節

★ **問題15** 図中の肺の構造Aは何というか。

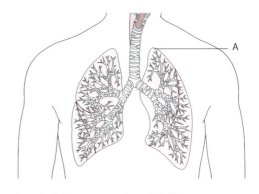

1．左上葉　　2．右上葉
3．肺底　　　4．肺尖

★ **問題16** 図中の構造Xを何というか。

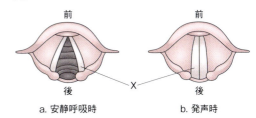

a. 安静呼吸時　　b. 発声時

1．喉頭蓋　　　2．声門
3．声帯ヒダ　　4．前庭ヒダ

★ **問題17** 肺胞はきわめて薄い袋で表面張力が袋を押しつぶす傾向があるので、これに対してⅡ型肺胞上皮細胞は何を分泌して表面張力を下げているのか。
1．ムチン　　　　　　2．水
3．サーファクタント　4．リゾチーム

★ **問題18** 呼吸に関する1秒率とは、正常では何％以上のことをいうのか。
1．60％　　2．70％
3．80％　　4．90％

★ **問題19** 成人での1回換気量はおよそ何mL程度か。
1．350mL　　2．400mL
3．450mL　　4．500mL

★ **問題20** 成人での死腔量はおよそ何mLか。
1．100mL　　2．150mL
3．200mL　　4．250mL

★ **問題21** 二酸化炭素はおよそ何％ぐらいが炭酸水素イオンになり、血液中を移動するか。
1．40％　　2．60％
3．75％　　4．90％

★ **問題22** 成人の呼吸数はどれくらいか。
1．5〜8回/分　　2．12〜15回/分
3．20〜25回/分　　4．30〜40回/分

★ **問題23** 呼吸調節中枢はどこか。
1．視床下部　　2．橋
3．間脳　　4．延髄

★ **問題24** 肺活量を測定する機械を何というか。
1．心電計　　2．スパイロメータ
3．筋電計　　4．オシロスコープ

★ **問題25** 補助呼吸筋はどれか。
1．外肋間筋　　2．内肋間筋
3．横隔膜　　4．大腿四頭筋

★ **問題26** 酸素分圧が最も高いのはどれか。
1．吸気　　2．呼気
3．肺胞気　　4．動脈血

★ **問題27** 赤血球内にあり、二酸化炭素を水と反応させ、炭酸を生じさせる酵素を何というか。
1．アミラーゼ
2．炭酸脱水酵素
3．タンパク質分解酵素
4．リボヌクレアーゼ

★ **問題28** 成人の肺胞換気量はおよそどれくらいか。
1．250mL　　2．350mL
3．450mL　　4．550mL

★ **問題29** 呼吸運動の調節にかかわる末梢化学受容器が存在するのはどの血管か。
1．大動脈　　2．肺動脈
3．肺静脈　　4．下大静脈

★ **問題30** 1gのヘモグロビンは何mLの酸素を結合することができるか。
1．1.24mL　　2．1.3mL
3．1.34mL　　4．1.40mL

★★ **問題31** ある成人男子のヘモグロビン濃度が15g/dL（100mL）だとすると、1dL（100mL）の血液はおよそ何mLの酸素を運ぶことができるのか。
1．15mL　　2．20mL
3．25mL　　4．30mL

★ **問題32** 最大限の吸息位から最大限の呼息を行ったときに呼出される空気量を何というか。
1．1回換気量　　2．努力肺活量
3．肺活量　　4．機能的残気量

★ **問題33** 最大限の吸息位から最大の速度で最大限の呼息を行う。このとき呼出される空気の量を何というか。
1．予備呼気量　　2．予備吸気量
3．努力肺活量　　4．機能的残気量

★ **問題34** 肺胞換気量が300mL、1回換気量が550mLの死腔量はいくらか。
1．250mL　　2．300mL
3．350mL　　4．400mL

★ **問題35** 成人の動脈血中のヘモグロビンの酸素飽和度(％)はいくらか。
1．約98％　　2．約88％
3．約78％　　4．約65％

★ **問題36** 呼吸中枢はどこにあるのか。
1．脊髄　　2．小脳
3．延髄　　4．大脳

★ **問題37** 呼吸運動にかかわる中枢化学受容器はどこに存在するか。
1．脊髄　　　　2．小脳
3．延髄　　　　4．大脳

★★ **問題38** 1回換気量が漸増・漸減する呼吸パターンを示すのはどれか。
1．睡眠時無呼吸症候群
2．チェーンーストークス呼吸
3．ビオー呼吸
4．クスマウル呼吸

★★ **問題39** 拘束性換気障害とは％肺活量が何％以下をいうのか。
1．60％　　　　2．70％
3．80％　　　　4．90％

★ **問題40** 閉塞性換気障害はどれか。2つ選べ。
1．肺線維症　　　2．重症筋無力症
3．気管支喘息　　4．肺気腫

★ **問題41** 気管支にある肺伸展受容器が興奮した際、呼吸中枢にその情報を送る神経を何とよぶか。
1．運動神経　　　2．坐骨神経
3．迷走神経　　　4．視神経

★★ **問題42** 呼吸運動の調節に関係する中枢化学受容器は動脈血の何が上昇すると、呼吸の深さと回数を促進させるのか。
1．窒素分圧
2．水蒸気分圧
3．アルゴン分圧
4．二酸化炭素分圧（$PaCO_2$）

★ **問題43** 呼吸の末梢化学受容器に直接影響を及ぼさない化学要因はどれか。
1．PaO_2　　　　2．$PaCO_2$
3．pH　　　　　4．血漿アルブミン濃度

★ **問題44** 呼吸困難がある患者の安楽な体位はどれか。（第103回）
1．起坐位　　　　2．仰臥位
3．砕石位　　　　4．骨盤高位

★★ **問題45** 気管内吸引の時間が長いと低下しやすいのはどれか。（第103回）
1．血圧　　　　2．体温
3．血糖　　　　4．動脈血酸素飽和度〈SaO_2〉

★ **問題46** 全肺気量の計算式を示す。（第101回）
肺活量＋☐＝全肺気量
☐に入るのはどれか。
1．残気量　　　　2．予備吸気量
3．1回換気量　　4．予備呼気量

★★ **問題47** 貧血がなく、体温36.5℃、血液pH7.4の場合、動脈血酸素飽和度〈SaO_2〉90％のときの動脈血酸素分圧〈PaO_2〉はどれか。（第101回）
1．50Torr　　　　2．60Torr
3．70Torr　　　　4．80Torr

★ **問題48** 気管支の構造で正しいのはどれか。（第100回）
1．左葉には3本の葉気管支がある。
2．右気管支は左気管支よりも長い。
3．右気管支は左気管支よりも直径が大きい。
4．右気管支は左気管支よりも分岐角度が大きい。

★★ **問題49** 呼吸で正しいのはどれか。2つ選べ。（第99回）
1．内呼吸は肺で行われる。
2．呼気ではCO_2濃度がO_2濃度よりも高い。
3．吸気時には外肋間筋と横隔膜筋とが収縮する。
4．呼吸を調節する神経中枢は橋と延髄とにある。
5．呼吸の中枢化学受容体は主に動脈血酸素分圧に反応する。

★ **問題50** 血中濃度が増加したときに呼吸を促進するのはどれか。　　　　　　　（第98回）
1．水素イオン　　2．塩化物イオン
3．重炭酸イオン　4．ナトリウムイオン

★ **問題51** 呼吸で正しいのはどれか。（第97回）
1．横隔膜は吸気時に収縮する。
2．睡眠時に呼吸は随意運動である。
3．最大呼気時の機能的残気量は0になる。
4．動脈血酸素分圧は肺胞内酸素分圧に等しい。

★ **問題52** 成人の呼吸運動で正しいのはどれか。
　　　　　　　　　　　　　　　　（第96回）
1．胸腔内圧は呼気時に陽圧となる。
2．呼吸筋は主に吸気に用いられる。
3．腹式呼吸は胸式呼吸より呼吸容積が大きい。
4．動脈血二酸化炭素分圧の低下は呼吸運動を促進する。

★ **問題53** 肺拡散能に影響を与えるのはどれか。
　　　　　　　　　　　　　　　　（第95回）
1．肺胞表面積　　2．気道抵抗
3．死腔換気量　　4．残気量

★ **問題54** 内圧が陽圧になるのはどれか。
　　　　　　　　　　　　　　　　（第94回）
1．吸息時の肺胞　　2．呼息時の肺胞
3．吸息時の胸膜腔　4．呼息時の胸膜腔

★★ **問題55** ガス交換の運搬で正しいのはどれか。
　　　　　　　　　　　　　　　　（第94回）
1．肺でのガス交換は拡散によって行われる。
2．酸素は炭酸ガスよりも血漿中に溶解しやすい。
3．酸素分圧の低下でヘモグロビンと酸素は解離しにくくなる。
4．静脈血中に酸素はほとんど含まれない。

★ **問題56** 呼吸数を増加させるのはどれか。
　　　　　　　　　　　　　　　　（第93回）
1．脳圧亢進
2．体温上昇
3．動脈血pHの上昇
4．動脈血酸素分圧（PaO_2）の上昇

★★ **問題57** 動脈血中の酸素で正しいのはどれか。
　　　　　　　　　　　　　　　　（第93回）
1．多くはそのままの形で血漿中に溶解している。
2．貧血では酸素含量は低下する。
3．酸素飽和度85％は正常範囲である。
4．橈骨動脈の酸素分圧は大腿動脈に比べ高い。

★ **問題58** 血液による二酸化炭素の運搬で最も多いのはどれか。　　　　　　（第92回）
1．そのままの形で血漿中に溶解する。
2．赤血球のヘモグロビンと結合する。
3．重炭酸イオンになり血漿中に溶解する。
4．炭酸水素ナトリウムになり血漿中に溶解する。

12 腎・泌尿器系

★ **問題1** 腎臓の構造（下記の語句群より適切なものを選び、書き入れなさい）

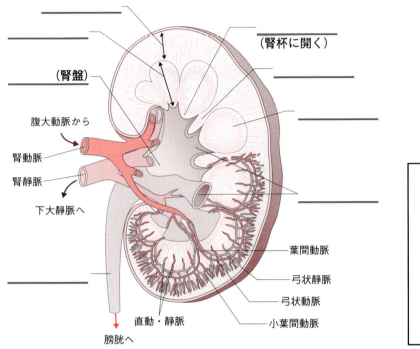

語句群：
腎皮質、
腎髄質、
腎盂、
尿管、
腎杯、
腎錐体、
腎柱、
腎乳頭

★ **問題2** ネフロンの構造（下記の語句群より適切なものを選び、書き入れなさい）

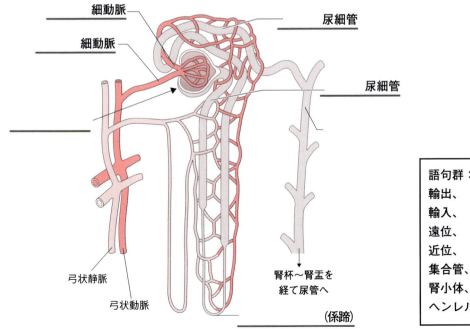

語句群：
輸出、
輸入、
遠位、
近位、
集合管、
腎小体、
ヘンレループ

★ **問題3** 男性の泌尿器（下記の語句群より適切なものを選び、書き入れなさい）

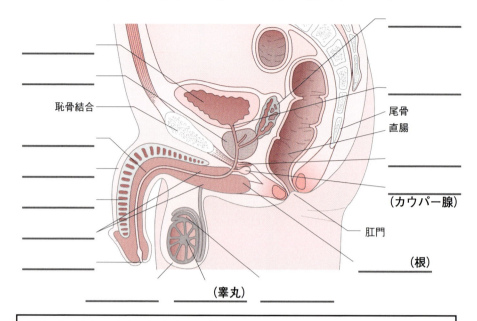

語句群：精嚢、膀胱、前立腺、尿道、陰茎、陰茎海綿体、尿道海綿体、外尿道口、陰嚢、精巣、精巣上体、陰茎脚、尿道球腺、尿生殖隔膜、内尿道口

★ **問題4** 女性の泌尿器（下記の語句群より適切なものを選び、書き入れなさい）

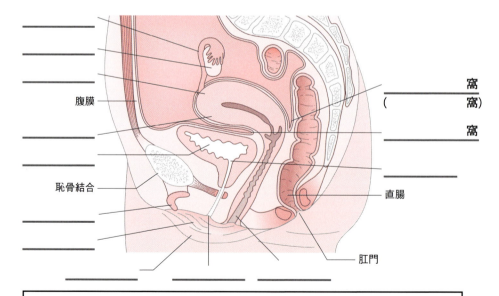

語句群：卵管、卵巣、子宮底、子宮、膀胱、陰核、小陰唇、大陰唇、外尿道口、腟、内尿道口、ダグラス、直腸子宮、膀胱子宮、

★ **問題5** 腎臓について正しいのはどれか。
1．胸郭内に存在する。
2．糸球体は主に髄質にある。
3．左腎臓のほうが右腎臓よりも上にある。
4．腎臓に流れ込む血液は心拍出量の30％である。

★★ **問題6** 膀胱の神経支配について正しいのはどれか。
1．交感神経は下腹神経の構成成分である。
2．排尿反射の中枢は仙髄にある。
3．内尿道括約筋は陰部神経支配である。
4．外尿道括約筋は骨盤神経支配である。

★★ **問題7** 腎臓の働きでないのはどれか。
1．体液量の調節
2．赤血球の産生を促進させるホルモンの分泌
3．アルドステロンの分泌
4．レニンの分泌

★ **問題8** 糸球体でほとんど濾過されないのはどれか。
1．水　　　　　2．アミノ酸
3．グルコース　4．アルブミン

★ **問題9** 尿細管で再吸収されない物質はどれか。
1．ブドウ糖　　2．パラアミノ馬尿酸
3．ビタミン　　4．アミノ酸

★ **問題10** グルコースは一般に血中濃度がいくつを越えると、尿中に出現するか。
1．140mg/100mL　2．160mg/100mL
3．180mg/100mL　4．200mg/100mL

★ **問題11** アルドステロンの受容体はどこにあるか。
1．細胞膜　　　2．細胞質
3．核内　　　　4．ミトコンドリア内

★ **問題12** レニンの構造はどれにあてはまるか。
1．糖質　　　　2．脂肪酸
3．リン脂質　　4．タンパク質

★ **問題13** レニンが作用する物質はどれか。
1．アルドステロン
2．コレシストキニン
3．アンギオテンシンⅡ
4．アンギオテンシノゲン

★ **問題14** アンギテンシンⅠをアンギオテンシンⅡに変換する酵素は、どれか。
1．ANP　　　　2．ACE
3．ペプシン　　4．レニン
5．セクレチン

★ **問題15** アンギオテンシン変換酵素は主にどこにあるのか。
1．尿細管　　　　　2．肝細胞の表面
3．血管内皮細胞表面　4．膵臓

★★ **問題16** ANPはどこから分泌されるのか。
1．肝臓　　　　2．心臓
3．腎臓　　　　4．副腎
5．胸腺

★★ **問題17** バソプレシンを分泌させる刺激は何か。
1．血漿浸透圧の上昇　2．尿量の増加
3．血漿浸透圧の減少　4．赤血球数の減少
5．尿量の減少

★ **問題18** バソプレシンが主に作用する場所はどこか。
1．糸球体　　　2．近位尿細管
3．ヘンレループ　4．集合管

★ **問題19** アルドステロンはどこから分泌されるか。
1．副腎髄質　　2．下垂体前葉
3．副腎皮質　　4．下垂体後葉

★ **問題20** アルドステロンの化学構造はどれか。
1．ペプチド　　2．ステロイド
3．トリグリセリド　　4．アミン

★ **問題21** バソプレシンの化学構造はどれか。
1．ペプチド　　2．ステロイド
3．トリグリセリド　　4．アミン

★ **問題22** クリアランスが0mL/分なのはどれか。
1．グルコース　　2．クレアチニン
3．パラアミノ馬尿酸　　4．イヌリン

★ **問題23** 排尿の機序に関係しない神経はどれか。
1．下腹神経
2．骨盤神経（骨盤内臓神経）
3．陰部神経
4．肋間神経

★ **問題24** 頻繁の嘔吐によって血漿の酸塩基平衡が異常になった状態を何というか。
1．呼吸性アルカローシス
2．呼吸性アシドーシス
3．代謝性アルカローシス
4．代謝性アシドーシス

★ **問題25** ANPの化学構造はどれか。
1．ポリペプチド　　2．ステロイド
3．カテコールアミン　　4．脂肪

★ **問題26** ANPの標的臓器はどれか。
1．心臓　　2．肝臓
3．腎臓　　4．膵臓

★★ **問題27** 腎臓で水の吸収調節に関してホルモンの影響を受ける部位はどれか。
1．近位尿細管　　2．ヘンレループ
3．糸球体　　4．集合管

★ **問題28** 集合管でのナトリウムの再吸収を促進するホルモンはどれか。
1．心房性ナトリウム利尿ペプチド
2．エリスロポエチン
3．アルドステロン
4．アンギオテンシノゲン
5．アドレナリン

★ **問題29** 基準値から外れている血漿のpHはどれか。
1．pH7.32　　2．pH7.36
3．pH7.42　　4．pH7.44

★ **問題30** 尿の回数が異常に多い状態を表すのはどれか。（第103回）
1．頻尿　　2．乏尿
3．尿閉　　4．尿失禁

★★★ **問題31** Aちゃん（生後1か月、男児）は、2日前から嘔吐があり、昨日は噴水様嘔吐が5回あったため外来を受診し入院した。Aちゃんは体重4,200g、体温36.8℃、呼吸数36/分、心拍数120/分である。眼球結膜に黄染を認めない。上腹部に腫瘤を触知する。Aちゃんの血液検査データは、赤血球540万/μL、Ht45％、白血球10,100/μL、血小板58.6万/μL、アルブミン4.4g/dL、Na 140mEq/L、K 3.5mEq/L、Cl 92mEq/L、動脈血pH7.48であった。Aちゃんは入院時にも胃液様の嘔吐が見られた。Aちゃんの現在の状態で考えられるのはどれか。（第103回）
1．代謝性アシドーシス
2．呼吸性アシドーシス
3．代謝性アルカローシス
4．呼吸性アルカローシス

★ **問題32** 頻回の嘔吐で起こりやすいのはどれか。（第103回）
1．脱水　　2．貧血
3．発熱　　4．血尿

★ **問題33** 成人の1日の平均尿量はどれか。
(第103回)

1. 100mL以下
2. 200mL～400mL
3. 1,000mL～1,500mL
4. 3,000mL以上

★ **問題34** ナトリウムイオンが再吸収される主な部位はどれか。
(第102回)

1. 近位尿細管
2. Henle〈ヘンレ〉のループ〈係蹄〉下行脚
3. Henle〈ヘンレ〉のループ〈係蹄〉上行脚
4. 遠位尿細管
5. 集合管

★★ **問題35** 抗利尿ホルモン〈ADH〉について正しいのはどれか。
(第101回)

1. 尿細管における水分の再吸収を抑制する。
2. 血漿浸透圧によって分泌が調節される。
3. 飲酒によって分泌が増加する。
4. 下垂体前葉から分泌される。

★★ **問題36** 呼吸性アシドーシスをきたすのはどれか。
(第101回)

1. 飢餓　　　2. 過換気
3. 敗血症　　4. CO_2ナルコーシス
5. 乳酸アシドーシス

★ **問題37** レニンが分泌される臓器はどれか。
(第100回)

1. 下垂体　　2. 心房
3. 副腎　　　4. 腎臓
5. 肝臓

★★★ **問題38** 水・電解質の調節で正しいのはどれか。
(第99回)

1. 循環血漿量の減少はレニンの分泌を増加させる。
2. 抗利尿ホルモン〈ADH〉は尿浸透圧を低下させる。
3. 過剰な飲水は血中ナトリウム濃度を上昇させる。
4. アルドステロンは腎からのカリウム排泄を減少させる。

★★ **問題39** アンジオテンシンⅡの作用はどれか。
(第98回)

1. 細動脈を収縮させる。
2. 毛細血管を拡張させる。
3. レニン分泌を促進する。
4. アルドステロン分泌を抑制する。

★ **問題40** 腎臓でのナトリウムの再吸収を促進するのはどれか。
(第95回)

1. バソプレシン
2. アルドステロン
3. レニン
4. 心房性ナトリウム利尿ペプチド

★ **問題41** 循環血液量を増加させるのはどれか。
(第94回)

1. プロスタグランジン
2. ブラジキニン
3. カリクレイン
4. アルドステロン

13 生殖器系

★ **問題1** 男性の生殖器（下記の語句群より適切なものを選び、書き入れなさい）

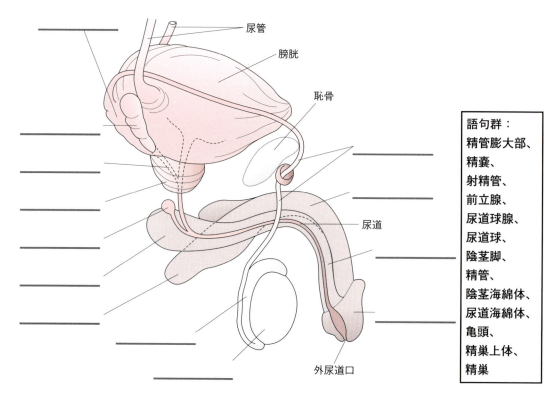

語句群：
精管膨大部、精囊、射精管、前立腺、尿道球腺、尿道球、陰茎脚、精管、陰茎海綿体、尿道海綿体、亀頭、精巣上体、精巣

★ **問題2** 精管と精囊（下記の語句群より適切なものを選び、書き入れなさい）

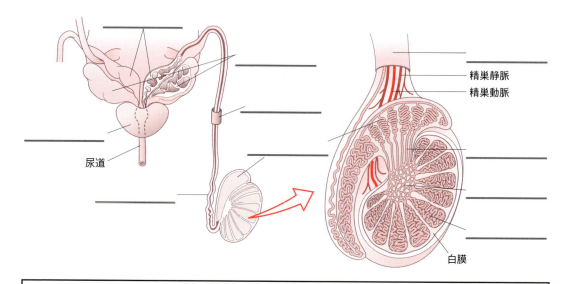

語句群：精管膨大部、精囊、前立腺、鼡径管、精巣上体管、精管、精索、精巣輸出管、精巣網、曲精細管

★ **問題3** 女性の生殖器（下記の語句群より適切なものを選び、書き入れなさい）

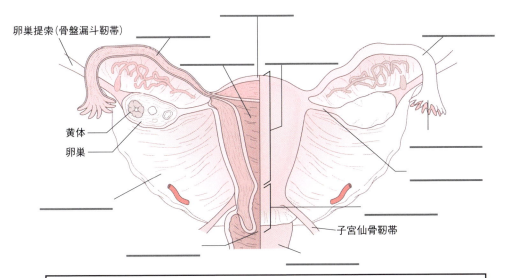

語句群：子宮底、卵管、子宮腔、子宮広間膜、外子宮口、子宮頸部、子宮体部、卵管采、固有卵巣索、卵管膨大部、腟

★ **問題4** 子宮と腟の前頭断（下記の語句群より適切なものを選び、書き入れなさい）

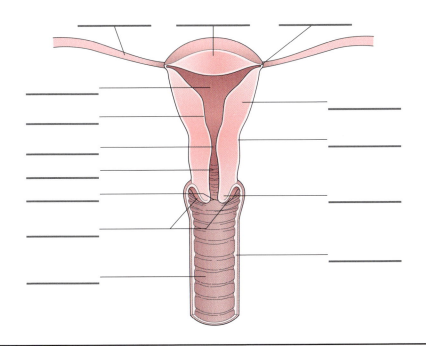

語句群：子宮底、卵管、子宮腔、子宮内膜、子宮峡部、子宮頸管、外子宮口、腟円蓋、腟腔、卵管子宮口、子宮筋層、漿膜、子宮腟部、腟壁

★ **問題5** 生殖器について正しいのはどれか。
1．女性の尿道は男性のそれより長い。
2．腟は産道も兼ねる。
3．子宮は閉じた袋である。
4．女性の外尿道口は腟口と肛門の間にある。

★ **問題6** 精巣の特徴的な細胞ではない細胞はどれか。
1．精細胞　　　　　2．セルトリ細胞
3．ライディッヒ細胞　4．血管内皮細胞

★★ **問題7** テストステロンを分泌する細胞はどれか。
1．血管内皮細胞　　2．精細胞
3．セルトリ細胞　　4．ライディッヒ細胞
5．顆粒細胞

★★★ **問題8** 誤っている関係はどれか。
1．勃　起――副交感神経
2．射　出――交感神経
3．射　精――運動神経
4．精巣上体――精子成熟
5．前立腺――精子形成

★ **問題9** 精液の主要な糖質はどれか。
1．グリコーゲン　　2．グルコース
3．フルクトース　　4．ガラクトース
5．ショ糖

★ **問題10** 受精が起こる部位はどこか。
1．腟　　　　　　　2．子宮腔
3．卵管峡部　　　　4．卵管膨大部
5．卵管采

★ **問題11** 卵子の染色体の数はいくつか。
1．12本　　　　　　2．16本
3．18本　　　　　　4．21本
5．23本

★ **問題12** 着床が起こる部位はどこか。
1．腟　　　　　　　2．子宮内膜
3．卵管峡部　　　　4．卵管膨大部
5．卵巣

★★ **問題13** 分娩の際、子宮収縮を起こさせる物質はどれか。
1．プロラクチン　　2．オキシトシン
3．バソプレシン　　4．レニン
5．アンギオテンシン

★★ **問題14** 妊娠中の母体変化について誤っているのはどれか。
1．妊娠中の生理的体重増加は8～10kgである。
2．インスリン抵抗性の上昇
3．Hb濃度の上昇
4．心拍出量の増加

★★ **問題15** 黄体から分泌されるホルモンではないのはどれか。**2つ選べ。**
1．プロゲステロン　2．エストロゲン
3．テストステロン　4．アルドステロン

★ **問題16** 成熟女性の月経周期は平均何日か。
1．15日　　　　　　2．16日
3．22日　　　　　　4．24日
5．28日

★ **問題17** 月経初日を第1日とすると、排卵は平均何日目で起こるか。
1．14日目　　　　　2．16日目
3．22日目　　　　　4．24日目
5．28日目

★★ **問題18** 胎盤から分泌されるホルモンで成長ホルモンと働きが似ているのはどれか。
1．hCG　　　　　　2．エストロゲン
3．プロゲステロン　4．hCS（hPL）

問題19 子宮の分泌期においてのみ主に卵巣で産生させるホルモンは何か。
1．エストロゲン　2．プロゲステロン
3．アルドステロン　4．コルチゾール
5．活性型ビタミンD_3

問題20 妊娠中期から末期の便秘について適切なのはどれか。（第103回）
1．妊娠中期は妊娠末期と比較して生じやすい。
2．エストロゲンの作用が影響している。
3．子宮による腸の圧迫が影響している。
4．けいれん性の便秘を生じやすい。

問題21 看護師はAさんの最近の月経状況について情報収集をした。月経時は普通サイズのパッドで対処しており、凝血塊が混じることはない。9月と10月のカレンダーを示す。ただし、○は月経日を示す。

9月
1	②	③	④	⑤	⑥	7
8	9	10	11	12	13	14
15	16	17	18	19	20	21
22	23	24	25	26	27	28
29	30					

10月
	1	2	3	4	⑤
⑥	⑦	⑧	⑨	10	11	12
13	14	15	16	17	18	19
20	21	22	23	24	25	26
27	28	29	30	31		

今回のAさんの月経周期を求めよ。（第103回）

解答：①□ ②□ 日

① 0 1 2 3 4 5 6 7 8 9
② 0 1 2 3 4 5 6 7 8 9

問題22 ヒトの精子細胞における染色体の数はどれか。（第102回）
1．22本　2．23本
3．44本　4．46本

問題23 女性の生殖機能について正しいのはどれか。（第101回）
1．子宮内膜は排卵後に増殖期となる。
2．黄体期の基礎体温は低温期となる。
3．エストロゲンは卵巣から分泌される。
4．排卵された卵子の受精能は72時間です。

問題24 性周期で正しいのはどれか。（第100回）
1．卵胞はプロスタグランジンの作用で発育する。
2．子宮内膜はエストロゲンによって増殖する。
3．排卵後に黄体化ホルモン（LH）の分泌が急激に増加する。
4．受精が成立しないと、卵胞は白体を経て黄体になる。

問題25 ヒトの染色体と性分化で正しいのはどれか。（第100回）
1．常染色体は20対である。
2．女性の性染色体はXYで構成される。
3．性別は受精卵が着床する過程で決定される。
4．精子は減数分裂で半減した染色体を有する。

問題26 成人男性の直腸診で腹側に鶏卵大の臓器を触れた。この臓器はどれか。（第99回）
1．副腎　2．膀胱
3．精巣　4．前立腺

問題27 精子の形成を促すのはどれか。（第97回）
1．プロラクチン
2．プロゲステロン
3．卵胞刺激ホルモン
4．ヒト絨毛性ゴナドトロピン

問題28 男性生殖器で正しいのはどれか。（第96回）
1．精子は精細管で作られる。
2．精索は血管と神経からなる。
3．陰茎には軟骨組織がある。
4．前立腺はホルモンを分泌する。

★ **問題29** 次の文の（　　　　）内に共通して入る用語で適切なのはどれか。
　発生初期に腹腔で生じた（　　）は、胎生後期に腹膜に沿って陰嚢内に下降する。下降が完了せず、腹腔内や鼠径部に留まることがある。これを停留（　　）という。　（第93回）
1．前立腺　　　2．精巣上体
3．精索　　　　4．精巣

14　老化

★★ **問題1**　老化によって現れる現象として誤っている説明はどれか。
1．女性では括約筋機能の低下による尿失禁
2．男性では前立腺の肥大による排尿障害
3．細動脈の硬化
4．男性ではテストステロン分泌量の激減
5．閉経

★★ **問題2**　老化による生理的変化について誤っているのはどれか。
1．造血能の低下
2．肺活量の減少
3．消化管の運動機能の低下
4．腎臓の肥大
5．男性では前立腺肥大

★ **問題3**　骨格筋の加齢変化は何歳ごろを境に起こるか。
1．20歳ごろ　　2．30歳ごろ
3．40歳ごろ　　4．50歳ごろ

★★ **問題4**　老化について誤っているのはどれか。
1．嚥下障害による感染の機会が上昇する。
2．白血球の減少はみられないが、赤血球数は減少する。
3．胃の運動の低下がはっきりみられる。
4．糸球体濾過量は低下する。

★★ **問題5**　テロメアの短縮が老化の原因説になっているのは、どの説か。
1．生物時計説　　2．プログラム説
3．エラー破たん説　4．フリーラジカル説

★ **問題6**　高齢者の脱水について誤っているのはどれか。
1．よく起こる。
2．高齢者ではあまり起きない。
3．主に水が減る脱水がある。
4．主にナトリウムが減る脱水がある。

★ **問題7**　身体から失われる水と関係ないのはどれか。
1．代謝水　　　2．不感蒸散
3．尿　　　　　4．汗

★★ **問題8**　加齢による視覚の変化とその原因の組み合わせで正しいのはどれか。　（第103回）
1．老視――――――毛様体筋の萎縮
2．色覚異常―――――眼圧の亢進
3．視野狭窄―――――散瞳反応時間の延長
4．明暗順応の低下――水晶体の硬化

★★ **問題9**　加齢によるホルモンの基礎分泌量の変化で正しいのはどれか。　（第101回）
1．メラトニンは増加する。
2．コルチゾルは変化しない。
3．成長ホルモンは変化しない。
4．副甲状腺ホルモンは減少する。

解剖生理
トレーニングブック

著 **吉村 和法** 日本医療科学大学 教授

サイオ出版

はじめに

　自分が入院し、あるいは大切な家族の誰かが入院するとすぐにどのような病気なのか心配になったり、人の身体に対する理解の重要性に気がつきませんか。

　人にとって重要な人体の構造と働きについて勉強する科目が解剖生理学（人体構造機能学ともいいます）です。医師をはじめ、医療にかかわる薬剤師、看護師、臨床検査技師、理学療法士、作業療法士など、どの医療職においても人体の構造（解剖学）と機能（生理学）の理解の重要性は、誰も知っています。それゆえ、どの医療職をめざしたとしても必須科目として解剖学と生理学（合わせて解剖生理学）があります。理解すればするほど人体の奥深さや不思議さに感動する学問が解剖生理学だと筆者は思っています。

　さて、本書は解剖生理学を一生懸命に学ぶ学生のお役に立てればと考え、企画しました。そして、いままでに出版されている問題集を手にとってみて感じたことですが、解説が割とあっさりしている問題集が多いのに気がつきました。それゆえ、もう少し、詳しく知りたい方も読んでいただけるものにしたいと考えて、本書を企画しました。

　特徴として、①いままでの問題集より詳しい説明、②より専門的に踏み込んだ解説、③これ1冊あれば1人で勉強できる自己学習用問題集、④索引が充実している、という4つの点を掲げます。問題集には索引が少ないのですが、本書は索引を充実させました。解説も詳しく、またその根拠も文献もなるべく明らかにしました。

　活用方法としては、それぞれの問題に難易度の印（★）もつけました。そのため、まず問題の難易度をご自分で選んで学習に取り組むことができます。そして、キーワードがよくわからなければ索引から調べることも可能です。定期試験の前に自分の実力を確認し、1人で内容を理解するのによい問題集だと考えています。つまり、自己学習用参考書としていままでのもの以上に力点を置いてつくりました。もし、ほかの問題集にはないよいところをこの問題集にあなたがみつけたら、筆者の望外な喜びです。この本を手に勉強した読者が解剖生理学の理解が容易に進み、余裕をもって国家試験に合格することを願ってやみません。

　医師をはじめ、医療職の方々が患者さんに接している姿は輝いてみえます。このような姿をめざして頑張ってください。

　なお、本書の執筆にあたって、中村雅彦氏には多大なご協力をいただき、心から感謝いたします。

　また、読者の皆様からのご意見やご質問につきましては、編集部もしくは吉村和法 007goodspeed@gmail.com まで、お気軽にご連絡くだされば幸いです。

2016年8月吉日

吉村和法

本書の使い方

問題集には、解剖生理に関する精選問題および看護師国家試験に出題された過去問を含めた472問が掲載されています。数多くの問題を解くことによって、解剖生理に対する苦手意識を克服していきます。

解説では、正解と重要語句を赤字にしました。お手持ちのチェックペンやチェックシートを活用することによって、暗記のために繰り返し使えるトレーニングブックに早変わりします。

付録として、「数字でトレーニング！解剖生理」「漢字でトレーニング！解剖生理」を収載しました。解剖生理にまつわる数字に関する基本的な問題、難解な用語を克服するための漢字に関する基本的な問題です。さまざまな角度から解剖生理を理解していただきたいと思います。

CONTENTS

解説集

1. 生命現象の基礎 ... 6
2. 消化器系 ... 14
3. 代謝系 ... 26
4. 血液 ... 30
5. 生体防御 ... 38
6. 循環器系 ... 47
7. 神経系 ... 60
8. 感覚器系 ... 78
9. 内分泌系 ... 84
10. 筋骨格系 ... 98
11. 呼吸器系 ... 112
12. 腎・泌尿器系 ... 127
13. 生殖器系 ... 139
14. 老化 ... 147

付録

数字でトレーニング！　解剖生理 ... 149
漢字でトレーニング！　解剖生理 ... 151

引用・参考文献 ... 159
さくいん ... 160

1 生命現象の基礎

▶**問題1** 細胞の構造

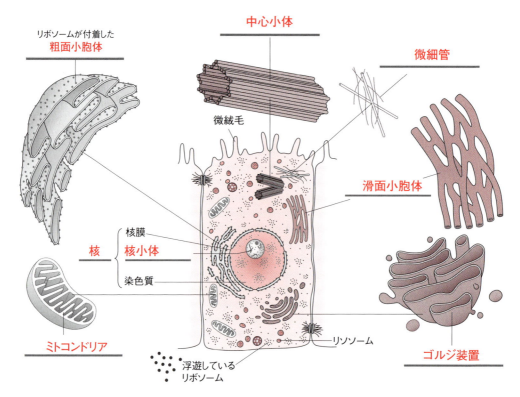

▶**問題2** 末梢の運動神経細胞の構造

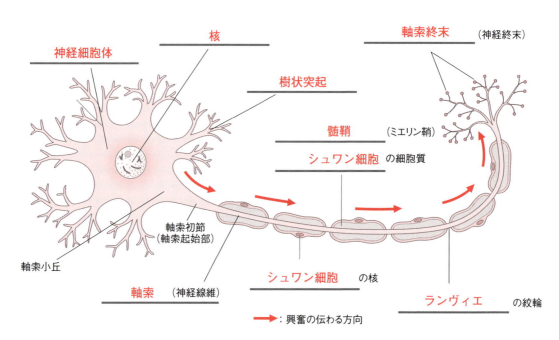

▶**問題3** 細胞外に最も多い無機陽イオンはどれか。
1．カリウム　　2．ナトリウム
3．カルシウム　4．塩化物

解答　2

解説　細胞の内外は細胞のナトリウム−カリウムポンプの働きで細胞内には**カリウム**（K⁺、陽イオン）とリン酸水素（HPO_4^{2-}、陰イオン）やタンパク質の陰イオンが主に分布しています（図1-1）。一方、細胞外には主なイオンとして**ナトリウム**（Na^+、陽イオン）や塩化物（Cl^-、クロール、塩素ともいう。陰イオン）が分布しています。

▶**問題4** 体重60kgの成人男性の体液はおよそ何Lか。
1．18L　　2．26L
3．36L　　4．48L

解答　3

解説　成人男性の体液の体重に占める割合は、およそ**60％**です。それゆえ60×0.6=36で、36Lとなります。

▶**問題5** 血漿の浸透圧に最も近い溶液はどれか。
1．9％ブドウ水溶液　2．7％ブドウ水溶液
3．5％ブドウ水溶液　4．3％ブドウ水溶液

解答　3

解説　血漿は血管内にある細胞外液のことなので、体液の一部です。体液の浸透圧は約300mOsm/Lです。また体液と同じ浸透圧をもつ液が生理食塩（NaCl）水です。臨床では**生理食塩水**とともに**5％ブドウ糖液**が水分補給に体液と浸透圧が同一ということで輸液に利用されています（図1-1参照）。

▶**問題6** リボソームの働きはどれか。
1．DNA合成　　2．mRNA合成
3．タンパク質合成　4．ビタミン合成

解答　3

解説　リボソームを含む細胞内のさまざまな構造物（**細胞内小器官**）がそれぞれ独自の働きをしています（表1-1）。

▶**問題7** ミトコンドリアの働きはどれか。
1．二酸化炭素を運ぶ
2．酸素をつくる
3．ATPの合成
4．コレステロールの合成

解答　3

解説　ミトコンドリアはATP産生の場です（表1-1参照）。

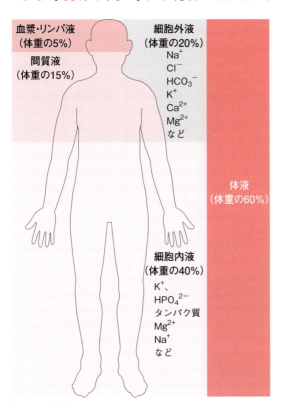

図1-1　体液

表1-1　細胞内小器官の働き

細胞内小器官	働き	キーワード
核	遺伝子の貯蔵	転写
ミトコンドリア	ATPの産生	エネルギー産生の場
リボソーム	タンパク質合成	翻訳
リソソーム	タンパク質などの消化	消化の場
滑面小胞体	脂肪酸やステロイドの合成	脂肪合成の場
粗面小胞体	タンパク質とリン脂質の合成	複合タンパク質や脂質合成の場
ゴルジ装置	糖の付加	タンパク質の修飾
ペルオキシソーム	長鎖脂肪酸のβ酸化、胆汁酸生成	β酸化 胆汁酸
プロテアソーム	タンパク質分解	プロテアソーム

▶**問題8** 転写はどこで行われるか。
1．細胞質　　2．ミトコンドリア
3．小胞体　　4．核

解答　4

解説　転写とは遺伝子であるDNAがもつ情報をmRNAにコピーすることで、この過程は核内で起こります（図1-2）。

▶**問題9** 翻訳はどこで行われているか。
1．リソソーム　　2．リボソーム
3．核小体　　　　4．核

解答　2

解説　翻訳とはリボソームでmRNAの遺伝情報に基づいてtRNAの働きでアミノ酸が運ばれてきて、ペプチドやタンパク質が合成されることを意味します（図1-3）。

▶**問題10** 神経細胞の活動電位と同じ意味をもつ言葉はどれか。
1．抑制　　　　　2．神経伝達物質
3．神経インパルス　4．神経線維

解答　3

解説　情報が伝わるとは、活動電位が神経線維（軸索）上を**神経終末**（問題2-図参照）に向かって次々に発生していく過程で、神経インパルスともいいます。たとえば、運動神経の場合、活動電位は、神経初節に密に存在する電位依存性ナトリウム（Na^+）チャネルと電位依存性カリウム（K^+）チャネルが順次開閉することによってNa^+とK^+の細胞内外での移動が起こることによって生じる電位変化です（図1-4）。活動電位の発生がどこで始まるのか、またどんな物質的基盤にうえに活動電位が発生するのか理解することは重要です。

▶**問題11** 活動電位発生に重要なイオンチャネルはどれか。
1．電位依存性イオンチャネル
2．リガンド依存性イオンチャネル
3．機械刺激依存性イオンチャネル
4．漏洩イオンチャネル

解答　1

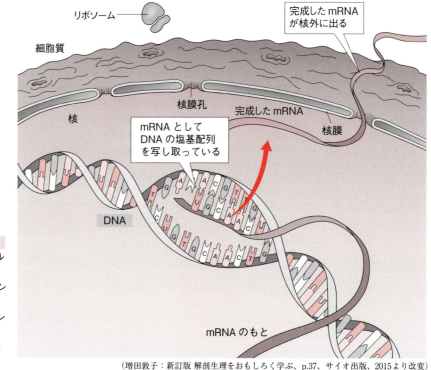
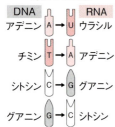

（増田敦子：新訂版 解剖生理をおもしろく学ぶ、p.37、サイオ出版、2015より改変）

図1-2　核内での転写

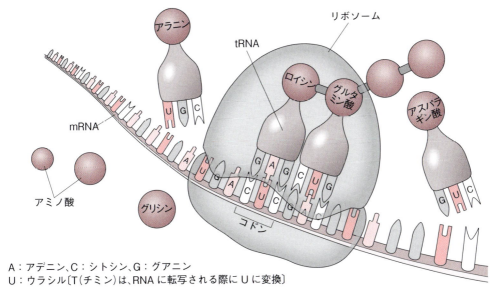

A：アデニン、C：シトシン、G：グアニン
U：ウラシル〔T（チミン）は、RNA に転写される際に U に変換〕

（増田敦子：新訂版 解剖生理をおもしろく学ぶ、p.37、サイオ出版、2015より改変）

図1-3　翻訳過程

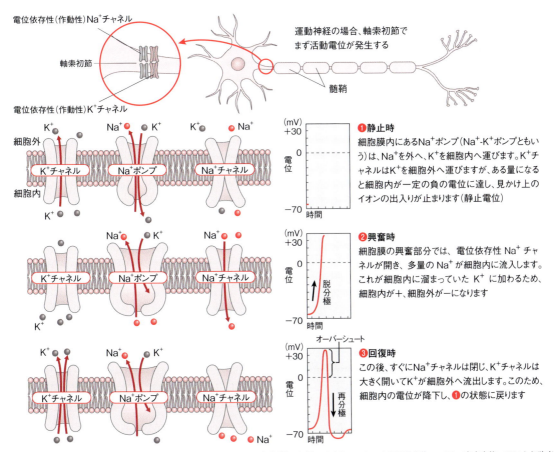

（石川統ほか編：ダイナミックワイド図説生物、p.101、東京書籍、2004より改変）

図1-4　活動電位

解説 電位依存性イオンチャネルとは、電位変化で開閉するイオンチャネルです。リガンド依存性イオンチャネルは、リガンド(神経伝達物質やホルモンのような物質)が結合することによって開閉するイオンチャネルです。機械刺激依存性イオンチャネルとは、機械刺激がそのチャネルに加わると開閉するイオンチャネルのことです。最後に漏洩イオンチャネルとは、ほとんどの時間開いているイオンチャネルです。

▶**問題12** 生理食塩水の食塩濃度はどれくらいか。
1．0.5%　　2．0.9%
3．2.5%　　4．4%

解答 2

解説 生理食塩水の濃度は約0.9%です。体液の浸透圧は約300mOsm/Lです。この浸透圧に相当するグルコース(ブドウ糖)濃度は5%と覚えておきましょう。

▶**問題13** 食塩5.85gは何モル(mol)か。ただし食塩の分子量は58.5である。
1．0.5モル　　2．0.3モル
3．0.2モル　　4．0.1モル

解答 4

解説 モル(mol)は食塩のグラム数を食塩の分子量で割った値なので $\frac{5.85}{58.5}=0.1$、すなわち0.1モルです。

▶**問題14** 水素イオン濃度が0.00001mol/Lの溶液のpHはいくつか。
1．6　　2．5
3．3　　4．2
5．1

解答 2

解説 pHは水素イオン指数ともいいます。定義より $pH=-\log[H^+]$ です。$[H^+]$ とは水素イオン濃度を意味するので、ここで水素イオン濃度は $[H^+]=0.00001\,(mol/L)=10^{-5}\,(mol/L)$ なので $pH=-\log[H^+]=-\log 10^{-5}=5$ となります。

▶**問題15** 36gのグルコースが溶けている1Lの水溶液があります。グルコースの分子量を180とすると、この溶液のモル濃度はどれくらいですか。
1．0.05mol/L　　2．0.1mol/L
3．0.2mol/L　　4．0.3mol/L

解答 3

解説 モル濃度は1Lの溶液中に溶けている溶質のモル(mol)です。モルとは先述したように溶けているもののグラム数をその分子の分子量で割ったものです。それゆえ $\frac{36}{180}=0.2\,(mol)$ ですから、求める濃度は0.2mol/Lとなります。

▶**問題16** 3.6gのグルコースが溶けている1Lの水溶液があります。グルコースの分子量を180とすると、この溶液の浸透圧モル濃度はいくらか。
1．20mOsm/L　　2．50mOsm/L
3．100mOsm/L　　4．300mOsm/L

解答 3

解説 浸透圧モル濃度は、実用上mOsm/Lの単位が使用されます。1Osmol(オスモル)とは、水1kgに1Osmの溶液を溶かしたときの浸透圧(1Osm/kgH₂O)です。ここで1Osmとは溶液中で1molの粒子を放出する溶質量のことです。この単位は実用上、大きいのでその1/1000のmOsm/kgH₂O(ミリオスモル、浸透圧重量モル濃度)が使用されます。また、生理学的に10mOsm/kgH₂Oを10mOsm/Lと代えても大きな誤差はなく、Lの単位のほうが使いやすいので、mOsm/(浸透圧モル濃度)が簡易的に使われています。グルコース1分子は水に溶けても1分子のままです。それゆえ、求める浸透圧は $\frac{1\times 3.6}{180}=0.02\,(Osm/L)=20\,(mOsm/L)$ となります。

▶**問題17** 5.85gの食塩(NaCl)が溶けている食塩水1Lのナトリウムの当量(Eq)はいくらか。ただし、食塩の分子量を58.5とする。
1．0.05Eq　　2．0.1Eq
3．0.2Eq　　4．0.3Eq

解答 2

解説 当量（Eq）とは、溶液中である分子がイオンに分かれたとき、それらの電荷数のことです。食塩（NaCl）は、水中で$Na^+ + Cl^-$になります。それゆえ、Na^+の当量は、溶けている食塩のモルと同じで$\frac{5.85}{58.5} = 0.1$当量（Eq）です。

▶**問題18** 遺伝子について正しいのはどれか。
(第103回)

1．DNAは体細胞分裂の前に複製される。
2．DNAは1本のポリヌクレオチド鎖である。
3．DNAの遺伝子情報からmRNAが作られることを翻訳という。
4．RNAの塩基配列に基づきアミノ酸がつながることを転写という。

解答 1

解説 DNAは遺伝子の本体で、細胞はそれぞれ同じ量のDNAをもつので、細胞が体細胞分裂して2個になるために、体細胞分裂前にDNA量は2倍量にならなくてはいけません。それゆえ設問1は正解です。設問2に関して、DNAは通常2本鎖になって存在しているので、1本のポリヌクレオチド鎖であるというのは、誤りです。設問3に関して、DNAの遺伝子情報からmRNAがつくられることを転写というので、誤りです。設問4に関して、RNAの塩基配列に基づきアミノ酸がつながることを翻訳というので、この設問も誤りです。

▶**問題19** 活動電位について正しいのはどれか。
(第103回)

1．脱分極が閾値以上に達すると発生する。
2．細胞内が一過性に負（マイナス）の逆転電位となる。
3．脱分極期には細胞膜のカリウム透過性が高くなる。
4．有髄神経ではPurkinje〈プルキンエ〉細胞間隙を跳躍伝導する。

解答 1

解説 脱分極とは、細胞内は静止時細胞外に比べて負ですが、その電位の偏りが0電位に向かって崩れることをいいます。細胞内電位が脱分極に向かって閾値に達すると、電位依存性ナトリウムチャネルの構造が変化します。その結果、電位依存性ナトリウムチャネルが開いて勢いよくNa^+が細胞内に流れ込み、活動電位の発生が始まります。活動電位が発生すると、細胞内は一過性に正（プラス）の電位となります。したがって設問2は誤りです。また脱分極期には細胞膜の電位依存性ナトリウムチャネルが開いているのでNa^+透過性が高くなります。K^+透過性は高くなりません。それゆえ設問3は誤りです。また有髄神経では髄鞘形成細胞間隙を活動電位が跳躍伝導します。髄鞘形成細胞は中枢神経系ではオリゴデンドログリアで、末梢神経系ではシュワン細胞です。なお、活動電位の発生機構の分子的基礎については図1-4で説明しています。

▶**問題20** ヒトの精子細胞における染色体の数はどれか。
(第102回)

1．22本
2．23本
3．44本
4．46本

解答 2

解説 ヒトの精子細胞は卵子と合体して胎児の元となる細胞なので染色体数は普通の人体細胞の半分の23本です（図1-5）。

▶**問題21** 細胞内におけるエネルギー産生や呼吸に関与する細胞内小器官はどれか。
(第102回)

1．ミトコンドリア
2．リボソーム
3．ゴルジ体
4．小胞体
5．核

解答 1

解説 細胞内小器官とは細胞小器官ともよばれ、細胞質のなかで、分化した特定の機能をもつ構造のことをいいます（医学書院　医学大辞典）。そのなかで該当するのはミトコンドリアです。ミトコンドリアはピルビン酸を燃焼してエネルギーを取り出し、そのエネルギーでADPと無機リン酸からATPを合成します。表1-1を参照してください。

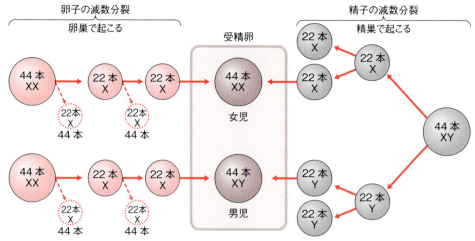

図1-5　受精卵での染色体の数

卵子の減数分裂の過程で生成される4つの細胞のうち1個だけが生き残り、成熟卵子になる

精子の減数分裂では、X染色体、Y染色体を含む精子が2個ずつ、計4個の精子が生成される

▶**問題22**　酸塩基平衡の異常と原因の組合わせで正しいのはどれか。　　（第102回）
1．代謝性アルカローシス――下痢
2．代謝性アシドーシス――嘔吐
3．代謝性アシドーシス――慢性腎不全
4．呼吸性アシドーシス――過換気症候群

解答　3

解説　下痢ではアルカリとして働くHCO_3^-（炭酸水素イオン）が失われるので、体液は正常より酸性になります。これは呼吸が原因ではないので、代謝性アシドーシスです。

嘔吐は胃液（酸）が身体から失われるので、体液はアルカリ性に傾きます。これは呼吸が原因ではないので、代謝性アルカローシスです。

慢性腎不全では腎臓の糸球体の働きが下がり、酸の排泄が下がります。その結果は体液は酸性に傾き、代謝性アシドーシスになります。

過換気（過呼吸）では、二酸化炭素が過剰に排泄され、酸が減少して呼吸性アルカローシスになります。

$$CO_2 + H_2O \rightleftarrows H_2CO_3 \rightleftarrows H^+ + HCO_3^-$$

表1-2　酸塩基平衡の異常の原因

代謝性アルカローシス	頻回の嘔吐
代謝性アシドーシス	頻回の下痢、腎不全、不処置の糖尿病
呼吸性アルカローシス	過換気（過呼吸）
呼吸性アシドーシス	呼吸不全

この反応を思い出してください。酸塩基平衡の異常と原因の組合わせをまとめると**表1-2**のとおりです。

▶**問題23**　健常な成人の体重における水分の割合に最も近いのはどれか。　　（第102回）
1．20%　　2．40%
3．60%　　4．80%

解答　3

解説　健常な成人の体重に占める水分の割合は、一般に**男性60%、女性55%**です。それゆえ、正解は3です。

▶**問題24**　細胞外液に比べて細胞内液で濃度が高いのはどれか。　　（第102回）
1．カルシウム　　2．ナトリウム
3．カリウム　　　4．クロール

解答　3

解説　細胞外液と細胞内液に多い電解質を示すと、**表1-3**のとおりです。

表1-3　細胞内外での濃度の高い電解質

細胞外液	ナトリウム、塩化物、カルシウム
細胞内液	カリウム、リン酸水素

▶**問題25** 呼吸性アシドーシスをきたすのはどれか。 (第101回)
1．飢餓　　2．過換気
3．敗血症　4．CO_2ナルコーシス
5．乳酸アシドーシス

解答 4

解説 飢餓の場合、糖質、脂肪、蛋白質の順にエネルギー源として細胞に利用されます(日本静脈経腸栄養学会編：輸液・栄養の第一歩)。それゆえ、それによって体液が酸性あるいはアルカリ性に傾く場合は、代謝性アシドーシスあるいはアルカローシスです。過換気の場合、身体から二酸化炭素が過剰に失われるので、身体はアルカリ性に傾くため呼吸性アルカローシスになります。

敗血症は感染に起因する全身性炎症反応症候群と定義され(医学大辞典、医学書院)、混合性酸塩基平衡異常(代謝性アシドーシスと呼吸性アルカローシス)をきたす疾患です。

CO_2ナルコーシスとは高炭酸ガス血症により中枢神経症状を伴う病態を示します。CO_2は血液中では酸($CO_2 + H_2O \rightarrow H_2CO_3 \rightarrow H^+ + HCO_3^-$)として振る舞うので、その病態は呼吸性アシドーシスです。それゆえ4が正解です。

乳酸アシドーシスは、さまざまな原因(たとえば激しい運動)で血中乳酸値が上昇する結果、顕著な代謝性アシドーシスを来す疾患のことです。

▶**問題26** 核酸で正しいのはどれか。 (第100回)
1．mRNAがアミノ酸をリボソームへ運ぶ。
2．DNAは1本のポリヌクレオチド鎖である。
3．DNAには遺伝子の発現を調節する部分がある。
4．RNAの塩基配列によってアミノ酸がつながることを転写という。

解答 3

解説 この問題は**問題18**に類似しています。アミノ酸をリボソームに運ぶのはtRNAですから、設問1は誤りです。DNAは2本鎖のポリヌクレオチドからなるので、設問2も誤りです。DNAには遺伝子の発現を調節する(プロモーターといいます)部分があるので、設問3は正しいです。またRNAの塩基配列によってアミノ酸がつながることを翻訳というので、設問4は誤りです。

▶**問題27** 代謝性アルカローシスになるのはどれか。 (第96回)
1．嘔吐　　2．下痢
3．腎不全　4．飢餓

解答 1

解説 この問題は、**問題22**に類似しています。嘔吐では胃液が失われます。胃液は塩酸を含むので度々胃液が失われれば、身体から酸が失われたことになるので、体液はアルカリ性になり、つまり**代謝性アルカローシス**になります。

下痢ではアルカリ性(HCO_3^-を含む)の腸液が失われるので、逆に体液は酸性に傾き、代謝性アシドーシスになります。

腎不全では、糸球体の働きが低下して酸の排泄が障害されているので代謝性アシドーシスになります。腎臓は酸(H^+)を排泄する器官です。

飢餓の場合、糖質、脂肪、タンパク質の順にエネルギー源として細胞に利用されます。身体はまず糖質をエネルギー源として使い、それが枯渇すると、脂肪をエネルギーとして利用します。脂肪が分解されると、たくさんのケトン体(アセト酢酸とβ-ヒドロキシ酪酸とアセトンの総称)が生じるので血液が酸性に傾きます。これは代謝性アシドーシスです。

2 消化器系

▶ 問題1　消化管

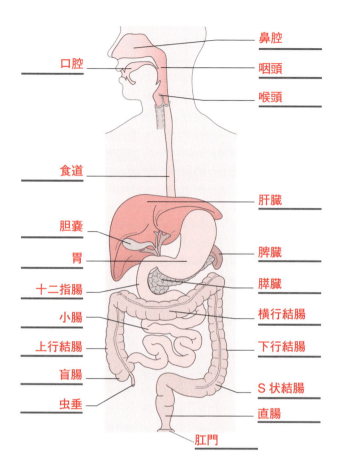

▶ 問題2　口腔の構造

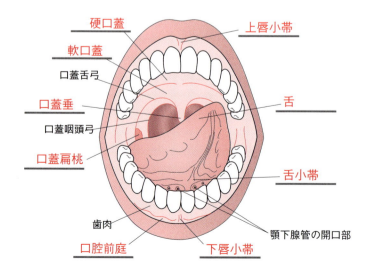

▶**問題3** 舌の構造

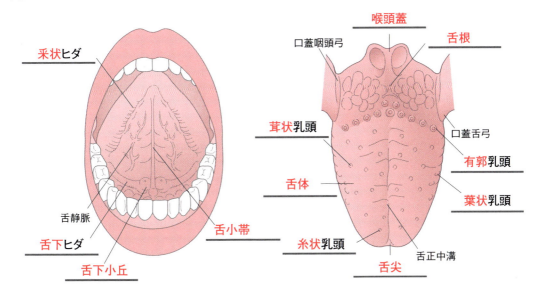

▶**問題4** 胃の構造

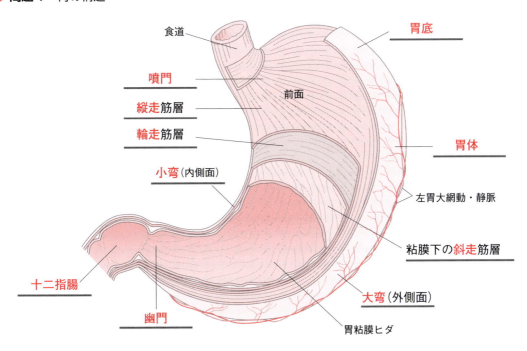

▶**問題5** 十二指腸・膵臓の構造

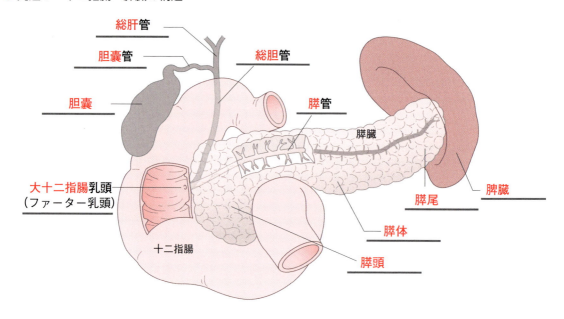

▶**問題6** 肝臓の構造

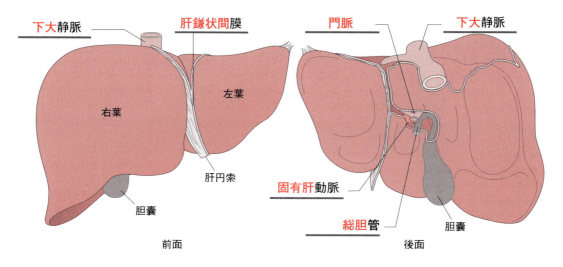

前面　　　　　　　　　　後面

▶**問題7** 唾液腺について誤っているのはどれか。
1. 主要な大唾液腺は3つある。
2. 舌下腺はもっとも大きい大唾液腺である。
3. 舌下腺は混合性の粘り気の多い唾液を分泌する。
4. 1日の唾液の分泌量はだいたい1～1.5Lである。
5. 唾液腺からIgA抗体が分泌される。

解答 2

解説 主要な大唾液腺は3つあり、大きいほうから耳下腺、顎下腺、舌下腺の順です（図2-1）。舌下腺は最も小さい唾液腺です。舌下腺は混合性の粘り気の多い唾液を分泌します。唾液の1日の分泌量は1～1.5Lです。また、唾液腺からはIgA抗体が分泌されます。

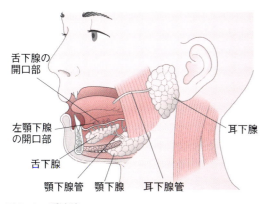

図2-1 唾液腺

▶**問題8** 唾液中のムチンついて正しいのはどれか。
1．タンパク質を分解する。
2．脂質を可溶化する。
3．唾液に粘りを与える。
4．細菌を殺す。
5．脂肪を分解する。

解答 3

解説 ムチンは唾液に含まれる糖タンパク質で、唾液に粘りを与えて食塊を飲み込みやすくし、食道通過を容易にします。また、粘膜表面を保護します。脂質を可溶化するのは、胆汁酸の働きです。これを乳化作用といいます。ムチンには細菌を殺す働きはありません。また、ムチンは脂肪を分解する酵素ではありません。

▶**問題9** ビタミンB_{12}の吸収が主に行なわれる臓器はどれか。
1．胃　　　2．小腸
3．大腸　　4．肝臓
5．膵臓

解答 2

解説 ビタミンB_{12}には、胃の壁細胞から分泌される内因子と結合することによって吸収されるようなかたちになります（図2-2）。内因子は糖タンパク質で、胃に入ってきた食塊中のビタミンB_{12}と結合して複合体となり、回腸（小腸の一部）で吸収されます。

2 消化器系

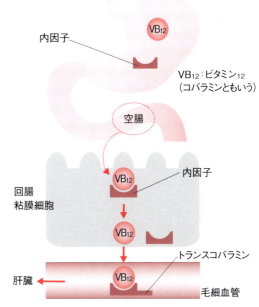

胃の壁細胞から分泌された内因子はVB_{12}と結合し、回腸の粘膜からその複合体ごと吸収されます。吸収されたVB_{12}は血液中ではトランスコバラミンと結合して、標的組織に運ばれます

図2-2 ビタミンB_{12}の吸収

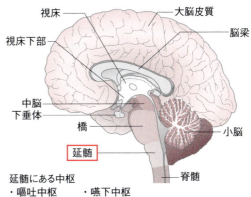

延髄にある中枢
・嘔吐中枢　・嚥下中枢
・咳嗽中枢　・呼吸中枢
・唾液分泌中枢　・血管運動中枢
・心臓抑制中枢　など

図2-3 延髄の働き

▶**問題10** 唾液分泌中枢はどこにあるか。
1．視床　　　2．延髄
3．視床下部　4．橋
5．大脳皮質

解答 2

解説 唾液分泌中枢は、嘔吐中枢や嚥下中枢と一緒で延髄にあります（図2-3）。

▶**問題11** 水分が最も吸収される消化器官はどれか。
1．大腸　　2．小腸
3．胃　　　4．口腔
5．食道

解答　2

解説　水分の吸収は胃から始まりますが、最も吸収するのは<u>小腸</u>です。大腸は糞便をつくるため、最後の水分吸収をします。

▶**問題12** 胃で消化されたものを十二指腸へ送る働きをする消化管の運動を何というか。
1．分節運動　　2．回転運動
3．蠕動運動　　4．振り子運動

解答　3

解説　消化管の運動には内容物（食塊）を混合する分節運動や振り子運動があります。内容物を口側から肛門側へ送る運動は<u>蠕動運動</u>といいます（図2-4）。回転運動は球関節の運動に関係します。

▶**問題13** 胃で分泌される消化酵素は、次のどれか。
1．キモトリプシン　　2．トリプシン
3．ペプシン　　　　　4．アミラーゼ
5．エリスロポエチン

解答　3

解説　胃で分泌される消化酵素はタンパク質分解酵素の<u>ペプシン</u>です。キモトリプシンやトリプシンは膵臓から分泌されるタンパク質分解酵素です。アミラーゼは唾液や膵液に含まれる糖質分解酵素です。エリスロポエチンは腎臓の皮質の尿細管周囲の線維芽細胞から分泌される糖タンパク質なり、骨髄に作用して赤血球を増やす働きをするホルモンです。

▶**問題14** 小腸の粘膜に多いリンパ小節を何というか。
1．アウエルバッハ神経叢
2．マイスネル小体
3．パッチニ小体
4．パイエル板
5．扁桃

解答　4

解説　アウエルバッハ神経叢とは小腸の平滑筋の間に常在する神経細胞の集団を指します。マイスネル小体（マイスナー小体ともいいます）は、軽い接触を感知する皮膚に存在する機械受容器です。パッチニ小体は振動を感知する機械受容器です。<u>パイエル板</u>は、小腸に存在する多数のリンパ節が集まって大きくなったものです。扁桃は、口腔や咽頭に存在リンパ球が常在する組織です。

▶**問題15** 胃の内因子と結合して吸収されるビタミンは何か。
1．ビタミンA　　2．ビタミンC
3．ビタミンD　　4．ビタミンB_{12}
5．ビタミンK

解答　4

解説　胃の粘膜には主細胞、副細胞、壁細胞があります（図2-5）。主細胞からペプシノゲン、副細胞からムチン、壁細胞から塩酸（HCl）と内因子が分泌されます。内因子は食塊中に含まれる<u>ビタミンB_{12}</u>と結合して回腸から複合体として吸収されます（図2-2参照）。

蠕動運動
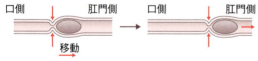

分節運動
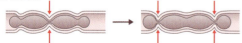

振り子運動
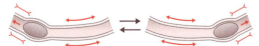

図2-4　消化管の運動様式

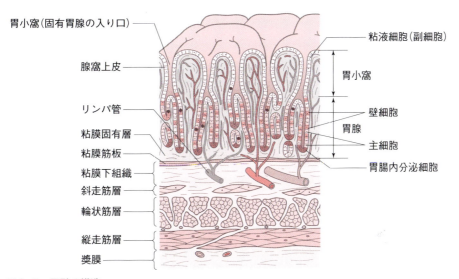

図2-5 胃壁の構造

▶**問題16** 内因子は、胃のどの細胞から分泌されるのか。
1．主細胞　　2．副細胞
3．壁細胞　　4．G細胞

解答 3

解説 問題15との類似問題で、その解説からわかるように壁細胞は、塩酸と内因子を分泌します。G細胞とはガストリン分泌細胞のことです。

▶**問題17** 胃の壁細胞が分泌するのはどれか。
1．ムチン　　2．塩酸(HCl)
3．レニン　　4．サーファクタント
5．ペプシノゲン

解答 2

解説 壁細胞は内因子の他に塩酸を分泌します。ムチンは胃の副細胞が分泌します。レニンは腎臓の傍糸球体細胞(顆粒細胞ともいいます)が分泌します。サーファクタントは肺のⅡ型上皮細胞が分泌します。ペプシノゲンは胃の主細胞が分泌します。

▶**問題18** 胃液分泌を促進するホルモンはどれか。
1．ガストリン　　2．ソマトスタチン
3．コレシストキニン　4．エリスロポエチン
5．レニン

解答 1

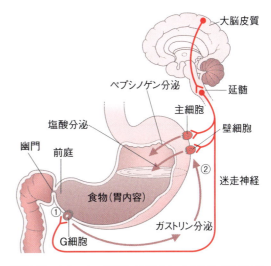

①胃内腔の食塊により胃粘膜が刺激され、その結果、胃粘膜よりガストリンが血液中へ分泌されます。ガストリンは血液循環系を介して、胃壁の主細胞を刺激してペプシノゲンを、壁細胞を刺激して塩酸を分泌させます。また、平滑筋を刺激して胃の運動を亢進させます
②また、おいしい食べ物を見た刺激(情報)は大脳皮質に伝わり、その結果、延髄の胃液分泌中枢を刺激し、その結果、迷走神経を介して胃腺(主細胞、壁細胞、副細胞)やG細胞(ガストリン分泌細胞)が刺激されます

図2-6 胃の消化酵素の分泌

解説 胃液分泌を促進するホルモンは胃の幽門部付近から分泌されるガストリンです。ガストリンはペプチドホルモンで、胃に食塊が入ると、それが胃粘膜を刺激してガストリン分泌を促進します(図2-6参照)。

▶問題19　十二指腸粘膜より分泌され、胆嚢を収縮させるホルモンはどれか。
1．ガストリン　　2．コレシストキニン
3．セクレチン　　4．グルカゴン
5．レニン

解答　2

解説　十二指腸粘膜より主に分泌されるホルモンはセクレチンとコレシストキニン（別名CCKともいいます）です。このうち、胆嚢を収縮させて胆汁を十二指腸に分泌させるホルモンは**コレシストキニン**です。これら2つのホルモンは非常に重要なホルモンです。図2-7に示した働きをしっかり覚えましょう。

▶問題20　胃液分泌を抑制するホルモンはどれか。
1．ガストリン　　2．アミラーゼ
3．ペプシン　　　4．セクレチン
5．トリプシン

解答　4

解説　胃液分泌を抑制するホルモンは**セクレチン**です。セクレチンは胃酸分泌を抑制するだけでなく、胃の運動も抑制します（図2-7参照）。

▶問題21　膵液について誤っているのはどれか。2つ選べ。
1．弱アルカリ性である。
2．セクレチンによって分泌が促進する。
3．リパーゼを含んでいる。
4．インスリンが含まれている。
5．酸性である。

解答　4、5

解説　膵液はおよそpH8で**弱アルカリ性**で

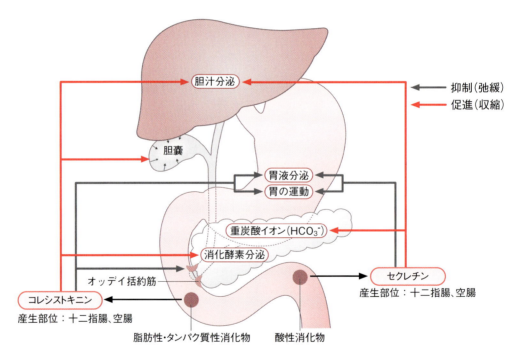

コレシストキニンの作用
①脂肪性あるいはタンパク質性消化物が十二指腸あるいは空腸に到達すると、その粘膜より血液中へコレシストキニンが分泌されます
②胃液の分泌と胃の運動を抑制する。また、膵臓から重炭酸イオンの分泌を起こさせるセクレチンの作用を増強します。さらに、膵臓からの消化酵素の分泌、肝臓による胆汁分泌を促進します
③胆嚢を収縮させると同時に、オッディ括約筋を弛緩させます

セクレチンの作用
①酸性の消化物が十二指腸に到達すると、セクレチンが血液中に分泌されます
②セクレチンは胃液の分泌と胃の運動を抑制します
③膵臓から重炭酸イオン（炭酸水素イオンともいう）の分泌させます。コレシストキニンの膵臓からの消化酵素分泌を増強させます。コレシストキニンの膵臓の作用と比較すると、消化酵素の薄い多量の膵液の分泌を促進します

図2-7　コレシストキニンとセクレチンの作用

す。膵液中にはタンパク質分解酵素であるトリプシンやキモトリプシン、脂肪分解酵素であるリパーゼ、糖質分解酵素であるアミラーゼ、核酸分解酵素であるDNase（DNA分解酵素）やRNase（RNA分解酵素）などが含まれています。**インスリンは膵臓から分泌されるホルモン**で、血液中に分泌され、主に骨格筋、脂肪、肝臓に作用してグルコースの取り込みを増加させて、血糖値を下げます。

▶**問題22** 膵液に含まれない消化酵素はどれか。2つ選べ。

1．トリプシン　　2．キモトリプシン
3．ペプシン　　　4．アミラーゼ
5．レニン

解答　3、5

解説　**ペプシンは胃の主細胞由来**な消化酵素（タンパク質分解酵素）です。**レニン**は血圧調節に関係するホルモンで、血液中に分泌されると、すでに存在するアンギオテンシノゲンをアンギオテンシンIに変換します。腎臓を流れる動脈の血圧が下がると**腎臓の傍糸球体細胞（顆粒細胞**ともいいます）から分泌されます。トリプシンやキモトリプシンやアミラーゼは膵臓から分泌される消化酵素です。ここで膵臓から分泌される消化酵素を表2-1にまとめます。

表2-1　膵臓から分泌される主な消化酵素および前駆酵素

主な各種酵素あるいは前駆酵素	働き
トリプシノゲン	タンパク質を分解する
キモトリプシノゲン	タンパク質を分解する
プロエステラーゼ	タンパク質を分解する
プロカルボキシペプチダーゼA	タンパク質を分解する
プロカルボキシペプチダーゼB	タンパク質を分解する
膵リパーゼ	トリグリセリドを分解する
コレステロールエステラーゼ	コレステロールエステルを分解する
ホスホリパーゼA2	リン脂質を分解する
A-アミラーゼ	デンプンやグリコーゲンを分解する

▶**問題23** リンパ管から吸収される栄養素はどれか。

1．単糖　　　　　2．ペプチド
3．カイロミクロン　4．ビタミンC
5．ブドウ糖

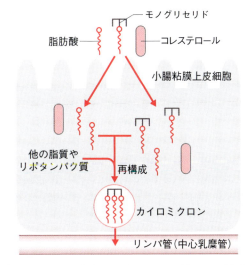

①中性脂肪は、脂肪酸やモノグリセリドに分解され、小腸粘膜上皮細胞より吸収されます
②吸収された脂質成分は再構成され、他の脂質やリポタンパク質と合体してカイロミクロンとなります
③小腸粘膜に存在するリンパ管（中心乳糜管）に吸収され、静脈に合流して、全身に運ばれます

図2-8　脂質の吸収

解答　3

解説　リンパ管から吸収される栄養素は、**カイロミクロン**（キロミクロンともいいます）です。カイロミクロンは食物由来の脂質〔主にトリグリセリド（中性脂肪）〕を含むリポタンパク質で、小腸粘膜（上皮細胞）でつくられ、リンパ管（中心乳糜管ともいう）を経て血中に吸収されます（図2-8）。カイロミクロンは約85％がトリグリセリドからなります。ブドウ糖やその他の単糖やアミノ酸は毛細血管から吸収されます。ペプチドはさらに小腸粘膜上皮の膜酵素でアミノ酸やジペプチドまで消化されてから毛細血管に吸収されます。ビタミンCは水溶性ビタミンなので、毛細血管から吸収されます。

▶**問題24** 排便に関与する筋で運動神経の支配を受けているのはどれか。

1．内肛門括約筋　　2．外肛門括約筋
3．直腸平滑筋　　　4．内尿道括約筋
5．外尿道括約筋

解答　2

解説　排便に関係する運動神経は、**外肛門括**

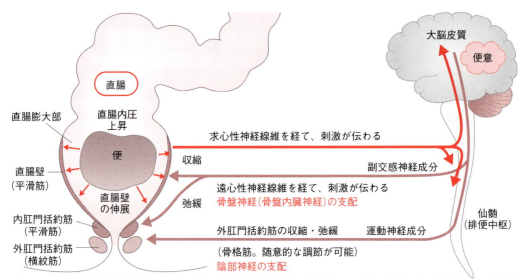

図2-9 排便のメカニズム

約筋を支配している陰部神経の成分です。排便反射は糞便が直腸を伸展させた刺激が排便中枢である仙髄に伝わり、そこから副交感神経成分を含む骨盤神経（骨盤内臓神経）が直腸壁の収縮と内肛門括約筋の弛緩を引き起こして排便を促す反射のことです。このとき排便の準備が整っていると、意識的に脳は陰部神経の運動神経に命令して外肛門括約筋を弛緩させて直腸から糞便を体外に出させます。一方、排便を我慢する際、大脳皮質は交感神経成分を含む腰髄の下腹神経に命令して無意識的に直腸の平滑筋を弛緩させ、かつ内肛門括約筋を収縮させるとともに、運動神経成分を含む陰部神経によって外肛門括約筋を収縮させて排便を抑制します（図2-9）。

▶**問題25** 排便反射に直接に関与しないものはどれか。
1．直腸平滑筋　2．仙髄
3．骨盤神経　4．大脳皮質
5．内肛門括約筋

解答 4

解説 問題24の解説のとおり、排便反射には大脳皮質は直接には関与しません。

▶**問題26** 肝臓の機能とは関係ないのはどれか。
1．グリコーゲンの合成と分解
2．脂質代謝
3．活性型ビタミンD_3合成
4．アルブミン合成
5．プロトロンビン合成

解答 3

解説 肝臓は、グリコーゲンの合成と分解・貯蔵、脂質代謝、アルブミンの合成、プロトロンビンを含むほとんどの血液凝固因子の産生、補体の産生、ビタミンAの貯蔵など、さまざまな働きがあります。しかし、活性型ビタミンD_3の合成は腎臓の働きです。

▶**問題27** 胆汁の成分ではないのはどれか。
1．フィブリノゲン　2．胆汁酸
3．リン脂質　4．コレステロール
5．ビリルビン

解答 1

解説 胆汁は肝臓でつくられます。胆汁の成分として胆汁酸、リン脂質、コレステロール、それにビリルビンなどがあります。フィブリノゲンは肝臓で産生される血液凝固因子の1つで、胆汁の成分ではありません。

▶**問題28** 消化酵素ではないのはどれか。
1．ソマトスタチン　2．トリプシン
3．マルターゼ　　　4．ペプシン
5．アミノペプチダーゼ

解答 1

解説 ソマトスタチンは視床下部ホルモンの1つで成長ホルモン抑制ホルモンともよばれます。またこのホルモンは膵臓のD（δ）細胞からも分泌されます。膵臓ではインスリンを分泌するB（β）細胞とグルカゴンを分泌するA（α）細胞の分泌調節を行っている局所ホルモンとして働いています。トリプシンは膵臓から分泌される消化酵素、マルターゼとアミノペプチダーゼは小腸粘膜上皮の消化酵素、ペプシンは胃から分泌される消化酵素です。

▶**問題29** 嚥下中枢はどこにあるのか。
1．大脳　　2．小脳
3．間脳　　4．延髄
5．松果体

解答 4

解説 嚥下中枢は延髄にあります。間脳の視床下部には体温調節中枢があります。松果体は、サーカディアンリズムに関係するホルモンであるメラトニンを分泌する組織です。

▶**問題30** ビタミンKは主にどこで吸収されるのか。
1．大腸　　2．小腸
3．胃　　　4．食道
5．口腔

解答 2

解説 ビタミンKは脂溶性ビタミンで主に空腸・回腸から食塊中の脂質とともに吸収されます。

▶**問題31** 正常な胃液のpHはどれか。（第103回）
1．pH 1〜2　　2．pH 4〜5
3．pH 7〜8　　4．pH 10〜11

解答 1

解説 胃液は胃の壁細胞から分泌される塩酸を含むので強酸性でpH1〜2です。他に胃液の成分には、ペプシノゲンやムチンや内因子があります。

▶**問題32** 食道について正しいのはどれか。
（第103回）
1．厚く強い外膜で覆われる。
2．粘膜は重層扁平上皮である。
3．胸部では心臓の腹側を通る。
4．成人では全長約50cmである。

解答 2

解説 食道は咽頭から始まり、全長約25cmの単純な管です。粘膜は角化しない重層扁平上皮よりなります。下端部は胃の上皮特有の円柱上皮です。食道上部では全面には気管、気管分岐部、それに左気管支があります。食道下部は心臓の背側に位置し、心嚢を介して左心房に接しています。また食道の上部では左外側を横断するので食道は狭められています。外膜は、厚い結合組織からなります（図2-10）。

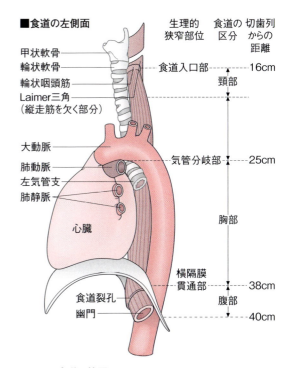

図2-10 食道の位置

▶**問題33** 肝硬変でみられる検査所見はどれか。2つ選べ。 (第103回)
1．血小板増多
2．尿酸値上昇
3．血清アルブミン値低下
4．血中アンモニア値上昇
5．プロトロンビン時間短縮

解答 3、4

解説 検査所見とは、検査の結果についての意見や考えのことをいいます。肝硬変とは長期間のびまん性炎症疾患の結果、肝の線維化が増強し、正常な小葉構造が消失して、結節形成をきたした状態です。肝臓の機能がなんであるか思い出し、それが低下した状態と考えると正解が導けます。肝臓の機能は、①アルブミンの産生、②プロトロンビンを含むほとんどの血液凝固因子の産生、③アミノ酸の分解産物である有毒なアンモニアを無毒な尿素に変換、④細菌の溶菌に働くほとんどの補体の産生、⑤ブドウ糖の塊であるグリコーゲンの貯蔵、⑥ビタミンAの貯蔵などです。それゆえ、肝硬変で肝臓の機能が低下したと考えると、正解は3と4になります。尿酸は核酸の分解産物で主に肝臓で合成されます。それゆえ、肝機能が低下した肝硬変では、尿酸値上昇は考えづらいことです。

▶**問題34** 肝細胞で合成されるのはどれか。2つ選べ。 (第100回)
1．アルブミン　2．ガストリン
3．セクレチン　4．γ-グロブリン
5．コレステロール

解答 1、5

解説 アルブミンは肝臓で合成・分泌される血漿タンパク質で、膠質浸透圧の維持に最も重要な役割をするタンパク質です。分子量は67,000です。肝臓で合成される他の物質をあげると、①グリコーゲン、②血液凝固因子のほとんど、③補体成分、④フィブリノゲン、⑤中性脂肪、⑥コレステロール、⑦リン脂質などがあります。それゆえ、正解は1と5になります。ガストリン、セクレチンは、それぞれ胃、十二指腸から主に分泌されるホルモンです。γ-グロブリンは形質細胞が分泌するタンパク質です。

▶**問題35** 食欲を促進するのはどれか。 (第98回)
1．温熱環境
2．胃壁の伸展
3．レプチンの分泌
4．血中遊離脂肪酸の上昇

解答 4

解説 夏に食欲が低下するのを考えると、温熱環境は食欲を抑制します。胃壁の伸展は食物が胃内に入ったときに起こる反応で、これによって胃から分泌され、食欲を促進するホルモン、グレリンの分泌が低下します。レプチンは食欲を抑制する働きのホルモンで脂肪組織（細胞）から分泌され、視床下部の摂食中枢を抑制します。ヒトは食後、活動、とくに運動を始めると身体に蓄えられていた糖質（グリコーゲン）がグルコースに分解され、血中に放出され、消費されます。続いて、身体は利用できるエネルギー源として脂肪（中性脂肪、トリグリセリド）をモノグリセリドと脂肪酸に分解して、血中に放出します。この脂肪酸が血中遊離脂肪酸です。これが視床下部（外側野）の摂食中枢に作用して食欲を促進します。

▶**問題36** 咀嚼で正しいのはどれか。 (第97回)
1．唾液にムチンが含まれている。
2．咀嚼筋の不随意的収縮で行われる。
3．舌の運動は三叉神経によって支配される。
4．顎関節を形成するのは下顎骨と頬骨である。

解答 1

解説 唾液は、咀嚼するときに食べ物が口腔内を傷つけないように粘性を与えているムチンや糖質を分解する酵素（アミラーゼ）、細菌の細胞壁を分解する酵素（リゾチーム）などを含んでいます。咀嚼筋とは咀嚼に関係する骨格筋で、随意筋です。咀嚼筋には咬筋、側頭筋、内側翼突筋、外側翼突筋があり、また舌骨上筋群、舌骨下筋群も関係します。さらに顔面筋や舌筋、頸部の筋も関係します。舌の運動は舌下神経が

支配しています。顎関節は下顎骨の関節突起と側頭骨の関節窩との間の関節です。

▶問題37 嚥下（えんげ）で正しいのはどれか。　（第95回）
1．嚥下運動は不随意運動である。
2．食塊は口腔→喉頭→食道と移動する。
3．軟口蓋は気管と食道との交通を遮断する。
4．食塊は蠕動運動によって食道内を移送される。

解答　4

解説　嚥下は随意運動と不随意運動からなる協調運動です。舌によって食塊が軟口蓋に押し付けられ、咽頭へと送り出される過程は口腔相とよばれますが、この過程は随意的な運動です。それ以降は不随意的運動です。食塊は口腔→咽頭→食道と移動します。食塊が咽頭に入ると、延髄の嚥下中枢が刺激され、反射的に咽頭から食道へ食塊を送り出す一連の反応が起きます。軟口蓋は鼻腔と咽頭との交通を遮断します。また食塊が食道に入ると、**食道の蠕動運動**によって食塊は食道内を胃に向かって移送される。

▶問題38　肝臓の機能はどれか。　（第94回）
1．体液量の調節　　2．胆汁の貯蔵
3．蛋白代謝　　　　4．ホルモンの分泌

解答　3

解説　肝臓の機能として、以下のものがあげられます。①小腸から取り入れたブドウ糖をグリコーゲンに合成して蓄え、血糖値が低下したときは、蓄えたグリコーゲンをブドウ糖に分解して血中に放出します。②血漿タンパク質であるアルブミンを合成します。③血液凝固因子のフィブリノーゲンを合成したりもします。④ホルモンの代謝に関係します。すなわち血中に流れているエストロゲン（女性ホルモン）やバソプレシン、成長ホルモンなど多数のホルモンの不活性化を行っています。しかし、ホルモンの分泌などは行っていません。⑤脂溶性の有毒物質を毒性の低い物質に変えて排泄します。⑥蛋白質の分解によって生じたアンモニアを毒性の低い尿素に変えます。⑦脂肪の消化に重要な役割を果たす胆汁を合成します。⑧ビタミンA、B₁₂、Dなどの貯蔵を行っています。以上より、3が正解です。

▶問題39　正しいのはどれか。　（第87回）
1．肝門部では肝動脈、肝静脈および左右肝管が出入りする。
2．胆嚢は胆嚢管を介して膵管に合流する。
3．膵臓は下大静脈の腹側に位置する。
4．ファーター乳頭は十二指腸球部に開口する。

解答　3

解説　肝臓の下面に肝門（部）があり、そこでは固有肝動脈や門脈、リンパ管、総胆管、神経が出入りしています。しかし肝静脈は肝臓の後上面から出ています。胆嚢は総胆管を介して膵管に合流しています。膵臓は**下大静脈の腹側**にあります。ファーター乳頭は十二指腸膨大に開口しています。したがって正解は3です。

3 代謝系

▶ 問題1　TCA（クエン酸）回路

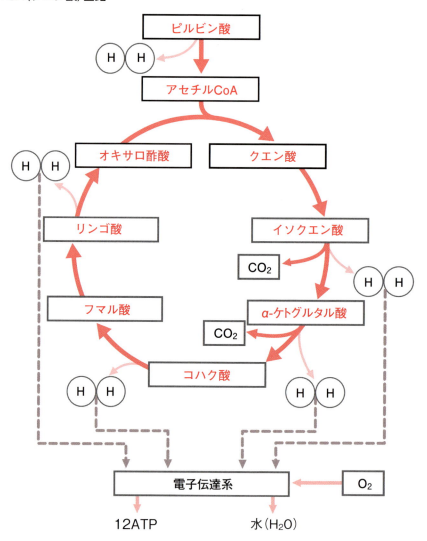

▶ 問題2　唾液中に含まれる糖質分解酵素を何というか。

1．アミロース　　2．α-アミラーゼ
3．トリプシン　　4．セルロース
5．スクロース

解答　2

解説　糖質分解酵素は唾液や膵液に含まれており、唾液に含まれる糖質分解酵素はα-アミラーゼといわれます。α-アミラーゼはデンプンを分解する酵素です。アミロースはD-グル

コースがα1→4結合でつながったものです。グリコーゲンは肝臓・筋肉をはじめほとんどすべての細胞内に存在し、D-グルコースからなるホモ多糖です。トリプシンは、膵液に含まれるタンパク質分解酵素です。セルロースは植物の細胞壁の主成分であるセルロースは、D-グルコースがβ1→4結合で多数つながったものである。スクロースは別名ショ糖とよばれ、D-グルコースのアノマー炭素原子（2位）の水酸基（α型）と、D-フルクトースのアノマー炭素原

子（2位）の水酸基（β型）との間で結合した分子です。

▶**問題3** 水素イオン濃度が10^{-9}mol/Lの場合のpHはいくつか。
1．pH = 1　　2．pH = 3
3．pH = 6　　4．pH = 9
5．pH = 12

解答　4

解説　pH=$-\log[H^+]$と定義されています。ここで[H^+]とは水素イオン濃度のことです。それゆえ、[H^+]=10^{-9}なのでpH=$-\log 10^{-9}$=9ですから正解は4です。

▶**問題4** 物質について正しいのはどれか。
1．グルコースは分解されると、ラクトースになる。
2．フルクトースは単糖である。
3．スクロースは単糖である。
4．ガラクトースは二糖である。
5．マルトースは単糖である。

解答　2

解説　グルコース、ガラクトース、フルクトースは生物学的に重要な単糖です。一方、スクロースはグルコースとフルクトースから、ラクトースはガラクトースとグルコースから、またマルトース（麦芽糖）はグルコースとグルコースからなるそれぞれ二糖です。単糖のマンノースが体内でつくられ、血中にわずかに存在します。グルコース、ガラクトース、フルクトース、マンノースの構造については、図3-1を参照してください。

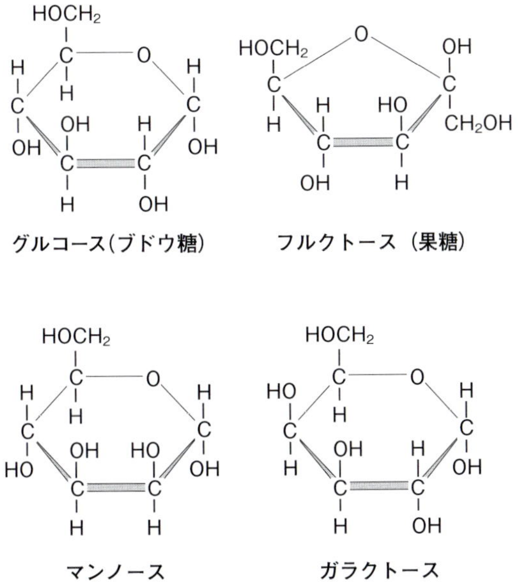

▶**問題5** ペプシンは何からなるか。
1．タンパク質　　2．中性脂肪
3．ステロイド　　4．糖質
5．DNA

解答　1

解説　ペプシンは胃の主細胞から分泌されるペプシノゲンの活性型で、タンパク質からなるタンパク質分解酵素です。一般に教科書などに載っている酵素はタンパク質からなっています。

▶**問題6** 小腸での膜消化に関係ないのはどれか。
1．マルターゼ　　2．スクラーゼ
3．ラクターゼ　　4．リパーゼ
5．アミノペプチダーゼ

解答　4

解説　膜消化とは、小腸の絨毛（膜）に存在する酵素によって吸収される前に受ける最終消化のことです。小腸の絨毛の間隙に入ってきたタンパク質の消化産物であるペプチドやトリペプチド、ジペプチドは、小腸粘膜上皮細胞の絨毛に突き出たアミノペプチダーゼにアミノ酸までに分解されます。また糖質の分解産物で、二糖であるラクトースやスクロース、マルトースも絨毛にあるそれぞれラクターゼやスクラーゼ、マルターゼによって単糖に分解されます（図3-2）。リパーゼは、主に膵臓から分泌される脂肪分解酵素です。

図3-1　糖質の構造

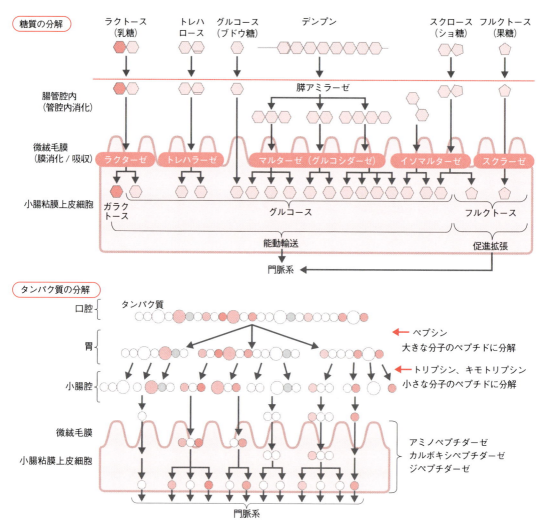

図3-2 小腸絨毛における膜消化

▶**問題7** 小腸からそのまま吸収されるものはどれか。**2つ選べ**。 （第102回）
1．グルコース　　2．スクロース
3．マルトース　　4．ラクトース
5．フルクトース

解答　1、5

解説　単糖（**グルコース、フルクトース**）と二糖（スクロース、マルトース、ラクトース）が選択肢にあげられています。単糖はそのまま吸収されます。二糖は粘膜上皮で膜消化を受けます（問題6の解説、図3-2を参照）。

▶**問題8** 脂肪を乳化するのはどれか。（第102回）
1．胆汁酸塩　　2．トリプシン
3．ビリルビン　　4．リパーゼ

解答　1

解説　乳化という用語をみたら胆汁酸の働きを思い出してください。肝臓で合成され、胆嚢に蓄えられている胆汁中の**胆汁酸**は、脂肪の塊を小さい塊にする**乳化作用**があります（図3-3）。またトリプシンは、膵臓から十二指腸に分泌される膵液に含まれるタンパク質分解酵素です。ビリルビンはヘモグロビンのヘム（血色素）の分解産物です。リパーゼは膵臓から十二指腸に分泌される膵液に含まれる脂肪分解酵素です。

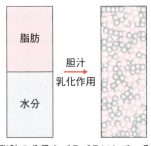

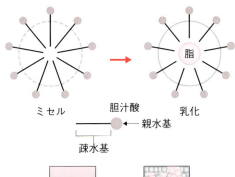

胆汁酸は脂肪の分子をバラバラにして、その周囲を取り囲み、よく混ざった状態（乳化）にして消化・吸収を助けます

図3-3　胆汁酸の乳化作用

▶**問題9**　食事由来のトリグリセリドを運搬するのはどれか。
(第100回)

1．HDL　　2．LDL
3．VLDL　　4．カイロミクロン

解答　4

解説　脂肪は小腸で脂肪酸とグリセロールに分解され、小腸粘膜より吸収されると、小腸上皮細胞内で再びタンパク質（アポリポタンパク質）やリン脂質やコレステロールと一緒になり、カイロミクロン（キロミクロン）となります。カイロミクロンは中心乳糜管（リンパ管）からリンパ管系に入り、胸管を経て、静脈に入ります。それゆえ、食事由来のトリグリセリド（中性脂肪）を運搬するのはカイロミクロンです。HDLは高密度リポタンパク質（high-density lipoprotein）、LDLは低密度リポタンパク質（low-density lipoprotein）、VLDLは超低密度リポタンパク質（very low density lipoprotein）のことです。これらリポタンパク質は、体内で脂質を利用するために存在する脂質とタンパク質の複合体で、血漿中を、不溶性の脂質を運ぶ運搬体として働いています。

▶**問題10**　脂肪分解の過剰で血中に増加するのはどれか。
(第99回)

1．尿素窒素　　2．ケトン体
3．アルブミン　　4．アンモニア

解答　2

解説　食物から摂取する脂質の大部分は中性脂肪が占めていて、それらは脂肪酸とグリセロールがエステル結合したものです。吸収された中性脂肪はリンパ管から胸管を経て鎖骨下静脈から血中に入ります。エネルギーが必要なときに、中性脂肪は脂肪酸とグリセロールに分解され、脂肪酸はβ酸化とそれに続くTCA回路（トリカルボン酸回路）によってATP合成に利用されます。グリセロールは糖質の代謝系に合流し、ATP産生に利用されます。

このように中性脂肪はATP産生に効率よく利用可能です。空腹や激しい運動後、体内の糖質がなくなると、中性脂肪は分解されてATP合成に利用されますが、肝臓以外で中性脂肪の分解が過剰になると、ケトン体（アセト酢酸とβ-ヒドロキシ酪酸とアセトンの総称名）が血中に増加します。ケトン体は酸性物質と考えましょう。アルブミンは血漿蛋白質で脂肪分解とは無関係な蛋白質です。またアンモニアも蛋白質由来なアミノ酸の分解産物です。

▶**問題11**　脂質1gが体内で代謝されるときに生じるエネルギー量はどれか。
(第98回)

1．4kcal　　2．9kcal
3．14kcal　　4．19kcal

解答　2

解説　体内で糖質、脂質、タンパク質の栄養素が代謝されると、糖質4kcal、タンパク質4kcal、脂質9kcalのエネルギーを生じると考えられています。なお、1kcalは4.184kj（キロジュール）です。

4 血液

▶問題1　血液の成分

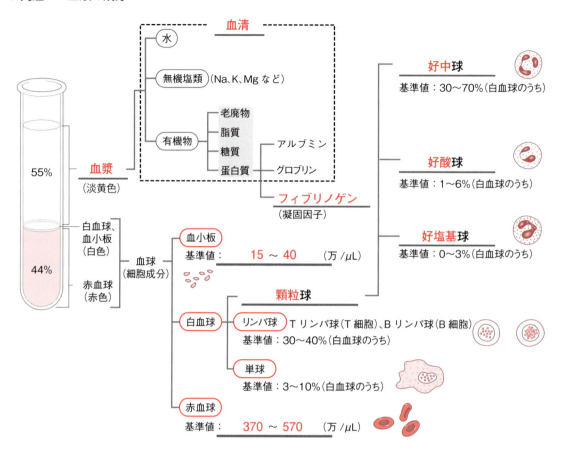

▶問題2　成人で血液の細胞成分をつくる場所はどこか。
1．脾臓　　2．肝臓
3．骨髄　　4．胸腺

解答　3

解説　脾臓と肝臓は古くなった赤血球を壊す場所です。骨髄は血液の細胞成分（赤血球、白血球、血小板）をつくる場所です。胸腺はTリンパ球が成熟する場所です。

▶問題3　血液は体重のおよそ何％を占めるか。
1．5％　　2．8％
3．12％　　4．15％

解答　2

解説　血液は体重の**8％**（あるいは1/13）を占めます。一方、体液は体重の約60％を占めます。

▶問題4　血液の赤い色はどの細胞成分由来か。
1．血管内皮細胞　　2．赤血球
3．白血球　　4．血小板

解答　2

解説　血液は赤い色をしていますが、赤血球に含まれるヘモグロビン（Hb）によって赤くみえます。ヘモグロビンを赤血球から除くと赤血球は白くみえます。赤血球にはヘモグロビンがぎっしり詰まっています。1個の赤血球あたり

約2億5000万個のヘモグロビンが詰まっています。ヘモグロビン1分子は4つのヘムという赤い色素と4つのグロビンをもっています（図4-1）。

▶**問題5** 酸素を運ぶ細胞成分はどれか。
1．白血球　　2．赤血球
3．血小板　　4．脂肪細胞
解答 2
解説 酸素を運ぶのは赤血球の働きです。白血球は病原体から身体を守る働きをします。血小板は止血の働きをします。脂肪細胞はエネルギー源として脂肪を蓄えます。

▶**問題6** 血液に占める細胞成分の割合を何というか。
1．基礎代謝　　2．ヘマトクリット
3．1回換気量　4．酸素飽和度
解答 2
解説 血液に占める細胞成分の割合をヘマトクリットといいます（問題1参照）。基礎代謝とは精神的にも肉体的に安静で覚醒状態で、かつ摂食後13時間、20～25度の温度の部屋での身体から放出されるエネルギー量のことです。このエネルギー量は生命維持に必要最小限の量を意味しています。1回換気量とは呼吸したときに出入りする空気の量を意味します。酸素飽和度とは動脈血中の赤血球のヘモグロビンの何％が酸素と結合しているかを表しています。通常1gのヘモグロビンは1.34mLの酸素を結合でき、100％飽和しているといいます。

▶**問題7** 止血に働く細胞成分はどれか。
1．白血球　　2．赤血球
3．血小板　　4．脂肪細胞
解答 3
解説 止血は血小板の働きです。血管が破れるとその部位に血小板がまず一次血栓をつくり（一次止血）、続いて一群の血液凝固因子の連鎖反応を起き、フィブリノゲンがフィブリン網に変わり、細胞成分を取り込み血液塊（二次血栓）をつくります（図4-2）（二次止血）。細胞成分の主なものは、赤血球です。

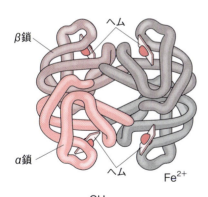

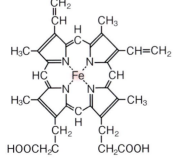

図4-1　ヘモグロビンの構造図とヘムの化学式

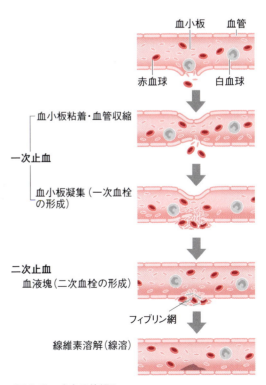

図4-2　止血の仕組み

▶**問題8** 身体を病原菌から守る働きをする細胞成分はどれか。

1．白血球　　2．赤血球
3．血小板　　4．脂肪細胞

解答　1

解説　白血球が身体を病原体から守る働きをします。白血球は大きく5種類に分類されます（図4-3）。健康な人は割合がある程度一定です。病気になると割合が変わります。

▶**問題9** 血液中で細胞数が最も多い細胞成分はどれか。

1．好中球　　2．赤血球
3．血小板　　4．リンパ球

解答　2

解説　血液中でもっと数が多い細胞成分は赤血球で、成人男性で平均およそ470万個/μLです。次に多いのは血小板で平均およそ25万個/μLです。最も少ないのは白血球で平均およそ6,000個/μLです。それゆえ、血液はほとんど赤血球からなり、赤くみえます。

▶**問題10** ヘモグロビンを含む細胞成分はどれか。

1．白血球　　2．赤血球
3．血小板　　4．脂肪細胞

解答　2

解説　ヘモグロビンは赤血球に含まれます。赤血球には核やミトコンドリアがありません。血小板は巨核球の細胞質です。脂肪細胞は脂肪を蓄えています。

▶**問題11** 血漿中に最も高濃度に存在するタンパク質はどれか。

1．アルブミン　　2．ヘモグロビン
3．γ-グロブリン　　4．フィブリノゲン

解答　1

解説　血液中に存在するタンパク質、すなわち血液に溶けている血漿タンパク質の多くは肝臓でつくられて血液中に放出されます。もっと高濃度に存在するのはアルブミンというタンパク質です。アルブミンの働きは、膠質浸透圧の維持に重要なタンパク質です。また水に溶けづらいヘモグロビン（Hb）の分解産物であるヘム

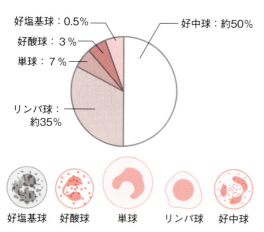

図4-3　白血球の割合

表4-1　血液凝固因子

因子	産生部位	主な機能
第Ⅰ因子：フィブリノゲン	肝臓	フィブリンに変わるとゲルを形成
第Ⅱ因子：プロトロンビン	肝臓	トロンビンに変わるとフィブリノゲンをフィブリンに変える
第Ⅲ因子：組織因子	損傷細胞	補助因子
第Ⅳ因子：カルシウムイオン	食事や骨	補助因子
第Ⅴ因子：不安定因子(AC-グロブリン)	肝臓	補助因子
第Ⅵ因子：なし	—	—
第Ⅶ因子：安定因子(プロコンバーチン)	肝臓	活性化すると、他の因子と協同して、第Ⅸ、第Ⅹ因子を活性化する
第Ⅷ因子：抗血友病A因子(AHG)	内皮細胞	活性化すると、第Ⅸ因子を活性化する
第Ⅸ因子：クリスマス因子(抗血友病B因子)	肝臓	活性化すると、活性型第Ⅷa因子と協同して、第Ⅹ因子を活性化する
第Ⅹ因子：スチュアート因子	肝臓	活性化すると、活性型第Ⅴa因子と協同して、プロトロンビンをトロンビンに変える
第Ⅺ因子：抗血友病C因子(PTA)	肝臓	活性化すると、第Ⅸ因子を活性化する
第Ⅻ因子：ハーゲマン因子	肝臓	活性化すると、第Ⅺ因子を活性化する
第13因子：フィブリン安定化因子	肝臓	活性化すると、安定化フィブリンを形成する
その他：プロカリクレイン	肝臓	第Ⅻ因子の活性化を触媒する
HMW-K：高分子キニノゲン	肝臓	第Ⅻ因子の活性化を触媒する
PL：血小板リン脂質	血小板	カルシウムと協同して第Ⅹ因子を活性化する

由来のビリルビンを肝臓に運ぶ働きや、そのほかの低分子な物質を結合して腎臓で濾過されて尿中に排泄されないようにもしています。

▶**問題12** 血液凝固に関係する血漿中のタンパク質はどれか。
 1．アルブミン　　　2．ヘモグロビン
 3．γ-グロブリン　　4．フィブリノゲン

解答 4

解説 アルブミンは肝臓で産生され、血漿中で最も存在量の多い血漿タンパク質です。ヘモグロビンは赤血球内に存在する酸素を運ぶタンパク質です。γ-グロブリンはB細胞から分化した形質細胞が分泌する抗体の別名です。フィブリノゲンは肝臓で産生される血液凝固に関係するタンパク質性血液凝固因子で、分子量は34万です。血液凝固因子はおよそ13個の因子からなり、それらの多くが肝臓で合成・分泌されます（表4-1）。ですから、肝機能が低下すると血液が凝固しにくくなります。第Ⅳ因子はカルシウムですが、それ以外の因子のほとんどがタンパク質です。

▶**問題13** 酸素を運ぶ働きのタンパク質はどれか。
 1．アルブミン　　　2．ヘモグロビン
 3．γ-グロブリン　　4．フィブリノゲン

解答 2

解説 アルブミンは肝臓で産生される血漿タンパク質で、血漿膠質浸透圧の維持に最も重要なタンパク質です。ヘモグロビンは酸素と結合して酸素を運ぶタンパク質です。周囲の酸素分圧が高いと酸素と結合し、低くなると酸素を離す性質があるので、身体のなかで酸素を運ぶのに好都合な分子できわめて重要です。ほとんどの酸素はヘモグロビンによって身体のすべての細胞に引き渡されます。γ-グロブリンは抗体の別名です。抗体はB細胞が分化した形質細胞が分泌します。γ-グロブリンが異常に高いか、低いかは何か身体に異変が起こっているのを示唆します。フィブリノゲンは肝臓で産生される血液凝固因子とよばれる一群のタンパク質の1つでフィブリン網をつくる原料です。フィブリノゲンの減少は、血液凝固時間の延長につながります。分子量は34万です。表4-2に肝臓で合成される主なタンパク質をまとめました。

▶**問題14** 身体を構成する組織は、4つに分類されるが、血液はどれに属するか。
 1．上皮組織　　2．結合組織
 3．筋組織　　　4．神経組織

解答 2

解説 結合組織とは、上皮組織、筋組織、神経組織、さらに結合組織同士を結合して身体を構成する組織です。結合組織には、骨、軟骨、腱、被膜、血液と骨髄細胞と骨髄由来細胞などがあります。

表4-2　肝臓で合成される主なタンパク質とその働き

名称	主な機能
アルブミン	膠質浸透圧の維持、担体タンパク質
アンチトロンビンⅢ	内因性凝固系の抑制物質
セルロプラスミン	銅を輸送する
C-反応性タンパク質（CRP）	組織炎症に関係する
フィブリノゲン	止血（血液凝固）に関与するフィブリンの前駆体
ハプトグロブリン	血中に遊離したヘモグロビンと結合して輸送する
ヘモペキシン	ポルフィリンを輸送する
トランスフェリン	鉄を輸送する
アンギオテンシノゲン	血圧を上げる働きに関係するアンギオテンシンⅡの前駆物質
血液凝固因子Ⅱ、Ⅶ、Ⅸ、Ⅹ	止血（血液凝固）に関係する
インスリン様成長因子	成長ホルモンと協同して同化作用に関係する
ステロイドホルモン結合グロブリン	血液中でステロイドホルモンを輸送する
サイロキシン結合グロブリン	甲状腺ホルモンを輸送する
サイロキシン結合プレアルブミン	甲状腺ホルモンを輸送する

表4-3　ヒトのABO式血液型

母＼父 表現型	母＼父 遺伝子型	A型 AA	A型 AO	B型 BB	B型 BO	AB型 AB	O型 OO
A型	AA	A	A	AB	A、AB	A、AB	A
A型	AO	A	A、O	B、AB	A、B、AB、O	A、B、AB	A、O
B型	BB	AB	B、AB	B	B	B、AB	B
B型	BO	A、AB	A、B、AB、O	B	B、O	A、B、AB	B、O
AB型	AB	A、AB	A、B、AB	B、AB	A、B、AB	A、B、AB	A、B
O型	OO	A	A、O	B	B、O	A、B	O

ヒトのABO式血液型の遺伝子は、A、B、Oの3つが対立関係にある複対立遺伝子で、OはA、Bいずれに対しても劣性で、AとBの間には優劣がない

▶**問題15** ABO式血液型について、O型の父とAB型の母から生まれてくる子どもの血液型として起こりえない血液型はどれか。**2つ選べ**。

1．A型　　2．B型
3．AB型　　4．O型

解答　3、4

解説　O型の父の遺伝子型はOOです。AB型の母の**遺伝子型**はABです。その結果、その子どもの遺伝子型はAOあるいはBOになります。結局、子どもの血液型（**表現型**）はA型あるいはB型になります（**表4-3**参照）。それゆえ、起こりえない血液型はAB型とO型です。

▶**問題16** 血栓を溶解させる血漿成分はどれか。

1．組織プラスミノーゲン活性化因子（t-PA）
2．プラスミン
3．トロンビン
4．フィブリノゲン

解答　2

解説　血栓（血液の塊）はフィブリン網と血球からなっています。血栓ができてからしばらくすると、血管内皮細胞から分泌された**組織プラスミノーゲン活性化因子**（t-PA）（酵素）の働きで血漿中のプラスミノーゲンが**プラスミン**（酵素）に変換され、プラスミンは、フィブリン網を切断します。その結果、血栓は溶解します。t-PAは心筋梗塞の治療に用いられることがあります。トロンビンは、血液凝固因子であるプロトロンビンが変化した酵素で、フィブリノゲンをフィブリンにする働きがあります。

▶**問題17** 血液凝固阻止剤はどれか。**2つ選べ**。

1．カルシウム

表4-4　血液凝固阻止剤（抗凝固剤）とその作用

血液凝固阻止剤	主な作用
クエン酸ナトリウム EDTA（エチレンジアミン四酢酸）	血液凝固因子Ca^{2+}と結合して、凝固反応を阻害します
ヘパリン	血液凝固阻害因子、アンチトロンビンの働きを強力に促進します
ワルファリン（ワーファリン）	血液凝固因子（第Ⅱ、Ⅶ、Ⅸ、Ⅹ因子）の産生に必須なビタミンKの代謝を阻害します

2．マグネシウム
3．クエン酸ナトリウム
4．ヘパリン

解答　3、4

解説　血液凝固は多数の血液凝固因子の連鎖反応で進みます。**クエン酸ナトリム**は血液凝固因子の1つ、カルシウムと結合して連鎖反応を妨害します。また**ヘパリン**は、血液凝固阻害因子である**アンチトロンビン**の働きを強力に促進します。それゆえ、血液凝固を阻害します。血液凝固阻害剤には他に**EDTA**や**ワルファリン**（**ワーファリン**）があります（**表4-4**）。

▶**問題18** ヘモグロビンについて誤っているのはどれか。

1．ヘモグロビンは赤血球にぎっしり詰まっている。
2．ヘモグロビンは酸素を運ぶ。
3．ヘモグロビンは銅を含む。
4．1分子のヘモグロビンは4分子の酸素分子を結合できる。

解答　3

解説　ヘモグロビンは、タンパク質と鉄（Fe）を含むヘム（血色素）からなり、赤血球にぎっしり詰まっていて酸素を運びます。このタンパク

質は4つのサブユニット（ヘムとグロビンの複合体）からなります（図4-1）。そしてそれぞれのサブユニットのヘム内の二価の鉄イオンが酸素分子と結合することで酸素を運びます。それゆえ、ヘモグロビン1分子は4分子の酸素を運ぶことができます。

▶**問題19** 古くなった赤血球は、主にどこで壊されるのか。

1．肝臓　　2．腎臓
3．脾臓　　4．膵臓

解答 3

解説 骨髄でつくられた赤血球は平均120日間働いた後、古くなった赤血球は主に**脾臓**で破壊されます。肝臓でも破壊されます。

▶**問題20** 造血で正しいのはどれか。　（第91回）

1．造血幹細胞は末梢血に存在しない。
2．造血幹細胞は臍帯血にも存在する。
3．エリスロポエチンは高酸素血症に反応して産生される。
4．顆粒球コロニー刺激因子によってリンパ球は増加する。

解答 2

解説 造血は主に骨髄で行われています。造血幹細胞は胎盤胞期の胎児からは容易に得られます（ギャノング生理学、第23版、丸善）。それゆえ胎児と母体をつなぐ臍帯血に存在します。エリスロポエチンは、低酸素血症に反応して主に腎臓で産生されるホルモンです。顆粒球コロニー刺激因子は顆粒球の増殖を促します。

▶**問題21** 血小板の機能はどれか。　（第94回）

1．抗体産生　　2．浸透圧調節
3．酸素の運搬　4．血液凝固

解答 4

解説 抗体産生は形質細胞の機能です。浸透圧調節は下垂体後葉から分泌される抗利尿ホルモンの働きです。酸素の運搬は赤血球の機能です。**血液凝固**は血小板の機能です。

▶**問題22** 生体内で生じた血栓を溶解するのはどれか。　（第95回）

1．トロンボプラスチン
2．カルシウムイオン
3．プラスミン
4．トロンビン

解答 3

解説 トロンボプラスチンは、血液凝固促進物質のことで、完全トロンボプラスチンを指します。カルシウムイオンは血液凝固因子の1つです。血液はカルシウムがないと凝固しません。EDTAはカルシウムと結合して血液凝固系からカルシウムを除きます。**プラスミン**は、血栓のフィブリン網を切断します。血液凝固が完成して血管の修復後、血管内皮細胞が産生する組織プラスミノーゲン活性化因子（t-PA）がプラスミノーゲンをプラスミンに変えます。トロンビンは血液凝固因子の1つです。

▶**問題23** 貪食能を有するのはどれか。2つ選べ。　（第95回）

1．巨核球　　2．好中球
3．形質細胞　4．T細胞
5．単球

解答 2、5

解説 巨核球から血小板が生まれます。**好中球**や**単球**は貪食能をもつ細胞です。これらの細胞は食細胞といわれています。形質細胞は抗体を分泌する細胞です。T細胞は細胞性免疫の主役となる細胞です。

▶**問題24** 血液型O型Rh（D）陰性の経産婦。夫の血液型はA型Rh（D）陽性である。妊婦の血液検査で最も留意する項目はどれか。　（第96回）

1．血色素量　　2．血小板数
3．不規則抗体　4．総ビリルビン値

解答 3

解説 血色素量は貧血の指標です。血小板数は止血の指標です。母親がRh（D）陰性で、父親がRh（D）陽性なので、胎児はRh（D）陽性である子の可能性があります。Rh（D）陽性の場

合、母親が抗Rh（D）抗体という不規則抗体をもっている場合、胎児に溶血が起こる場合があります。それゆえ、留意する必要があります。**不規則抗体**とは、抗A抗体、抗B抗体を法則に従った規則性抗体というのに対し、抗D抗体や抗E抗体などABO式血液型以外の血液型に対する抗体を総称していいます。すべての不規則抗体が溶血性輸血副作用や新生児溶血性疾患を引き起こすわけではありませんが、これらの不規則抗体の有無を事前に確認することは安全な輸血や適合血液の確保、血液型不適合妊娠の予知と対策に重要な意義をもちます（輸血検査の実際、改訂第3版、日本臨床衛生検査技師会、2004）。総ビリルビン値は黄疸の指標です。

▶**問題25** 母児血液型Rh不適合による溶血で正しいのはどれか。
（第96回）
1．遅延型過敏症である。
2．児の自己抗体が溶血を起こす。
3．治療として血漿交換を行う。
4．父親がRh（+）のときに起こる。

解答 4

解説 父親がRh（+）で母親がRh（-）のときに、第1子を出産後に母親に抗Rh（+）抗体が生じ、母親が第2子を妊娠すると、母親の抗Rh（+）が胎盤を通して胎児に移行して胎児の赤血球を溶血させてしまいます。それゆえ、父親がRh（+）のときに問題が起きるのです。他は母児血液型Rh不適合による溶血には該当しません。問題24と25は類似している内容です。

▶**問題26** 血液凝固に関連するのはどれか。
（第96回）
1．ヘモグロビン　　2．フィブリノゲン
3．マクロファージ　4．エリスロポエチン

解答 2

解説 **フィブリノゲン**は血液凝固因子の1つです。ヘモグロビンは酸素と結合して酸素を運ぶ分子です。マクロファージは血管外に出た単球が分化した細胞です。エリスロポエチンは赤血球の増殖、成熟およびヘモグロビン合成を促進するホルモンです。

▶**問題27** エリスロポエチンの産生が高まるのはどれか。
（第97回）
1．血圧低下
2．血糖値の低下
3．腎機能の低下
4．動脈血酸素分圧の低下

解答 4

解説 エリスロポエチンは、腎臓を流れる動脈血酸素分圧の低下によって尿細管の間質細胞から血中に分泌されて、骨髄に達して骨髄の赤血球の前駆細胞に作用して赤血球の増殖、成熟、そしてヘモグロビン合成を刺激します。血糖値や腎機能の低下、血圧低下とは直接関係しません。それゆえ、正解は4です。

▶**問題28** 貧血の診断に用いられるのはどれか。
（第100回）
1．ヘモグロビン濃度　　2．収縮期血圧
3．血糖値　　　　　　4．尿酸値

解答 1

解説 **貧血**とは、赤血球数が基準値より減少している状態をいいます。赤血球の減少は、その中に含まれるヘモグロビンの減少とも強く相関しているので、血液中のヘモグロビン濃度減少と考えることもできます。また血液に占める血球の95%以上が赤血球なのでヘマトクリット値と赤血球数もきわめて相関が高いのです。それゆえ、貧血の指標として**赤血球数、ヘモグロビン濃度、ヘマトクリット**が用いられます。貧血ではエネルギー産生に必要な酸素がミトコンドリアで不足するので、疲労しやすくなります。

▶**問題29** チアノーゼの際に増加しているのはどれか。
（第101回）
1．直接ビリルビン　2．間接ビリルビン
3．酸化ヘモグロビン　4．還元ヘモグロビン

解答 4

解説 チアノーゼとは、動脈血酸素飽和度が低下して還元ヘモグロビンが5g/dL（100mL）

以上になったとき皮膚や粘膜の色が、青紫色にみえます。この変化した状態を**チアノーゼ**といいます。**動脈血酸素飽和度**とは、動脈血のヘモグロビンの酸素飽和度とほぼ同じ意味です。健康なヒトでは、動脈血中のヘモグロビンの酸素飽和度は97.5%です。このように酸素と結合しているヘモグロビンは**酸化ヘモグロビン**といいます。一方、約2%のヘモグロビンは酸素を結合していません。このようなヘモグロビンは**還元(脱酸素化**ともいいます)**ヘモグロビン**といいます。ヘモグロビンの基準値を15g/dLと考えると、**還元ヘモグロビン**が5g/dL以上の場合、ヘモグロビンの酸素飽和度(酸化ヘモグロビンの割合)は、酸化ヘモグロビンが10g/dLなので $\frac{10}{15} \times 100 \fallingdotseq 66\%$ となり、およそ66%ということになります。

▶**問題30** ワルファリンと拮抗作用があるのはどれか。
(第102回)
1. ビタミンA　　2. ビタミンC
3. ビタミンD　　4. ビタミンE
5. ビタミンK

解答 5

解説 血液凝固因子(Ⅱ、Ⅶ、Ⅸ、Ⅹ)は、肝臓で**ビタミンK**の助けを借りて合成されます。ワルファリンは、ビタミンKの働きを阻害(拮抗)してこれらの血液凝固因子の合成を阻害します。

▶**問題31** 血中濃度は上昇すると黄疸となるのはどれか。
(第102回)
1. グルコース　　2. ビリルビン
3. クレアチニン　4. 総コレステロール

解答 2

解説 **黄疸**とは、血液中の**ビリルビン濃度**がおよそ1mg/dLを越えると全身が黄色から茶色になることがありますが、この状態を指します。ビリルビンは赤血球の分解産物です。

▶**問題32** 末梢血液中の□□□が低下した状態を貧血という。□□□に入るのはどれか。
(第102回)
1. 血漿量　　　　2. 血小板数
3. アルブミン濃度　4. ヘモグロビン濃度

解答 4

解説 問題28と同じような問題です。貧血とは赤血球数が基準値より下がった状態です。赤血球が減るということは、**ヘモグロビン濃度**(Hb)や**ヘマトクリット**が減ることと同じ意味合いです。

▶**問題33** 血清に含まれないのはどれか。
(第102回)
1. インスリン　　2. アルブミン
3. γ-グロブリン　4. β-グロブリン
5. フィブリノゲン

解答 5

解説 血液は自然に凝固させると、**血清**と**血餅**に分離します。普段血液中に溶けていたフィブリノゲンは血液凝固が起こるとフィブリン網(不溶性物質)となって血餅の成分になります。それゆえ、血清にはフィブリノゲンは含まれていません。

▶**問題34** 白血球について正しいのはどれか。
(第103回)
1. 酸素を運搬する。
2. 貪食作用がある。
3. 骨髄で破壊される。
4. 血液1μL中に10万〜20万個含まれる。

解答 2

解説 酸素を運搬するのは赤血球です。**貪食作用**は白血球の好中球やマクロファージの働きです。古くなった白血球は脾臓で破壊されます。骨髄で主に破壊される血球はありません。血液1μL中に10万〜20万個含まれる細胞成分(血球)は血小板です。

5 生体防御

▶**問題1** リンパ系

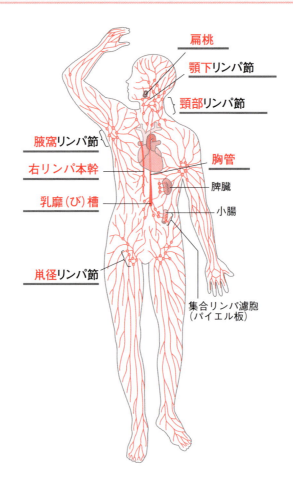

▶**問題2** リンパの流れ

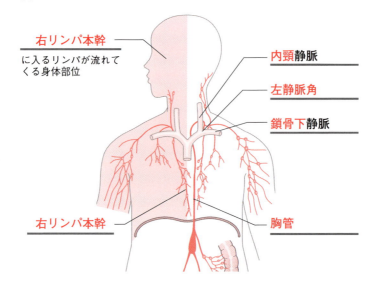

▶**問題3** 免疫系器官で最大のものはどれか。
1．リンパ節　　2．骨髄
3．脾臓（ひぞう）　　4．扁桃（へんとう）

解答 3

解説 免疫系器官には免疫細胞が生まれて成熟するまでの器官を一次リンパ器官と、それ以降リンパ球が常在し、病原体と戦う器官を二次リンパ器官といいます（図5-1）。それらのなかでも最大の器官は**脾臓**です。一次リンパ器官は**骨髄**と胸腺です。そのほかは二次リンパ器官です。リンパ節はリンパ系のあちこち散在している免疫系器官でリンパ球が常在しています。脾臓は免疫系器官で、胃の左側で、横隔膜（おうかくまく）の左側下にあります。**扁桃**は舌扁桃、口蓋扁桃、耳管扁桃、咽頭扁桃などがありますが、脾臓より小さい免疫系器官です。

▶**問題4** 一次リンパ器官とはどれか。
1．リンパ節　　2．骨髄
3．脾臓　　4．扁桃

解答 2

解説 問題3の解説にありますように、一次リンパ器官とは骨髄と胸腺のことです。したがって、骨髄が答えです。

▶**問題5** 後天的免疫の主役な細胞はどれか。
1．赤血球　　2．好中球
3．リンパ球　　4．単球

解答 3

解説 後天的免疫は、特異的防御機構あるいは**獲得免疫**ともよばれます。身体を病原体から守る働きには、生まれたときから備わっている免疫、すなわち先天的免疫（非特異的免疫ともいいます）とは異なり、一度身体に侵入した病原体には身体は抵抗力をつけて再び同じ病原体が身体に入ってもその病原体が原因な疾病にはならないか、なっても軽く済む身体の抵抗力を指します。これはリンパ球の働きです。リンパ球は**Bリンパ球（B細胞）**と**Tリンパ球（T細胞）**があり、それぞれ、**体液性免疫**と**細胞性免疫**に主に活躍しますが、どちらも病原体から身体を守るために不可欠な細胞で協力して働いています。そしてそれらの細胞の働きを巧みに調整しているのが、Tリンパ球の1種である**ヘルパーTリンパ球（T細胞）**です。この細胞が体液性免疫と細胞性免疫を協調して働かせて病原体やがん細胞などから身体を守っています。いわばヘルパーTリンパ球は後天的免疫の司令官です。ヘルパーTリンパ球はときにエイズウイルスによって自らを感染されると、ヘルパーTリンパ球は死滅して後天性免疫機能が働かなくなり、ふだんは罹（かか）らないような感染性の弱い疾患（たとえば、カリニ肺炎）にも罹ってしまいます。これを日和見感染（ひよりみ）といいます。

▶**問題6** 健康な人で存在する割合が最も高い細胞はどれか。
1．単球　　2．好中球
3．好塩基球　　4．好酸球

解答 2

解説 選択肢にある細胞はすべて白血球です。

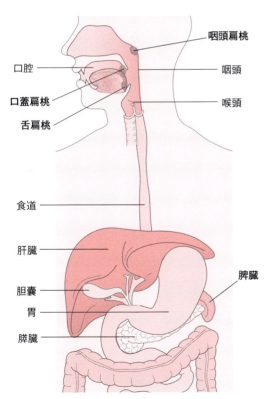

図5-1　主な免疫系器官

白血球のなかで健康な状態では多い順に好中球、リンパ球、単球、好酸球、好塩基球です。何らかの病気になる（病原菌に感染する）と、これらの細胞の割合が変化します。

▶**問題7** リンパ管内に常在する主な細胞はどれか。
1．赤血球　　2．血小板
3．リンパ球　4．マクロファージ
解答 3
解説 リンパ管には、その名のとおり主にリンパ球が存在します。マクロファージとは、血管から出た単球由来の細胞です。

▶**問題8** B細胞（Bリンパ球）が産生するタンパク質はどれか。
1．アルブミン　　2．ヘモグロビン
3．γ-グロブリン　4．フィブリノゲン
解答 3
解説 B細胞は抗体を細胞内で合成（産生）しますが、分泌はしません。抗体を分泌できるようになった細胞は、形質細胞といいます。アルブミンは肝臓の細胞が産生します。ヘモグロビンは赤血球が産生します。γ-グロブリンは抗体の別名で、形質細胞が産生・分泌したものです。フィブリノゲンは肝臓が産生し、血中に放出します。

▶**問題9** 炎症の際、ヒスタミンを分泌して血管拡張や血管透過性亢進を起こさせる細胞はどれか。
1．赤血球　　2．好中球
3．肥満細胞　4．脂肪細胞
解答 3
解説 肥満細胞は炎症時にヒスタミンを分泌して血管拡張や血管透過性亢進を起こさせます（図5-2）。

▶**問題10** 傷口から身体に侵入してくる細菌を貪食する働きをもつ細胞はどれか。
1．赤血球　　2．好中球
3．肥満細胞　4．脂肪細胞
解答 2
解説 好中球は食作用によって傷口から侵入してくる病原性細菌を貪食します。その他にマクロファージが貪食能をもっています。これら貪食作用をもつ細胞を食細胞といいますが、食細胞には好中球の他に、マクロファージや樹状細胞がいます。

▶**問題11** オプソニン作用はどの物質が関係するか。
1．ビタミンC　　2．γ-グロブリン
3．核酸　　　　4．トリグリセリド
解答 2
解説 オプソニン作用とは抗体（γ-グロブリンともいいます）が病原体に結合することによって抗体を介してマクロファージや好中球などの食細胞が貪食しやすくなる現象を指します（図5-3）。

▶**問題12** 抗体と協力して溶菌に直接に関係する血清に溶けている物質はどれか。
1．カルシウム　　2．マグネシウム

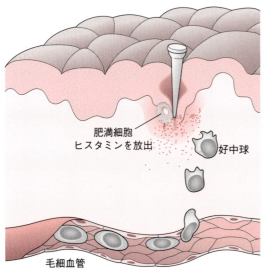

細胞が傷害されると、ヒスタミンなどの炎症性物質が肥満細胞より放出され、食細胞である好中球が毛細血管外に出て来て、炎症局所に集まります。好中球は病原微生物や壊れた細胞の破片を貪食します（貪食作用）。

図5-2 炎症反応

3．フィブリノゲン　　4．補体

解答　4

解説　**補体**とは一群のタンパク質（補体とよばれる物質は9成分で、関係する物質を含めると30種以上の成分からなります）を指します。通常不活性な状態で血清中に存在します。病原体に抗体が結合すると血清中の補体がその抗体と結合して活性化されます。その結果、活性化した補体は病原体である細胞に孔を開けます。孔を開けられた細胞は死滅します。これを**溶菌**といいます（図5-4）。補体のほとんどは肝臓でつくられます。また他の細胞でも一部つくっています。

▶**問題13**　体液性免疫の主役といわれる細胞はどれか。

1．赤血球　　　　2．好中球
3．Bリンパ球　　 4．Tリンパ球

解答　3

解説　免疫には先天性免疫（生まれたときから備わっている身体を守る働き）と獲得免疫（生後獲得とする身体を守る働きなので後天的免疫）があります。そして獲得免疫はリンパ球の働きが中心ですが、Bリンパ球が主に主役となる免疫を**体液性免疫（液性免疫**ともいいます）といいます（図5-5）。一方、Tリンパ球が主役

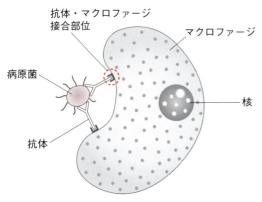

抗体とマクロファージは、抗体のマクロファージとの結合部位を介して、しっかりと抗体と結合します。抗体は病原菌と強く結合するので、病原菌はマクロファージから逃れられません。その結果、マクロファージは病原菌を貪食します。このようにマクロファージの食作用を強化する抗体の働きをオプソニン作用といいます

図5-3　オプソニン作用

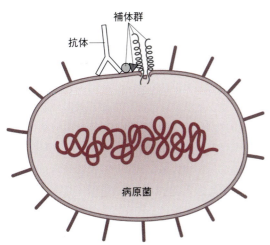

病原菌に結合した抗体に補体群が次々に結合・反応して、結局、病原菌の細胞膜に孔が開き、死滅します。これを溶菌といいます

図5-4　抗体と補体の共同作用による溶菌

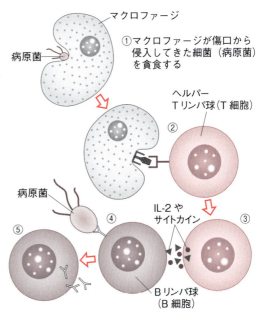

①マクロファージが傷口から侵入してきた病原菌（細菌を）貪食します
②病原菌を貪食したマクロファージはこの菌の一部を情報として、ヘルパーリンパ球（T細胞）に提示します
③病原菌の情報を受けたヘルパーTリンパ球は、IL-2（インターフェロン）やサイトカインなどを分泌します
④IL-2やサイトカインなどの情報伝達分子を受け取ったB細胞で、かつ①と細菌（病原菌）と結合しているBリンパ球（B細胞）は抗体分泌細胞（形質細胞）へと分化します
⑤形質細胞は病原菌（抗原）とのみ結合する抗体を盛んに分泌します

図5-5　体液性免疫

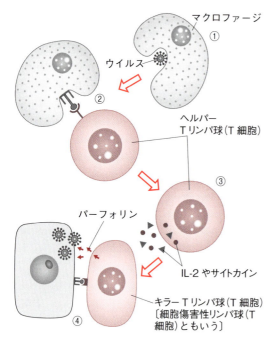

① 体内に侵入したウイルスをマクロファージが貪食します
② マクロファージは貪食したウイルスの断片を細胞表面に出し、ヘルパーTリンパ球（T細胞）に外来物質（抗原）の情報として提示します
③ ヘルパーTリンパ球はその情報刺激によってIL-2（インターロイキン）を始め、さまざまなサイトカインを分泌します
④ 放出されたIL-2やサイトカインがすでにウイルス感染している細胞と接触しているキラーTリンパ球（T細胞）に結合すると、キラーTリンパ球は、ウイルス感染された細胞に対してパーフォリンを分泌して細胞に孔を開けることによって殺します。その結果、細胞内で増殖しようとしているウイルスは増殖できず、外に出てきて抗体の標的となります

図5-6　細胞性免疫

となる免疫を**細胞性免疫**といいます（図5-6）。

▶**問題14**　細胞性免疫の主役といわれる細胞はどれか。
1．赤血球　　　2．好中球
3．Bリンパ球　4．Tリンパ球

[解答]　4

[解説]　問題13で解説したように細胞性免疫の主役はTリンパ球です。

▶**問題15**　ウイルス感染した細胞を破壊するリンパ球はどれか。
1．Bリンパ球　　　2．形質細胞
3．ヘルパーTリンパ球　4．キラーTリンパ球

[解答]　4

[解説]　問題13の解説にあるように**細胞傷害性Tリンパ球**（別名**キラーTリンパ球**）がウイルスに感染された細胞を認識すると、パーフォリンやグランザイムという物質を分泌して感染細胞に孔を開けて死滅させます。

▶**問題16**　能動免疫はどれか。　　　　（第93回）
1．γ-グロブリンの与薬
2．母乳を介した抗体の移行
3．ワクチンの接種
4．抗血清の与薬

[解答]　3

[解説]　何らかの形で抗体を体内に入れて免疫を獲得するのは**受動免疫**です。ですからそれに該当するのは選択肢の1、2それに4です。一方、ワクチン（病原菌の一部）を接種して積極的にワクチン成分に対する抗体を身体につくらせ、そのワクチン由来の病原菌に対して抵抗力、すなわち免疫を獲得するのが**能動免疫**です。

▶**問題17**　感染防御に有用でないのはどれか。
　　　　　　　　　　　　　　　　　　（第94回）
1．涙液のリゾチーム
2．血清のプラスミノーゲン
3．腟粘膜のグリコゲン
4．胃液の胃酸

[解答]　2

[解説]　涙液のリゾチームは細菌の細胞壁を破壊することで殺菌作用を及ぼすので眼瞼結膜での細菌増殖を抑制します。血清の**プラスミノーゲン**はフィブリン線維網を切る酵素の前駆体ですので、感染防御に有用ではありません。腟のグリコゲンは腟粘膜でデーデルライン桿菌を増殖させ、いつも粘膜表面を酸性に保ち、病原菌の繁殖を抑えます。胃液の胃酸は食物と一緒に胃内に入った雑菌を殺菌します。

▶**問題18**　インフルエンザワクチンの接種で正しいのはどれか。　　　　　　　　（第94回）
1．特異的能動免疫　　2．非特異的能動免疫

3．特異的受動免疫　　4．非特異的受動免疫

解答　1

解説　**特異的能動免疫**とは、ある特定のウイルスや病原体（ここではインフルエンザウイルス）のみに、積極的に免疫をもたせるために、弱毒化した病原体を身体に入れ、それに対する抗体をつくらせて、病原体から身体を守るということです。現在のインフルエンザワクチンとは、主にインフルエンザウイルスを脂質処理し、また不活化した後、ウイルスのHA（ヘマグルチニン）を主として含む成分よりなります。これを皮下接種してHAに対する抗体を体内でつくらせます。この現行ワクチンは、感染予防効果はありませんが、肺炎を予防する効果があります。非特異的能動免疫とはたくさんの病原体に共通な構造をワクチンとして接種し、身体にそれに対する抗体をつくらせる免疫のことです。特異的受動免疫は、ある特定の病原体あるいは毒素に対する抗体あるいは血清を注射して病原菌に対して抵抗する力、免疫をもつことです。非特異的受動免疫は、多数の病原体に共通な構造物に対する抗体あるいは血清を注射して多数の病原菌に対する抵抗力、免疫をもつことです。

▶**問題19**　ツベルクリン反応の機序はどれか。

（第95回）

1．Ⅰ型アレルギー　　2．Ⅱ型アレルギー
3．Ⅲ型アレルギー　　4．Ⅳ型アレルギー

解答　4

解説　ツベルクリン反応は細胞性免疫、すなわちT細胞が主に活躍する**遅延型アレルギー反応（Ⅳ型アレルギー）**です。ヒトは結核菌に感染すると、マクロファージが結核菌を貪食し、その結果、結核菌のタンパク質成分をマクロファージがヘルパーTリンパ球に抗原提示します。そしてヘルパーTリンパ球はその抗原情報を細胞障害性Tリンパ球（キラーTリンパ球）に伝え、病原菌を攻撃します。またその抗原情報をメモリーT細胞に残しておきます。ツベルクリン抗原（結核菌の成分）が注射されるとマクロファージは貪食したツベルクリン抗原をヘルパーTリンパ球に提示し、ヘルパーTリンパ球はキラーTリンパ球やメモリーTリンパ球に情報を送ります。その結果、キラーTリンパ球はマクロファージ活性化因子を放出し、ツベルクリン抗原の周辺に集結し、炎症反応が進みます。この炎症が発赤として裸眼で観察されます。

▶**問題20**　リンパ系で正しいのはどれか。（第96回）

1．過剰な組織液を回収する。
2．リンパに脂肪成分は含まれない。
3．胸管のリンパは動脈系へ直接流入する。
4．健常成人のリンパ流量は7～10L/日である。

解答　1

解説　リンパ系は、毛細血管から回収し切れない老廃物を含む**組織液を回収**して鎖骨下静脈から血管系に灌流するシステムです。さらに、小腸での脂肪の消化・吸収では吸収した脂肪を含むカイロミクロンを回収して、胸管を経て静脈系へ移送します。また、身体のなかに入った病原菌をリンパ系に集めてリンパ節でリンパ球が病原菌を処理します。以上のような働きがリンパ系の主な働きです。1日のリンパ流量は2～4L/日です。

▶**問題21**　皮膚・粘膜と防御機構の組合わせで正しいのはどれか。

（第97回）

1．皮膚表面―――アルカリ性の皮脂
2．気道―――線毛上皮細胞
3．腸管内―――デーデルライン桿菌
4．尿路―――リゾチーム

解答　2

表5-1　アレルギーのタイプ

Ⅰ型アレルギー	花粉症、気管支喘息
Ⅱ型アレルギー	自己免疫性溶血性貧血、自己免疫性血小板減少症、血液型不適合輸血
Ⅲ型アレルギー	糸球体腎炎、全身性エリテマトーデス
Ⅳ型アレルギー	ツベルクリン反応、移植組織に対する拒絶反応、化粧品・金属・ウルシなどによる接触性皮膚炎

解説 皮膚表面は、通常酸性の皮脂でおおわれて細菌増殖を抑制しています。気道は線毛上皮細胞（じんあい）が粘液で捉えた塵埃を肺胞側から口腔側へ線毛運動で排出しています。デーデルライン桿菌（かんきん）は腸管内でなく、腟粘膜に常在して他の菌の増殖を抑えています。尿路は尿が流れることで侵入してきた細菌を洗い流しています。

▶**問題22** ウイルス感染後の長期の獲得免疫に関わるのはどれか。 （第97回）

1．好中球
2．好酸球
3．肥満細胞
4．メモリー（記憶）細胞

解答 4

解説 好中球は先天性免疫に関係し、貪食作用で細菌を殺します。好酸球はIgE抗体を介して寄生虫に結合し、主要塩基性タンパク質や活性酸素を用いて殺すことがあります。肥満細胞は好塩基球の仲間でIgE抗体を介してⅠ型アレルギー反応を起こします。メモリー（記憶）細胞（Tリンパ球）は、体内で出会った病原性微生物の特徴を長期にわたって記憶していて再度同一の病原性微生物に出会うと、ただちにヘルパーTリンパ球と協働して攻撃します。

▶**問題23** オプソニン効果を生じるのはどれか。 （第98回）

1．好中球　　2．好塩基球
3．Tリンパ球　4．Bリンパ球

解答 1

解説 オプソニン効果は、IgG抗体と食細胞の協働作用で起こす殺菌作用です。ここにあげられている食細胞は好中球です。好塩基球はIgE抗体と協働してアレルギー反応に関係します。T細胞は細胞性免疫の主役の細胞です。B細胞は体液性免疫の主役の細胞です。

▶**問題24** 抗原がIgEと結合するのはどれか。 （第98回）

1．接触性皮膚炎
2．血液型不適合輸血
3．全身性エリテマトーデス
4．アナフィラキシーショック

解答 4

解説 抗原が肥満細胞表面にあるIgEと結合するとヒスタミンが多量に血中に放出され、急激な血圧低下が起き、アナフィラキシーショックが起こります。これはⅠ型アレルギーとよばれます。接触性皮膚炎はⅣ型、血液型不適合輸血はⅡ型、全身性エリテマトーデスはⅢ型のアレルギーです。問題26の解説も参照してください。

▶**問題25** 免疫担当細胞とその機能の組合わせで正しいのはどれか。 （第100回）

1．好中球――――抗原の提示
2．肥満細胞―――補体の活性化
3．形質細胞―――抗体の産生
4．ヘルパーT細胞――貪食（どんしょく）

解答 3

解説 好中球は貪食作用をもちますが、抗原の提示はしません。肥満細胞はアレルギーに関係しますが、補体の活性化には関与しません。形質細胞は抗体を産生します。ヘルパーTリンパ球には、貪食能はありません。

▶**問題26** Ⅰ型アレルギーはどれか。 （第100回）

1．接触皮膚炎
2．潰瘍性大腸炎（かいよう）
3．過敏症肺臓炎
4．ツベルクリン反応陽性
5．アナフィラキシーショック

解答 5

解説 Ⅰ型アレルギーの特徴はアナフィラキシーショックです。アナフィラキシーショックとは、特定の物質により引き起こされるIgE抗体を介したⅠ型アレルギー（即時型アレルギー）で、血圧低下や意識障害が生じ、生命に危険な状態を示す病態のことです。接触性皮膚炎はⅣ型アレルギー、潰瘍性大腸炎は原因不明の非特異性炎症性疾患です。過敏症肺臓炎はⅢ型およ

びⅣ型アレルギーの混合型アレルギーです。ツベルクリン反応陽性はⅣ型アレルギーです。表5-1を参照してください。

▶**問題27** 抗体を産生するのはどれか。（第101回）
1．顆粒球　　2．T細胞
3．NK細胞　　4．形質細胞
5．マクロファージ

解答　4

解説　顆粒球は抗体を産生しません。T細胞は細胞性免疫に関係しますが、抗体は産生しません。NK（ナチュラルキラー）細胞は先天性免疫に関係し、ウイルス感染細胞の破壊に関係します。NK細胞は、キラーTリンパ球（細胞傷害性Tリンパ球）と似た働きをしますが、別の細胞です。形質細胞は抗体を産生します。マクロファージには貪食作用がありますが、抗体は産生しません。

▶**問題28**　1年前にハチに刺された人が再びハチに刺された。起こる可能性のあるアレルギー反応はどれか。（第102回）
1．Ⅰ型アレルギー　　2．Ⅱ型アレルギー
3．Ⅲ型アレルギー　　4．Ⅳ型アレルギー

解答　1

解説　ハチに刺されると、体内にハチ毒に対する抗IgE抗体ができます。再びハチに刺されるとIgEを結合した肥満細胞にハチ毒が結合します。その結果、肥満細胞はヒスタミンを放出します。放出したヒスタミンは全身の血管を拡張させて血圧が急激に低下するアナフィラキシーショックを起します。このアレルギー反応はⅠ型アレルギーです。他のタイプのアレルギーは、表5-1を参照してください。

▶**問題29**　食物アレルギーのある8歳の児童がアナフィラキシーショックを発症した場合の対応として適切なのはどれか。
1．水分の補給
2．抗ヒスタミン薬の内服
3．副腎皮質ステロイドの吸入
4．アドレナリンの筋肉内注射

解答　4

解説　ショックとは急性あるいは亜急性に起こる全身性の血液循環不全であり、それが原因で血圧低下や意識消失に至ります。抗菌薬やハチ毒、そばやピーナッツの摂取などによりじんま疹、血管浮腫、悪心、腹痛、動悸、喘鳴、呼吸困難などが起こることがあります。このような状況をアナフィラキシーショックとよびます。このような状況を放置すれば、続いて血圧低下や意識消失、さらに放置すれば多臓器不全で死に至る場合があります。呼吸音が聞こえない、チアノーゼ出現、意識障害がみられる場合は気道確保や呼吸確保、それに循環確保が最優先とされています。循環確保としてアドレナリン投与が最も重要とされています。続いて抗ヒスタミン薬点滴、副腎皮質ステロイド薬投与が行われます。

▶**問題30**　Ⅳ型（遅延型）アレルギー反応について正しいのはどれか。**2つ選べ**。
1．IgE抗体が関与する。
2．肥満細胞が関与する。
3．Tリンパ球が関与する。
4．ヒスタミンが放出される。
5．ツベルクリン反応でみられる。

解答　3、5

解説　アレルギーとは過剰な免疫反応のことです（表5-2）。そしてそのアレルギーを起こさせる抗原をとくにアレルゲンとよんでいます。アレルギー反応は主に関与する要因が抗体かあるいはTリンパ球か、あるいは両方の場合があります。IgE抗体が主に関係するのはⅠ型アレルギーです。肥満細胞が関係するのもⅠ型アレルギーです。遅延型アレルギーとはⅣ型アレルギーの別名です。このタイプのアレルギーはT

表5-2　アレルギーの特徴

タイプ	免疫応答の主役
Ⅰ	IgE
Ⅱ	IgG（IgM）
Ⅲ	免疫複合体
Ⅳ	T細胞、マクロファージ

リンパ球が主に関与したアレルギー反応です。ヒスタミンが関係するのはⅠ型アレルギーとⅢ型アレルギー反応です。ツベルクリン反応とは結核検査ともいいます。それゆえ、答えは3と5です。

▶**問題31** リンパ系について正しいのはどれか。
1．リンパ管には弁がない。
2．吸収された脂肪を輸送する。
3．胸管は鎖骨下動脈に合流する。
4．リンパの流れは動脈と同方向である。

解答 2

解説 リンパ系は、リンパ（液）およびリンパ管それにリンパ節などの身体の守る働きを行います。リンパ液にはその名から想像されるように、リンパ球が常在しています。リンパ管は小腸で吸収した脂肪の塊でカイロミクロンを静脈に運ぶ管でもあります。また過剰な間質液を集めて静脈を介して血液に戻します。リンパ管は鎖骨下静脈に合流しています（**問題1**の説明図参照）。リンパの流れは、静脈と同方向です。

▶**問題32** リンパ系について正しいのはどれか。
(第100回)
1．リンパ液の主成分は赤血球である。
2．リンパ液に脂肪成分は含まれない。
3．過剰な組織液はリンパ管に流入する。
4．胸管のリンパ液は動脈系へ直接流入する。

解答 3

解説 リンパ（液）の主成分はリンパ球です。リンパ球にはBリンパ球（B細胞）とTリンパ球（T細胞）があります。リンパ管は小腸から吸収した脂肪を含むカイロミクロンが流れ込んできます。カイロミクロン（脂肪とタンパク質の塊）はリンパ管を介して鎖骨下静脈に流れ込みます（**問題2**の説明図参照）。それゆえ、リンパ液には脂肪成分が含まれます。リンパ管の働きの1つとして、間質の過剰な水分を引き込む働きです（適切な細胞環境の維持、すなわち浮腫の発生を防いでいる）。したがって、3が正解です。リンパ管はすべて鎖骨下静脈で血管と合流しています。胸管のリンパ液は左鎖骨下静脈に流れ込みます。右リンパ本幹のリンパ液は、右鎖骨下静脈に流れ込みます。

6 循環器系

▶問題1　心臓の構造：外観

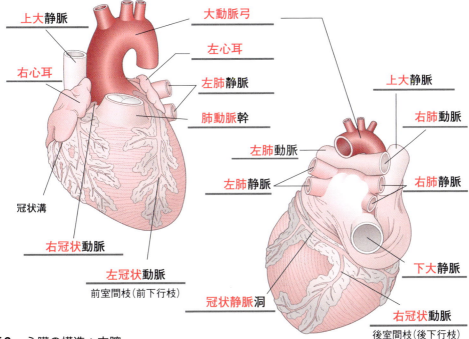

▶問題2　心臓の構造：内腔

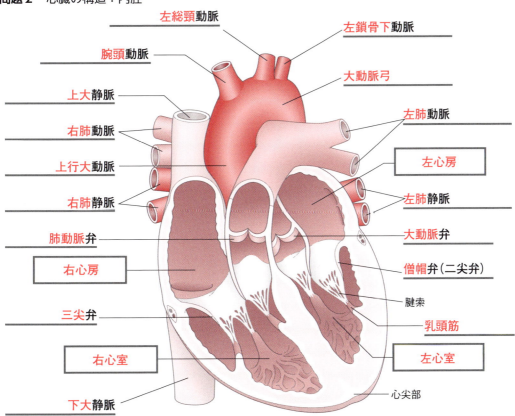

▶ **問題3** 全身を巡る動脈

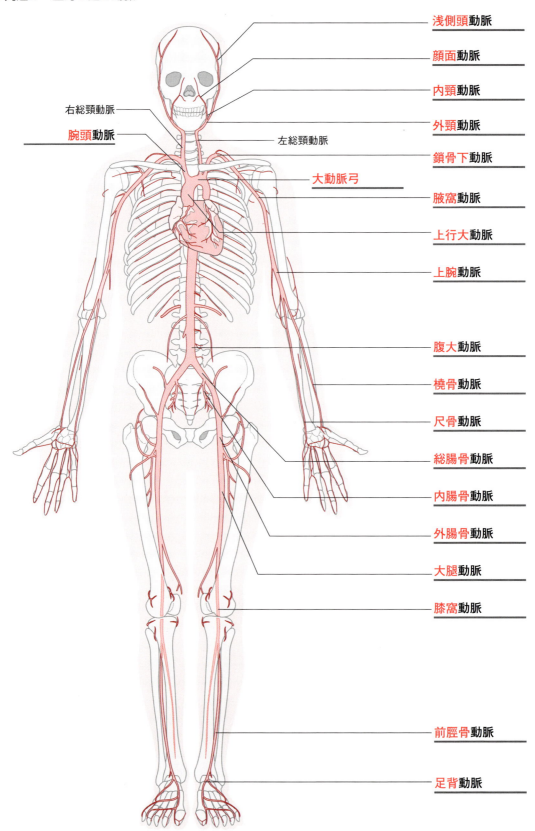

▶問題4　全身を巡る静脈

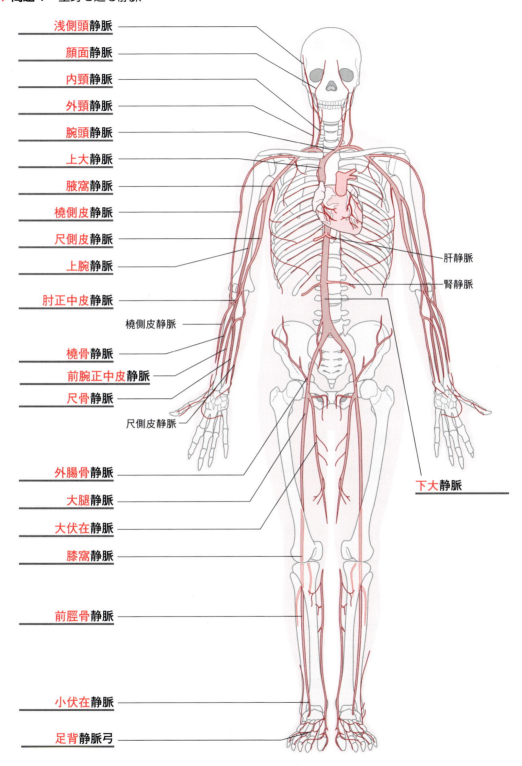

- 浅側頭静脈
- 顔面静脈
- 内頸静脈
- 外頸静脈
- 腕頭静脈
- 上大静脈
- 腋窩静脈
- 橈側皮静脈
- 尺側皮静脈
- 上腕静脈
- 肘正中皮静脈
- 橈骨静脈
- 前腕正中皮静脈
- 尺骨静脈
- 外腸骨静脈
- 大腿静脈
- 大伏在静脈
- 膝窩静脈
- 前脛骨静脈
- 小伏在静脈
- 足背静脈弓
- 肝静脈
- 腎静脈
- 橈側皮静脈
- 尺側皮静脈
- 下大静脈

6 循環器系

▶**問題5** 心臓は何心房、何心室か。
1. 1心房1心室　　2. 1心房2心室
3. 2心房1心室　　4. 2心房2心室

解答　4

解説　きわめて初歩的な問題なので確実に覚えておきましょう。ヒトの心臓は**2心房2心室**です。心臓の構造をについては**問題2**を参照してください。

▶**問題6** 心臓について正しいのはどれか。
1. 身体の右寄りに位置する。
2. 大きさは握りこぶし大である。
3. 2心房1心室である。
4. 大動脈には弁がない。

解答　2

解説　心臓は緊張すると、その拍動リズムが左胸の体表面に伝わってくることから身体の左寄りに位置するのがわかります（図6-1）。大きさは握りこぶし大です。また心臓は2心房2心室からなり、心室と心房の間と大動脈や肺動脈には弁があります。

▶**問題7** 心臓について正しいのはどれか。
1. 心筋は平滑筋からなる。
2. 左心房と左心室の間の弁は三尖弁である。
3. 右心室の壁は左のそれより薄い。
4. 肺静脈は心臓に2本で入る。

解答　3

解説　心筋は下の表（表6-1）に示したように骨格筋と同じく**横紋筋**からなります。左心室と左心房の間の弁は**二尖弁**で、僧帽弁ともよばれます。左心室は全身に血液を送り出さなくてはいけないので、強い力で収縮しなくてはいけません。それゆえ、左心室の筋の壁が最も厚くできています。また肺静脈は心臓に4本で入ります（**問題1**参照）。

▶**問題8** 心臓の拍動リズムを決定している場所はどこか。
1. プルキンエ線維　　2. ヒス束
3. 房室結節　　　　　4. リンパ節
5. 洞房結節

解答　5

解説　拍動リズムは、右心房と上大静脈の接合部にある**洞房結節**（ペースメーカー）に存在する特殊心筋線維（細胞）によって形成されています（図6-2）。

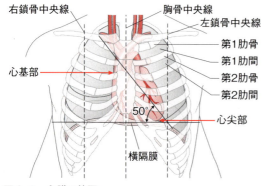

図6-1　心臓の位置

表6-1　筋の主な特徴

骨格筋	横紋筋	多核	随意筋	運動神経支配
心筋	横紋筋	単核	不随意筋	自律神経支配
平滑筋	平滑筋	単核	不随意筋	

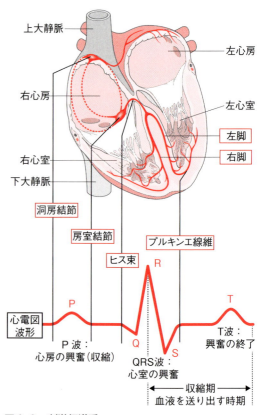

図6-2　刺激伝導系

▶**問題9** 最高血圧115mmHg、最低血圧85mmHgの人の平均血圧はいくつか。

1. 95mmHg　　2. 105mmHg
3. 115mmHg　　4. 125mmHg
5. 135mmHg

解答 1

解説 平均血圧(mmHg)

$$= \frac{(最高血圧 - 最低血圧)}{3} + 最低血圧$$

$$= \frac{(115-85)}{3} + 85 = \frac{30}{3} + 85$$

$$= 10 + 85 = 95 (mmHg)$$

▶**問題10** 動脈血が流れている血管はどれか。

1. 臍動脈　　2. 肺静脈
3. 冠状静脈　　4. 門脈
5. 大静脈

解答 2

解説 胎児と母体をつなぐ胎盤へは胎児側から臍(帯)動脈と臍(帯)静脈がつながっています。臍動脈は胎児から二酸化炭素を含む老廃物を運ぶ静脈血が流れています。一方、臍静脈は母体から新鮮な酸素をもらった赤血球と栄養を受け取った動脈血が流れています(図6-3)。肺静脈は肺で新鮮な酸素を受け取り、ヘモグロビンの酸素飽和度が98%で動脈血が流れています。冠状静脈には、心臓を構成する心筋細胞に栄養を渡した後、細胞から老廃物を受け取って心臓に戻ってくる血液(静脈血)が流れています。門脈は胃や小腸や大腸などから吸収した栄養と老廃物を肝臓に運ぶ太い静脈で、静脈血が流れています。下大静脈は、心臓より下の組織や器官から老廃物を受け取り心臓に戻ってくる血液(静脈血)を運んでいます。

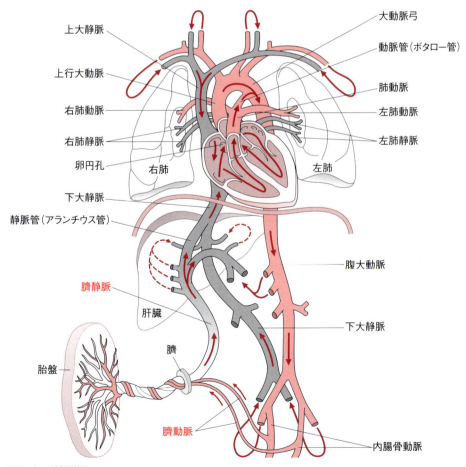

図6-3　胎児循環

▶問題11 拍動が速くなる条件はどれか。
1．副交感神経の興奮　2．リラックス
3．睡眠　　　　　　　4．迷走神経の興奮
5．交感神経の興奮

解答　5

解説　心臓は、栄養や酸素を充分に富んだ血液が必要な組織や器官に行き渡るように、必要に応じて拍動を速くして組織や器官の要求に応えます。それら組織や器官が要求する酸素や栄養を心臓が供給するようにその拍動を巧みに調節している神経系が、自律神経です。心臓の自律神経中枢は延髄にあります。身体は活発な活動をすると、より多くの血液を必要とします。そのとき、自律神経の交感神経が優位に働きます。交感神経の活動が高まると心臓の拍動は速くなり、それだけ多くの血液が全身に送り出されます。逆に副交感神経の働きが優位になると、心臓の拍動は、遅く弱くなります。リラックスや睡眠や迷走神経の興奮は、副交感神経が優位に働いている状況です。

▶問題12　血管の説明で誤っているのはどれか。
1．毛細血管はグルコースを通さない。
2．動脈壁は肉厚である。
3．門脈は静脈である。
4．静脈は一般に動脈より体表面に近い。
5．肺静脈の血圧は低い。

解答　1

解説　毛細血管では、一般にアルブミン（分子量66,000）より小さい分子は自由に通過することができます。細胞の栄養物（素）はアルブミンより小さい分子がほとんどです。動脈は静脈よりも血圧が高く、その高い血圧に負けずに血液を遠くまで送り届けるために、血管破裂など起こってはいけないので静脈より肉厚になっています。血管は毛細血管以外は、内側から内膜、中膜、外膜の3層構造をしています（図6-4）。門脈は胃や小腸や大腸から吸収した栄養を肝臓に送り届ける血管壁の薄い静脈です。一般に静脈（vein）、動脈（artery）、神経（nerve）の順に体表面の近くに存在します。右心室から静脈血を肺へ送り出す肺動脈は、たくさん枝分かれして肺の深部に入っていくため血流抵抗が低く、血圧がとても低い（25mmHg／8mmHg）という特徴があります（図6-5）。高いと肺胞内に血漿の水分が漏れてきて、肺胞内腔と毛細血管内腔の

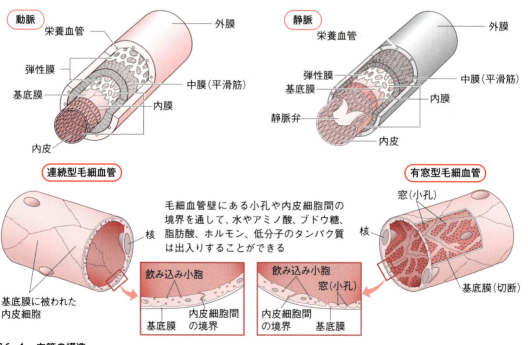

図6-4　血管の構造

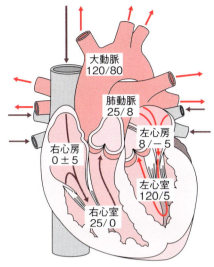

（坂井建雄、岡田隆夫：系統看護学講座、専門基礎１、人体の構造と機能１、解剖生理学、p.145、医学書院、2005）

図6-5　心臓各部の血圧

間の距離が長くなり、ガス交換が困難になります。

▶**問題13**　ANPはどこから分泌されるか。

1．肝臓　　　2．心臓
3．膵臓　　　4．脾臓
5．甲状腺

解答　2

解説　心房性ナトリウム利尿ペプチド（ANP：atrial natriuretic peptide）は、28個のアミノ酸からなるペプチドホルモンです。右心房に血液が充満するとき、伸展度が高いほど、すなわち心房に戻ってきた血液が多いほど右心房の心筋細胞から血中にANPが分泌されます。分泌されたホルモンは腎臓の集合管の細胞に作用してナトリウムの再吸収（同時に水の再吸収も）を抑制します。またこのホルモンは、バソプレシンの分泌と飲水行動や食塩摂取行動を抑制します。ANPの働きはアルドステロンの働きと反対です。その結果、尿量が増加します（利尿作用）。結局、血液全体の量を減らすことで、血圧を正常に向かって低下させます（血液量の維持）。また心臓から脳性ナトリウム利尿ペプチド（BNP：brain natriuretic peptide）というペプ

チドホルモンもみつかっています。このホルモンもANPと類似した働きをします。

▶**問題14**　左心室の収縮開始と一致する出来事はどれか。

1．P波の出現　　2．T波の出現
3．第Ⅰ心音　　　4．第Ⅱ心音

解答　3

解説　左心室が収縮し始めると、まず左心房と左心室の間の房室弁（二尖弁）が閉じます。このときに発生する音が第Ⅰ心音（Ⅰ音）です。第Ⅱ心音（Ⅱ音）は、大動脈弁と肺動脈弁の閉じる音です。弁が正常に働いているのを確認するために心音の聴取はきわめて重要です。

▶**問題15**　心筋の活動電位発生に関係しないイオンチャネルはどれか。

1．クロール（塩化物）チャネル
2．ナトリウムチャネル
3．カリウムチャネル
4．カルシウムチャネル

解答　1

解説　心筋の活動電位の発生には、まず電位依存性ナトリウムチャネル、続いて電位依存性カルシウムチャネル、そして最後に電位依存性カリウムチャネルが関与しています。

▶**問題16**　心臓の自動能の起源はどこか。

1．プルキンエ線維　　2．洞房結節
3．房室結節　　　　　4．ヒス束

解答　3

解説　心臓が自動的収縮・拡張を繰り返すのは、洞（房）結節の特殊心筋線維（心筋細胞）が最初に自発的活動電位を発生するからです（自動能）。ここで発生した活動電位が刺激伝導系を介して心臓全体に伝わり、収縮が起こります。この伝わり方で、心房と心室の間を伝わるときにやや時間がかかるので心房の収縮のあとに心室の収縮が起こります。そのため、心房の血液が心室にうまく送られます。そして心室の血液はそれぞれ肺や全身に送られます。

▶**問題17** 心音の第Ⅰ音は何に由来する音か。
1．房室弁の開く音
2．房室弁の閉じる音
3．大動脈弁・肺動脈弁の開く音
4．大動脈弁・肺動脈弁の閉じる音

解答 2

解説 問題14と類似した問題です。第Ⅰ音は、左心室と左心房の間の**房室弁**（**二尖弁**ともいいます）が閉じたときに発生する音です。第Ⅰ音と第Ⅱ音の間に左心室から血液が全身に送り出されています。

▶**問題18** 心音の第Ⅱ音は何に由来する音か。
1．房室弁の開く音
2．房室弁の閉じる音
3．大動脈弁・肺動脈弁の開く音
4．大動脈弁・肺動脈弁の閉じる音

解答 4

解説 第Ⅱ音は大動脈弁、肺動脈弁の閉じる音です。心室の血液が全身または肺へ送り出され、続いて心室が弛緩期に入ると、大動脈の血圧が左心室の血圧に優って**大動脈弁**が、また肺動脈の血圧が右心室の血圧に優って**肺動脈弁**が閉じます。これらの弁が閉じるときに第Ⅱ音が発生します。

▶**問題19** 動脈壁の弾性が低下すると、脈圧はどうなるか。
1．上昇する　　2．低下する
3．変化なし　　4．どちらともいえない

解答 1

解説 動脈壁の弾性が低下すると左心室の収縮期圧を吸収できず、最高血圧が上がり脈圧は上昇します。脈圧＝最高血圧－最低血圧です。

▶**問題20** 最低血圧が90mmHg、最高血圧が120mmHgであるとき、平均血圧はいくらか。
1．95mmHg　　2．100mmHg
3．105mmHg　　4．110mmHg

解答 2

解説 血圧は、ふつう動脈血圧を指します。

表6-2　成人における血圧値の分類(mmHg)

分類		収縮期血圧		拡張期血圧
正常域血圧	至適血圧	<120	かつ	<80
	正常血圧	120〜129	かつ/または	80〜84
	正常高値血圧	130〜139	かつ/または	85〜89
高血圧	Ⅰ度高血圧	140〜159	かつ/または	90〜99
	Ⅱ度高血圧	160〜179	かつ/または	100〜109
	Ⅲ度高血圧	≧180	かつ/または	≧110
	(孤立性)収縮期高血圧	≧140	かつ	<90

（日本高血圧学会：高血圧治療ガイドライン2014）

平均血圧＝最低血圧＋$\frac{脈圧}{3}$ です。

ですから、ここでは、$\frac{90+(120-90)}{3}=100$（mmHg）となります。わが国では、最高血圧（収縮期血圧）が140mmHg、最低血圧（拡張期血圧）が90mmHg（通常、140/90mmHgと記載する）以上を高血圧症としています（**表6-2**参照）。

▶**問題21** 最も血圧が低い部位はどこか。
1．毛細血管　　2．細動脈
3．下大静脈　　4．右心房

解答 4

解説 血液循環を考えると答えにたどり着きます。左心室から送り出された血液は大動脈→動脈→細動脈→毛細血管→細静脈→静脈→上下大静脈→右心房と心臓に戻ります。心臓に戻った血液は右心室から肺へ低い血圧（15mmHg）で肺へ送り出されます。

▶**問題22** 血管運動中枢はどこにあるか。
1．小脳　　2．橋
3．延髄　　4．中脳

解答 3

解説 **血管運動中枢**は、**延髄**にあります。延髄には心臓抑制中枢、嘔吐中枢、嚥下中枢などがあります。中脳に対光反射中枢があります。

▶**問題23** 血圧を感知する圧受容器がある場所はどこか。2つ選べ。
1．頸動脈小体　　2．頸動脈洞
3．大動脈　　4．大動脈小体

解答 1、4

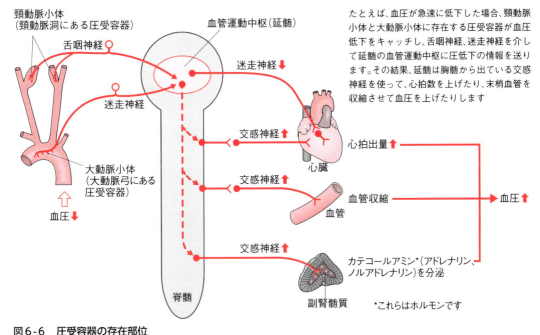

図6-6 圧受容器の存在部位

表6-3 血管に作用する物質

血管拡張物質	カテコールアミン（β作用*）、一酸化窒素（NO）、ヒスタミン、プロスタグランジンI₂
血管収縮物質	カテコールアミン（α作用**）、アンギオテンシンⅡ、トロンボキサンA₂、エンドセリン

* β作用：カテコールアミンの受容体のうち、β受容体に結合したときに起こる作用
** α作用：カテコールアミンの受容体のうち、α受容体に結合したときに起こる作用

解説 圧受容器がある場所は、頸動脈小体と大動脈小体です（図6-6参照）。

▶**問題24** 血管を拡張させる物質はどれか。2つ選べ。

1．アドレナリン
2．一酸化窒素（NO）
3．アンギオテンシンⅡ
4．ヒスタミン

解答 2、4

解説 血管を拡張させる物質には、カテコールアミン（β作用）や一酸化窒素、ヒスタミン、プロスタグランジンI₂などがあります。一方、血管収縮物質には、カテコールアミンやレニン-アンギオテンシン-アルドステロン系やトロンボキサンA₂やエンドセリンなどの物質があります（表6-3）。カテコールアミンとは、アドレナリン、ノルアドレナリン、ドーパミン（ドパミン）をまとめた総称です。

▶**問題25** 血管収縮物質はどれか。2つ選べ。

1．プロスタグランジンI₂
2．エンドセリン
3．アドレナリン
4．一酸化窒素

解答 2、3

解説 血管収縮物質には、カテコールアミンやレニン-アンギオテンシン-アルドステロン系の物質やトロンボキサンA₂やエンドセリンなどの物質があります。

▶**問題26** 左心室から全身に血液を送り出す血管はどれか。 (第103回)

1．冠状動脈　2．下大静脈
3．肺動脈　　4．肺静脈
5．大動脈

解答 5

解説 図6-2に示したように、左心室から全身に血液を送り出す血管は大動脈です。

▶**問題27** 心臓の自動的収縮について正しいのはどれか。　　　　　　　　　　　　　　(第103回)
1．運動神経で促進される。
2．興奮を伝える刺激伝導系がある。
3．ペースメーカーはHis〈ヒス〉束である。
4．中脳の血管運動中枢による支配を受ける。

解答 2

解説 心臓は、内臓なので運動神経の支配を受けず、自律神経支配を受けています。心臓の興奮はペースメーカーともよばれる洞(房)結節から始まり、房室結節、ヒス束、左右脚、プルキンエ線維と伝わっていきます。この興奮の流れを刺激伝導系あるいは興奮伝導系といいます。血管運動中枢と心臓抑制中枢は延髄に存在します。

▶**問題28** 急性左心不全の症状はどれか。
　　　　　　　　　　　　　　(第103回)
1．肝腫大　　2．呼吸困難
3．下腿浮腫　4．頸静脈怒張

解答 2

解説 左心不全では主に心拍出量減少によって易疲労感や全身倦怠感がみられたり、肺の血液が左心房に戻ってこられないので、肺静脈圧上昇が起こり、呼吸困難となります。肺静脈圧上昇によって、肺毛細血管圧が血漿膠質浸透圧以上になると、毛細血管から間質に、さらに肺胞内へ血漿水分が漏出するので、肺水腫が生じます。それゆえ呼吸困難を感じます。

▶**問題29** 人体の右側のみにあるのはどれか。
　　　　　　　　　　　　　　(第102回)
1．総頸動脈　　2．腕頭動脈
3．腋窩動脈　　4．内頸動脈
5．鎖骨下動脈

解答 2

解説 問題3に示したように、腕頭動脈は右側のみに存在します。

▶**問題30** 収縮期血圧の上昇をきたす要因はどれか。　　　　　　　　　　　　　　(第102回)
1．副交感神経の興奮
2．循環血液量の減少
3．末梢血管抵抗の増大
4．血液の粘稠度の低下
5．動脈血酸素分圧〈PaO$_2$〉の上昇

解答 3

解説 血圧＝心拍出量×末梢血管抵抗という関係があります。心拍出量が上がる原因は、交感神経の興奮やノルアドレナリン投与による血管収縮の結果による収縮期血圧(最高血圧)の上昇です。

　副交感神経の興奮は、収縮期血圧を下げます。循環血液量の減少は、心拍出量の減少から収縮期血圧を下げます。

　一方、末梢血管抵抗の増大は、心臓が全身に血液を送り出すのにより力を要します。それゆえ、収縮期血圧の上昇を来します。

　血液の粘稠度の低下は、心臓が全身に血液を押し出す力が以前より少なくすみます。それゆえ、収縮期血圧の低下が起きます。動脈血酸素分圧(PaO$_2$)の上昇は、全身に十分に酸素が行き渡っていることなので、収縮期血圧の低下が起きます。

▶**問題31** 血栓が存在することによって脳塞栓症を引き起こす可能性があるのはどれか。
　　　　　　　　　　　　　　(第101回)
1．右心室　　2．左心室
3．腎動脈　　4．上大静脈
5．大腿静脈

解答 2

解説 脳塞栓症とは、心臓または主幹動脈内にできた血栓が剥離し、血流を介して脳に流れてゆき、脳血管を閉塞して起きる脳梗塞の原因となります。心房細動や心筋梗塞や細菌性心内膜炎などが原因となることが知られています。脳に血栓が飛んでいくのは、脳を養っている椎骨動脈と左右総頸動脈からです。それらの動脈は元は左心室から血液を送り出している大動脈

由来です（図6-3参照）。それゆえ左心室に血栓が存在すると脳塞栓症を引き起こすことがあります。

▶問題32　胎児の卵円孔の位置で正しいのはどれか。　(第101回)

1．左心房と左心房の間
2．右心室と左心室の間
3．大動脈と肺動脈の間
4．門脈と下大動脈の間

解答　1

解説　胎児の卵円孔は、右心房と左心房の間にあります（図6-3参照）。

▶問題33　全身に動脈血を送り出すのはどれか。　(第100回)

1．右心房　　2．右心室
3．左心房　　4．左心室

解答　4

解説　**左心室**は、全身へ酸素が豊富な血液（**動脈血**）を送り出すポンプです。右心房は全身から回収した老廃物を含む、かつ酸素の少ない静脈血を右心室に、右心室は肺へ静脈血を、左心房は左心室に動脈血を送り出します。

▶問題34　通常のペースメーカーはどれか。　(第100回)

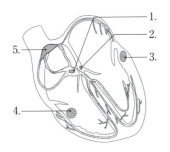

解答　5

解説　問題8の解説にあるように、心臓の興奮は洞（房）結節から始まり、房室結節→ヒス束→左右脚→プルキンエ線維と伝わっていきます（刺激伝導系、図6-2参照）。

▶問題35　体表から触診で最も触れにくいのはどれか。　(第99回)

1．総頸動脈　　2．外腸骨動脈
3．橈骨動脈　　4．大腿動脈
5．足背動脈

解答　2

解説　脈拍を触れやすい、つまり体表面を走っている動脈の部位として、総頸動脈、橈骨動脈、大腿動脈、それに足背動脈は知られている。外腸骨動脈は大腸より脊側に存在し、腹壁内を走行する血管なので触診で触れにくいのです。

▶問題36　心房細動で発症リスクが高まるのはどれか。　(第99回)

1．脳塞栓　　2．脳出血
3．心筋炎　　4．心外膜炎
5．心内膜炎

解答　1

解説　この問題は問題31と類似しています。血液は血管内で流れているときは凝固しませんが、流れが止まると凝固が始まります。それゆえ、心房細動で心室の血液の流れが止まると、そこの血栓ができ、大動脈→大動脈弓→（腕頭動脈→椎骨動脈、腕頭動脈→右総頸動脈）あるいは左総頸動脈を介して脳に血栓が運ばれます。それゆえ、脳血栓が生じやすくなります。そのため、心房細動の際、血栓症予防のために、抗凝固療法が行われることがあります（問題3参照）。

▶問題37　胎児で酸素飽和度の最も高い血液が流れているのはどれか　(第101回)

1．門脈　　2．臍動脈
3．臍静脈　　4．下大動脈

解答　3

解説　胎児は胎盤を介して母体血から酸素をもらいます。それゆえ、動脈血を胎盤から胎児に運ぶ血管は、**臍静脈**です（図6-3参照）。

▶問題38　動脈で正しいのはどれか。　(第97回)

1．骨格筋の収縮は動脈の血流を助けている。

2．内膜、中膜および外膜のうち中膜が最も厚い。
3．逆流を防ぐ弁が備わっている。
4．大動脈は弾性線維が乏しい。

解答 2

解説 骨格筋の収縮が血流を助けているのは静脈です。静脈は弁があるので骨格筋の収縮の際、圧迫されると血管内の血液は末梢側から心臓側へ移動します。弁があるので移動した血液は戻りません。動脈は3層構造（内膜、中膜、外膜）からなりますが、中膜が最も厚い構造をしています。中膜は平滑筋からなります。逆流を防ぐ弁をもつのは静脈やリンパ管です。大動脈は弾性線維が豊富です。

▶**問題39** 大動脈系と比較した肺動脈系の特徴はどれか。 (第96回)

1．血圧が高い。
2．血管壁が厚い。
3．血中酸素分圧が高い。
4．塞栓症が起こりやすい。

解答 4

解説 肺動脈系は血圧が低く、大動脈に比べて血管壁が薄い構造です。大動脈系が動脈血が流れているのに比べて、肺動脈系は静脈血が流れています。それゆえ、血中酸素分圧が低いです。また下肢にできた血栓が右心房、右心室を通り肺に向かうので、肺動脈系では肺の塞栓症が起こりやすくなります。

▶**問題40** 部位と流れる血液との組合わせで正しいのはどれか。 (第95回)

1．肺動脈——動脈血
2．肺静脈——静脈血
3．右心房——動脈血
4．左心室——動脈血

解答 4

解説 左心室は全身へ酸素が豊富な血液（動脈血）を送り出すポンプです。全身を巡った血液は、静脈血として右心房からは右心室へ流れ込みます。右心室に入った静脈血は肺動脈を介して左右の肺へ流れ、肺の毛細血管で酸素を受け取り、二酸化炭素を捨て、動脈血となり、肺静脈を介して左心房に戻ります。

▶**問題41** 全身から静脈血が戻る心臓の部位はどれか。 (第93回)

1．右心房　　2．右心室
3．左心房　　4．左心室

解答 1

解説 全身から静脈血が戻る心臓の部位は右心房です。右心房は上大静脈と下大静脈から全身からの静脈血を受け取ります。右心室は右心房から静脈血を受ける部屋です。左心房は肺から動脈血を受け取る部位です。左心室は全身に動脈血を送り出す部位です。

▶**問題42** 循環系路で正しいのはどれか。 (第90回)

1．椎骨動脈 → ウイリス動脈輪 → 外頸動脈
2．上腸間膜静脈 → 門脈 → 肝動脈
3．肺静脈 → 肺動脈 → 左心房
4．食道静脈 → 奇静脈 → 上大静脈

解答 4

解説 脳の血流は、ウイリス動脈輪（大脳動脈輪）で椎骨動脈と内頸動脈の双方からの血流が合流します（図6-7）。外頸動脈は頸部、咽頭、食道、喉頭、下顎、顔面に血液を供給する血管です。肝臓の血液（門脈、肝動脈）は肝静脈に集まり、下大静脈に注ぎます。それゆえ、選択肢2も誤りです。肺動脈は肺を経て肺静脈につながり、そして左心房につながります。奇静脈は胸郭からの血液を集める上大静脈に合流します（図6-8）。胸郭内の肋間静脈と食道静脈からの静脈血が奇静脈へ集まってきます。

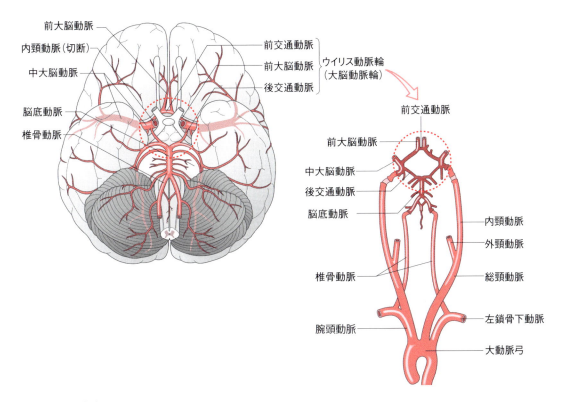

図6-7 脳の血流

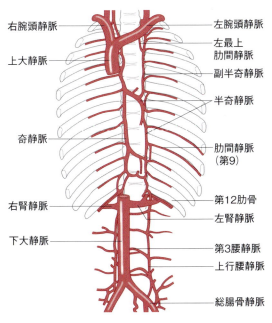

図6-8 奇静脈

7 神経系

▶**問題1** 脳の構造

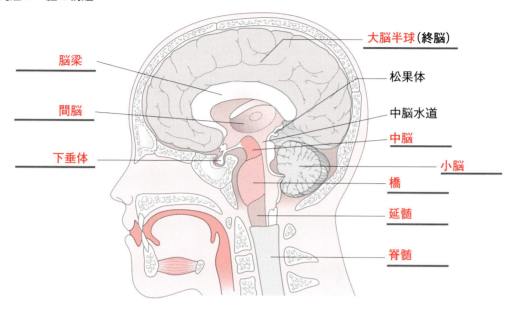

▶**問題2** 間脳と脳幹の構造

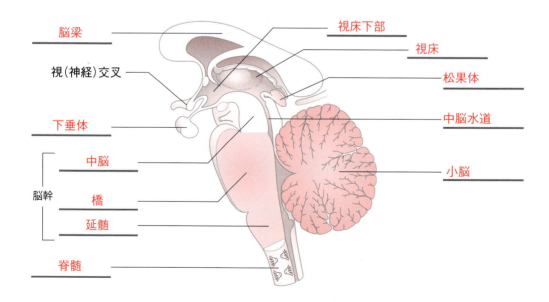

▶**問題3** 脳神経

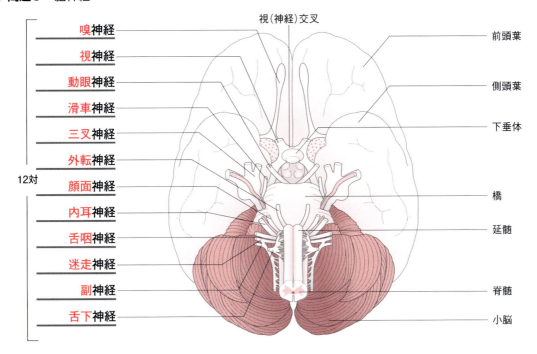

- <u>嗅</u>神経
- <u>視</u>神経
- <u>動眼</u>神経
- <u>滑車</u>神経
- <u>三叉</u>神経
- <u>外転</u>神経
- <u>顔面</u>神経
- <u>内耳</u>神経
- <u>舌咽</u>神経
- <u>迷走</u>神経
- <u>副</u>神経
- <u>舌下</u>神経

12対

視(神経)交叉／前頭葉／側頭葉／下垂体／橋／延髄／脊髄／小脳

▶**問題4** 大脳皮質にある機能局在

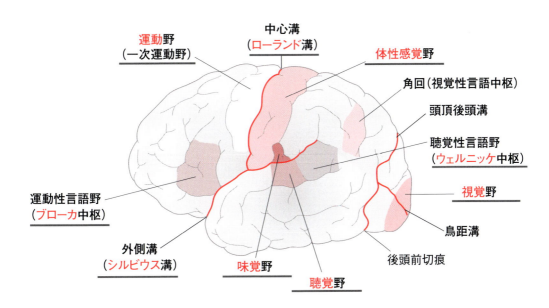

- <u>運動</u>野（一次運動野）
- 中心溝（<u>ローランド溝</u>）
- <u>体性感覚</u>野
- 角回（視覚性言語中枢）
- 頭頂後頭溝
- 聴覚性言語野（<u>ウェルニッケ</u>中枢）
- <u>視覚</u>野
- 鳥距溝
- 後頭前切痕
- <u>聴覚</u>野
- <u>味覚</u>野
- 外側溝（<u>シルビウス溝</u>）
- 運動性言語野（<u>ブローカ</u>中枢）

▶**問題 5** 中枢神経と末梢神経

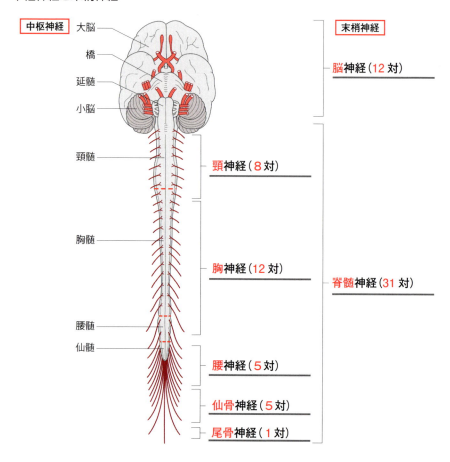

▶**問題 6** 上肢の神経

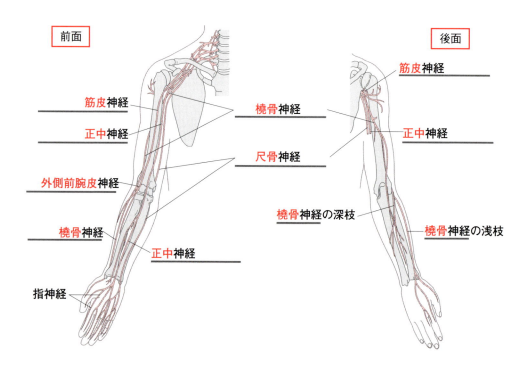

▶**問題7** 下肢の神経

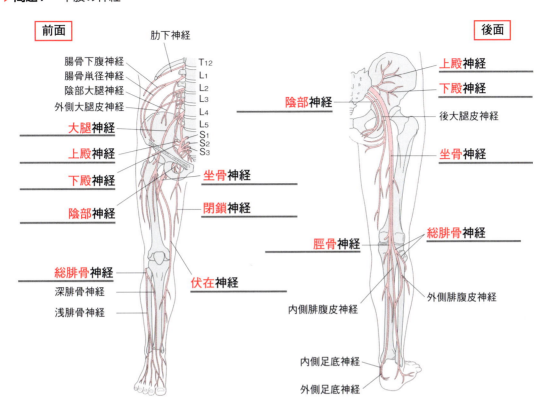

▶**問題8** 神経について正しいのはどれか。
1. 脊髄は脳の一部である。
2. 視床下部は間脳の一部である。
3. 下垂体は脳幹に含まれる。
4. 橋の上に延髄がある。

解答 2

解説 間脳は視床下部、視床上部、視床からなります（**問題1**参照）。脊髄は脳とは別です。下垂体は、視床下部の一部で脳幹とは別です。脳幹は中脳と橋と延髄からなります。延髄は橋の下です。

▶**問題9** 神経について正しいのはどれか。
1. シュワン細胞は中枢神経系での髄鞘形成細胞である。
2. 脊髄の腹側から運動神経線維の束が出る。
3. 大脳縦裂は小脳と大脳を分ける溝である。
4. 大後頭孔からすべての脳神経は出て行く。

解答 2

解説 シュワン細胞は末梢神経系での髄鞘形成細胞です。中枢神経系では髄鞘形成細胞は、オリゴデンドログリア（細胞）です。脊髄の腹側から運動神経の神経線維と自律神経の神経線維が出て、背側から感覚神経の神経線維が脊髄に入ってきます（図7-1）。大脳縦裂は左右の大脳半球は分ける溝です。大後頭孔からは脊髄につながっています。脳神経はそれぞれ、固有の頭蓋骨の孔から出入りしています。

▶**問題10** 中枢神経系をつくる細胞のうち髄鞘を形成する細胞を何というか。
1. ニューロン
2. シュワン細胞
3. オリゴデンドロサイト
4. アストロサイト
5. 上衣細胞

解答 2

解説 中枢神経系をつくる細胞のうち髄鞘を形成する細胞はオリゴデンドロサイト（乏突起膠細胞、オリゴデンドログリアともいいます）

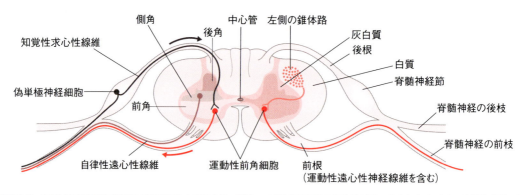

図7-1　脊髄の横断面

脊髄とは、内側は神経細胞の細胞体が密に存在する灰白質、外側は神経細胞の神経線維が多い白質からなります。灰白質は腹側より前角、側角、後角という領域に分けられます。前角には運動神経細胞の細胞体、側角には自律神経細胞の細胞体が、後角には感覚神経細胞の細胞体が密に存在します。また、腹側と背側からそれぞれ運動神経と感覚神経の神経線維（軸索）の束、前根と後根が出ています。脊髄の傍らの脊髄神経節（後根神経節ともいいます）には、後角に存在する感覚神経は二次感覚神経です。

表7-1　主な神経系の細胞

細胞	働き	存在する場所
神経細胞（ニューロン）	情報を伝える	中枢および末梢神経系
星状膠細胞（アストロサイト、アストログリア）	神経細胞を支える	中枢神経系
小膠細胞（ミクログリア）	異物や死んだ細胞を処理する	中枢神経系
乏突起膠細胞（オリゴデンドロサイト、オリゴデンドログリア）	髄鞘形成を行い跳躍伝導を支える	中枢神経系
上衣細胞	脳室を形成する、脳脊髄液の産生	中枢神経系
シュワン細胞	髄鞘を形成する	末梢神経系

表7-2　神経線維の分類

神経線維	髄鞘	直径（μm）	伝導速度（m/s）	機能
Aα	あり（有髄）	12〜20	70〜120	自己受容、体性運動
Aβ	あり（有髄）	5〜12	30〜70	触圧覚
Aγ	あり（有髄）	3〜6	15〜30	筋紡錘への運動神経
Aδ	あり（有髄）	2〜5	12〜30	痛覚、温度覚
B	あり（有髄）	<3	3〜15	交感神経節前線維
C	なし（無髄）	0.4〜1.2	0.5〜2	痛覚、交感神経節後線維

（大地陸男：生理学テキスト、第4版、p.40、文光堂、2003より改変）

です。ニューロン（神経細胞の英語名です）は情報（神経インパルス）を伝える細胞です。情報は活動電位の形で軸索内を伝わります。シュワン細胞は、末梢神経系で髄鞘を形成する細胞です。アストロサイト（星状膠細胞、アストログリア）は、中枢神経系で神経細胞を支えている細胞です。上衣細胞は、脳室の壁を形成したり、脈絡叢を形成して脳脊髄液を分泌したりするグリア細胞の一種です（**表7-1**）。

▶**問題11**　神経線維のうち、最も伝導速度が速いのはどれか。

1．Aα　　　　2．Aβ
3．Aγ　　　　4．Aδ

解答　1

解説　神経線維は伝導速度の速いほうからA、B、Cの順に命名されており、さらにAのなかでもAαが最も伝導速度が速いです。また、それら神経線維をもつ神経細胞の働きはそれぞれ決まっています（**表7-2**）。痛覚情報を脳に伝える神経線維はAδ線維とC線維です。

▶**問題12**　無髄神経線維はどれか。

1．Aα　　　　2．B
3．Aδ　　　　4．C

解答　4

解説 無髄神経線維はC線維を意味し、神経線維の太さを太いほうからA、B、Cの順です。C線維をもつ神経細胞は、痛覚神経(細胞)、交感神経節後線維などがあります。

▶**問題13** 興奮性シナプスにおける興奮の伝達に関して、神経細胞の活動電位が神経終末に達すると、末端部のXチャネルが開いてXイオンが流入し、このXに刺激されてシナプス小胞が開口して神経伝達物質が放出される。このXとは何か。

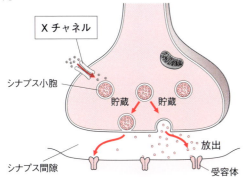

1．ナトリウム　2．カリウム
3．カルシウム　4．塩化物(塩素)

解答 3

解説 シナプスにおいて、シナプス前神経細胞(ニューロン)の神経終末に活動電位が到達すると、電位依存性カルシウムチャネルが開きます。続いて細胞外のカルシウム(Ca^{2+})が神経終末に流入します。その結果、シナプス小胞はシナプス前膜へ移動し、シナプス前膜と融合して小胞内の興奮性神経伝達物質がシナプス間隙に放出されます。放出された神経伝達物質はシナプス後膜の受容体に結合します。そして、そこからナトリウム(Na^+)がシナプス後神経細胞に流入します。その結果、シナプス後膜で興奮性シナプス後電位が発生します。続いて、その電位変化が近傍の電位依存性ナトリウムチャネルの閾値以上の場合、その電位依存性ナトリウムチャネルが開いて活動電位の発生が始まります(**図7-2**)。

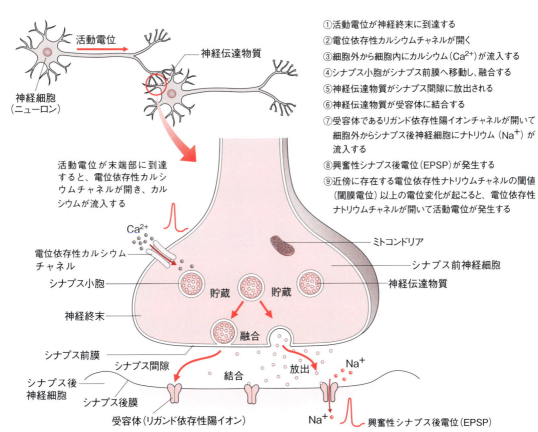

①活動電位が神経終末に到達する
②電位依存性カルシウムチャネルが開く
③細胞外から細胞内にカルシウム(Ca^{2+})が流入する
④シナプス小胞がシナプス前膜へ移動し、融合する
⑤神経伝達物質がシナプス間隙に放出される
⑥神経伝達物質が受容体に結合する
⑦受容体であるリガンド依存性陽イオンチャネルが開いて細胞外からシナプス後神経細胞にナトリウム(Na^+)が流入する
⑧興奮性シナプス後電位(EPSP)が発生する
⑨近傍に存在する電位依存性ナトリウムチャネルの閾値(閾膜電位)以上の電位変化が起こると、電位依存性ナトリウムチャネルが開いて活動電位が発生する

図7-2　興奮性シナプスでのEPSPの発生

▶**問題14** 以下の神経伝達物質のうち、抑制性神経伝達物質はどれか。
1．アセチルコリン
2．グルタミン酸
3．ドーパミン（ドパミン）
4．γ-アミノ酪酸（GABA）

解答 4

解説 神経伝達物質を受け取るシナプス後神経細胞に抑制性シナプス後電位（IPSP）を発生させる神経伝達物質を**抑制性伝達物質**といいます。抑制性神経伝達物質には**γ-アミノ酪酸**や**グリシン**があります。

▶**問題15** 神経末端に連続して興奮が到達すると、放出される神経伝達物質の量が増加して、シナプスにおける伝達効率が上昇する。この現象を何というか。
1．活動増強　　2．反復刺激後増強
3．興奮増強　　4．オプソニン
5．伝達増強

解答 2

解説 **反復刺激後増強**は、大脳皮質や海馬のシナプスで起こります。この現象は学習や記憶と関連すると考えられています（系統看護学講座、解剖生理学、第9版、医学書院）。

▶**問題16** 語句の説明で誤っているのはどれか。
1．脳神経は中枢神経である。
2．脳神経は12対である。
3．ニューロンの細胞体が多く集まっているところを灰白質という。
4．脊髄神経は31対である。
5．交感神経は脊髄神経に含まれる。

解答 1

解説 脳神経は**末梢神経**です。脳神経は左右12対が脳から出ています（**問題3**参照）。神経細胞（ニューロン）の細胞体が、密に存在するところが灰白質です。一方、神経細胞の軸索（主に有髄神経線維）が束になって密に存在するところが、白質です。脊髄神経は末梢神経で脊髄から左右31対出ています（**問題5**参照）。交感神経は胸髄と腰髄から出ています。

▶**問題17** 語句の対応関係で誤っているのはどれか。
1．運動神経――求心性神経
2．感覚神経――求心性神経
3．体性神経――皮膚や筋などの支配
4．自律神経――内臓や血管の支配

解答 1

解説 運動神経は、骨格筋に脳から動け（収縮しろ）という命令を伝える神経で、**遠心性神経**ともいいます。遠心性とは興奮（活動電位）が、脳（中枢）から骨格筋（末梢）へ伝わることです。一方、求心性とは逆に末梢の感覚器から脳あるいは脊髄（中枢）へ情報（活動電位）を伝える性質のことです。したがって求心性に活動電位を送っているのは感覚神経です。また自律神経は一般に狭義では内臓に命令を伝えているので、遠心性です。広義では自律神経に内臓感覚神経も含まれます。

▶**問題18** 膝蓋腱反射はどの反射に属するか。
1．伸展反射　　2．屈曲反射
3．内臓反射　　4．排尿反射

解答 1

解説 反射とは、感覚受容器への刺激によって起こった興奮が一般に大脳皮質の関与なしに、効果器に伝わり、何らかの反応が無意識に起こる現象です。反射経路を**反射弓**といいますが、反射弓にかかわる神経細胞が最低2個の場合、単シナプス反射といいます。この場合、シナプスは1つです。またシナプスが2個以上の場合を多シナプス反射といいます。シナプスの数が多いと当然、反射が起こるまで時間がかかります。単シナプス反射は**伸張反射**だけです。他の反射はすべて多シナプス反射です。反射に脊髄がかかわる場合や脳幹がかかわる場合、さらに一部大脳皮質がかかわる場合もあります。最も単純な膝蓋腱反射（伸展反射）の反射経路（反射弓）を**図7-3**に示します。

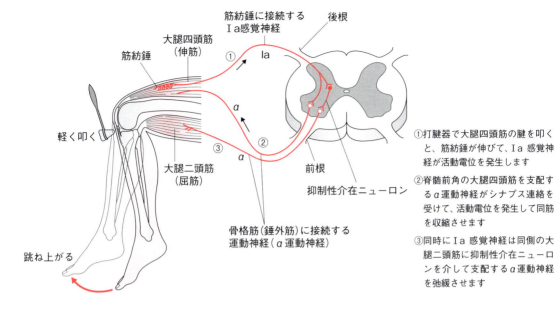

図7-3 膝蓋腱反射

▶**問題19** 脳幹に属さない組織はどれか。
1．脊髄　　2．延髄
3．中脳　　4．橋

解答 1

解説 脳幹は上から中脳、橋、延髄です。問題2を参照してください。

▶**問題20** 脳幹の機能ではないのはどれか。
1．対光反射　　2．呼吸中枢
3．嘔吐中枢　　4．体温調節中枢
5．嚥下反射

解答 4

解説 対光反射（縮瞳反射ともいいます）は中脳の働きです。呼吸中枢や嘔吐中枢、嚥下中枢は延髄にあります。また呼吸のリズムを調節する中枢（呼吸調節中枢）は橋にあります。**体温調節中枢は視床下部にあります**。したがって、体温調節中枢は脳幹の機能ではありません（**図7-4**）。

▶**問題21** 大脳基底核の働きはどれか。
1．運動を調節する　　2．光を感知する
3．言語を理解する　　4．音を感知する
5．味覚を感知する

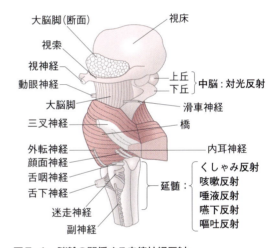

図7-4 脳幹の関係する自律神経反射

解答 1

解説 大脳基底核とは、狭義では主に**被殻、淡蒼球、尾状核**の3つを指します（図7-5）。広義では視床下核と中脳の黒質を含めます。大脳基底核の働きをひと言でいうと**運動を調節すること**です。運動命令は大脳皮質の一次運動野（体性運動野）で発せられますが、この運動のとおり運動が行われているかを体性感覚の情報をとらえて、それをもとに大脳の一次運動野に運動の修正命令を送り、運動がスムーズに行われ

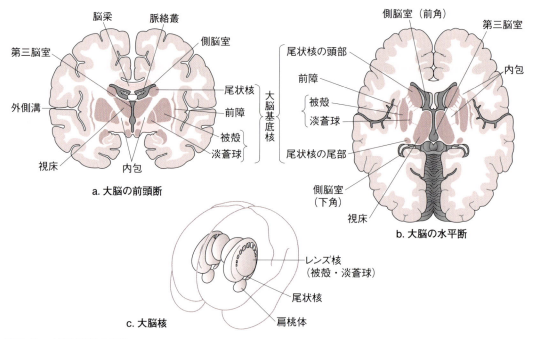

図7-5 大脳基底核の構造

るように調整をかけるのが、大脳基底核と小脳の働きです。どちらかというと大脳基底核のほうが大雑把な運動の調整（運動計画や運動プログラムの作成に関与）を小脳は精緻な運動の調整を行います。

▶**問題22** パーキンソン病はどこが原因か。
1．脊髄　　2．延髄
3．小脳　　4．中脳
5．大脳基底核
解答 5
解説 健常者の脳では、広義で**大脳基底核**を構成する1つである黒質にある神経細胞から被殻に神経線維が伸び、シナプス結合しています。そして、その神経終末からドーパミン（ドパミン）が神経伝達物質として分泌されて、運動の調節にかかわっています。この神経細胞が変性や脱落すると、黒質から被殻へドーパミン分泌がなくなり、被殻の関係する機能（複合運動の企画）に障害が生じます。歩行障害、すなわち歩行のときに前傾・前屈姿勢になります。これがパーキンソン病の症状です。

▶**問題23** 運動性言語野（ブローカ中枢）は、どの葉にあるか。
1．前頭葉　　2．後頭葉
3．頭頂葉　　4．側頭葉
5．辺縁葉
解答 1
解説 運動性言語野は、言葉を聞いて理解し、適切な音声で発語することを担当している中枢領域と考えられています。運動性言語野は**前頭葉**に属します。フランスの外科医ブローカが1861年に発語が障害されている患者で、左大脳半球の前頭葉後部に梗塞があったことを報告して以来、この場所が発語の中枢と考えられるようになりました。大脳の機能局在を**問題4**の図で確認してください。

▶**問題24** 脳神経のうち、胃・小腸などの内臓に広く分布している神経はどれか。
1．舌下神経　　2．迷走神経
3．副神経　　　4．顔面神経
解答 2
解説 **迷走神経**の支配領域は広範で、咽頭や喉頭を含め、横行結腸の遠位1/3におよぶ胸

表7-3 脳神経の分類

番号	名前	神経の型	機能
Ⅰ	嗅神経	感覚	嗅覚
Ⅱ	視神経	感覚	視覚
Ⅲ	動眼神経	混合	眼球運動、瞳孔反射、眼瞼挙上、縮瞳、輻輳反射
Ⅳ	滑車神経	混合	眼球運動
Ⅴ	三叉神経	混合	顔面の感覚、舌の前2/3の温痛覚・触覚、咀嚼運動
Ⅵ	外転神経	混合	眼球運動
Ⅶ	顔面神経	混合	表情筋の運動、アブミ骨筋反射、舌の前2/3の味覚、外耳道・鼓膜の温痛覚、涙・鼻汁・唾液の分泌
Ⅷ	聴神経(内耳神経)	感覚	聴覚、平衡感覚
Ⅳ	舌咽神経	混合	咽頭の挙上、舌の後1/3の味覚・温痛覚・触覚、咽頭・耳の温痛覚・触覚
Ⅹ	迷走神経	混合	咽頭・喉頭の運動、咽頭の感覚、胸腹部臓器の内臓感覚、胸腹部臓器の運動・分泌調節
Ⅺ	副神経	運動	頭を対側に向ける、肩の挙上
Ⅻ	舌下神経	混合	舌の運動

＊混合とは、求心性神経(感覚神経)と遠心性神経(運動神経)が混在していること

部と腹部内臓のすべてを支配しています(**表7-3**)。舌下神経は舌の運動に関する骨格筋を、副神経は胸鎖乳突筋と僧帽筋を、顔面神経は表情筋を支配しています。

▶問題25　3〜13Hzの脳波は脳のどのような状態を反映しているか。

1．うとうとしている　　2．深い睡眠
3．覚醒(開眼)　　　　4．安静(閉眼)

解答 4

解説　脳波とは、ヒトの大脳の神経活動の結果生じる電位変化が頭蓋骨から漏れて頭皮上現れた電位変化を連続的に記録したものです。非常に低い電位変化で単位は数十μVです。このため、骨格筋の活動電位の影響を受けないように一般に仰臥位で記録します。この脳波を観察することでヒトがどのような睡眠か覚醒状態にいるのか、あるいは脳のどの部位が活動しているかが推定されます。また脳腫瘍や脳損傷や脳出血の状態と部位をある程度把握できます。とくにてんかんの診断に有効とされています。てんかんとは、脳の神経細胞が過剰に活動電位を発生することによって、けいれんや意識障害などの特徴的な症状を表わす発作性慢性疾患です。脳波は、成人健常者の頭皮上に現れる脳波の周波数によって、覚醒時：β波(14〜25Hz)、安静：α波(8〜13Hz)、うとうとしている：θ波(4〜7Hz)、深い睡眠：δ波(0.5〜3.5Hz)の4つに分類されます(**図7-6**)。脳波の周波数は、脳が活動していないほど減少します。

▶問題26　まどろみ状態のときの脳波はどれか。

1．θ波　　2．δ波
3．β波　　4．α波

解答 1

解説　まどろみ状態とは、うとうとするとか、軽く眠っている状態です。このときの脳波は、θ波(4〜7Hz)です(**図7-6参照**)。

▶問題27　意味記憶はどこで行われているのか。

1．大脳　　　　2．側頭葉と間脳
3．小脳　　　　4．脊髄

解答 2

解説　記憶とは過去の体験したことを脳内に残しておき、必要なときに思い出せる働きです。そのなかでも意味記憶とは言葉の使用に必要な記憶を意味します。そして、意味記憶には側頭葉や間脳がかかわっているといわれています(**図7-7**)。

▶問題28　摂食行動や性行動などの本能行動を調節するのは、どこか。**2つ選べ**。

1．大脳　　　　2．大脳辺縁系
3．視床下部　　4．下垂体
5．松果体

解答 2、3

解説　大脳辺縁系は、生命維持に必要な本能的な行動と情動行動の機能を司っています。摂

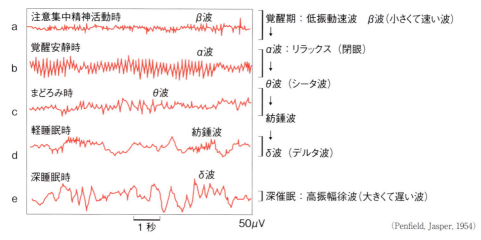

図7-6　脳波と意識の関係

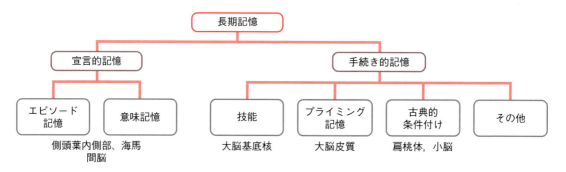

図7-7　長期記憶の種類

食行動は血糖値の調節と結びつくと、**視床下部**が関係すると推測できます。性行動も本能行動に関係するので視床下部と覚えていると、答えにたどり着けます。

▶**問題29**　意識レベルがもっとも低い状態はどれか。
1．昏睡　　　2．昏迷
3．意識混濁　4．意識清明

解答　1

解説　言葉の意味から推測して昏睡にたどり着けるのではないでしょうか。意識レベルは**表7-4**のように分類されます。さらに、意識レベルを数量的に評価するために日本ではジャパン・コーマ・スケール（JCS、**表7-5**）、国際的にはグラスゴー・コーマ・スケール（GCS、**表7-6**）が用いられています。

▶**問題30**　体温調節中枢はどこにあるか。
1．小脳　　　2．中脳
3．視床下部　4．松果体
5．延髄

解答　3

解説　体温調節中枢は**視床下部**です。視床下部は自律神経系の最高位中枢といわれ、身体全体の自律調節にかかわること、すなわち、体温調節・血糖値調節・体液の浸透圧調節を行っています。

表7-4　意識レベル

意識レベル	状態
意識清明	全く正常
意識混濁	覚醒度が軽度に低下
昏迷	強い刺激を加えないと覚醒できない
昏睡	呼びかけにまったく反応しない

表7-5 ジャパン・コーマ・スケール(JCS)

Ⅲ. 刺激をしても覚醒しない状態（3桁の点数で表現）
300. 痛み刺激に全く反応しない
200. 痛み刺激で少し手足を動かしたり顔をしかめる
100. 痛み刺激に対し、払いのけるような動作をする
Ⅱ. 刺激すると覚醒する状態（2桁の点数で表現）
30. 痛み刺激を加えつつ呼びかけを繰り返すとかろうじて開眼する
20. 大きな声または身体を揺さぶることにより開眼する
10. 普通の呼びかけで容易に開眼する
Ⅰ. 刺激しないでも覚醒している状態（1桁の点数で表現）
3. 自分の名前、生年月日が言えない
2. 見当識障害がある
1. 意識清明とは言えない

（太田富雄、和賀志郎、半田肇ほか：急性期意識障害の新しいgradingとその表現法（いわゆる3-3-9度方式）、第3回脳卒中の外科研究会講演集、p.61～69、1975）

表7-6 グラスゴー・コーマ・スケール(GCS)

1. 開眼（eye opening、E）	E
自発的に開眼	4
呼びかけにより開眼	3
痛み刺激により開眼	2
2. 最良言語反応（best verbal response、V）	**V**
見当識あり	5
混乱した会話	4
不適当な発語	3
理解不明の音声	2
なし	1
3. 最良運動反応（best motor response、M）	**M**
命令に応じて可	6
疼痛部へ	5
逃避反応として	4
異常な屈曲運動	3
伸展反応（除脳姿勢）	2
なし	1

正常ではE、V、Mの合計が15点、深昏睡では3点となる。

(Teasdale G, Jennett B. Assessment of coma and impaired consciousness. A practical scale. Lancet, 2：81-84, 1974)

▶**問題31** 一次運動野から四肢の下位運動ニューロンへの出力路をなんというか。

1．錐体路　　2．錐体外路
3．脊髄視床路　　4．皮質延髄路

解答 1

解説 この問題は大脳の機能局在、とくに運動命令を出す中枢に関係する問題です。中心溝の前（中心前回）に、一次運動野があります。ここから運動命令が延髄の錐体を通って脊髄を下行して四肢の筋を支配する脊髄の前角に存在する下位運動ニューロンにシナプス結合します。この経路は**錐体路**（皮質脊髄路といいます）とよばれます（**図7-8**）。さらに錐体路は、外側皮質脊髄路と前皮質脊髄路に分類されます。

▶**問題32** 軸索初節やランビエの絞輪に存在するイオンチャネルはどのタイプか。

1．電位依存性イオンチャネル
2．リガンド依存性イオンチャネル
3．機械刺激依存性イオンチャネル
4．漏洩イオンチャネル

解答 1

解説 イオンチャネルには電位依存性イオンチャネル、リガンド依存性イオンチャネル、機械刺激依存性イオンチャネル、漏洩イオンチャネルなどがあります。なかでも**電位依存性イオンチャネル**は活動電位発生に必須なイオンチャネルで、活動電位の発生する場所は**軸索初節**や**ランビエの絞輪、神経終末の付近**に存在します。また神経筋接合部の近傍にも存在します。一方、

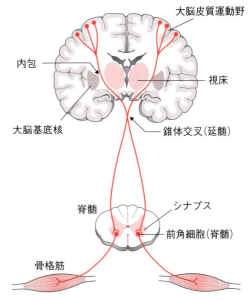

図7-8 錐体路

リガンド依存性イオンチャネルは、シナプス後膜に存在します。機械刺激依存性イオンチャネルは、聴覚や平衡感覚に関係する有毛細胞に存在します。漏洩イオンチャネルは軸索初節に存在し、静止膜電位の発生する関係するカリウムチャネルです。

▶**問題33** 自律神経の節前線維の末端から放出される伝達物質は何か。

1．アドレナリン

2．ノルアドレナリン
3．ドーパミン（ドパミン）
4．セロトニン
5．アセチルコリン

解答 5

解説 アドレナリンは副腎髄質から分泌されるホルモンです。副腎髄質からはノルアドレナリンも分泌されます。ノルアドレナリンは交感神経節後線維から分泌される神経伝達物質です。また中枢でも神経伝達物質として働いています。ドーパミン（ドパミン）は、ドーパミン作動性神経から分泌される神経伝達物質です。ドーパミン作動性神経は黒質から大脳基底核の被殻に投射している神経細胞です。セロトニンは、中枢ではセロトニン作動性神経があります。アセチルコリンは交感神経と副交感神経の両方の自律神経の節前線維の末端と副交感神経の節後線維の末端から分泌されます。また脳内でもコリン作動性神経の末端から神経伝達物質として分泌されます。アドレナリン、ノルアドレナリン、それにドーパミンをまとめてカテコールアミンとよぶこともあります。

▶**問題34** α運動神経細胞の線維はどのタイプか。
1．Aα　　2．Aδ
3．Aγ　　4．Aβ
5．B

解答 1

解説 α運動神経とは、脊髄の前角に細胞体をもち、筋肉の筋紡錘以外の筋線維（より正確には、錘外筋線維）に接続している神経です（図7-9）。一方、筋紡錘内に存在する筋線維を錘内筋線維といいます。錘外筋線維は一般の骨格筋の筋線維です。この筋繊維が骨格筋の力の発生の元です。神経線維は大きく3つにA、B、Cと太いほうから分類されます。さらに神経線維Aは、太いほうからα、β、γ、δの4種に細分化されます。α運動神経は骨格筋に収縮命令を出して迅速に筋を収縮・弛緩させます。速い動きができないと、生命の危険にかかわります。そのためにα運動神経の神経線維はAαタイプです。

▶**問題35** 脳脊髄液産生に関係する細胞はどれか。
1．神経細胞
2．オリゴデンドログリア
3．シュワン細胞
4．ミクログリア
5．上衣細胞

解答 5

解説 脳脊髄液は脈絡叢で血液が濾過されて産生されます。1日におよそ400～600mL産生されます。側脳室や第三脳室や中脳水道や第四脳室や中心管に流れ込み循環してクモ膜絨毛またはクモ膜顆粒から静脈血中に吸収されます。脳脊髄液を産生する細胞はグリア細胞の一種の**上衣細胞**です（表7-7）。脳脊髄液の働きは、脳や脊髄の中枢組織を浮かべることで外部から衝撃から守ります。また脳底は、そのままでは自重により脳全体から圧迫を受けますが、脳脊髄液に脳が浮いていることにより脳底の組織が保護されます。さらに脈絡叢は血液由来な成分で脳や脊髄に有害な成分をブロックする機能（血液髄液関門といいます）があります。それゆえ、脳脊髄液の成分はある程度一定に保たれて、神経系細胞の機能維持に貢献しています。

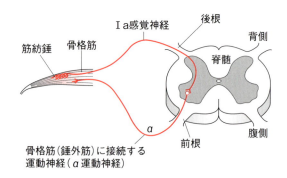

図7-9　α運動神経（細胞）の構造

表7-7　グリア細胞の種類と働き

種類	働き
オリゴデンドログリア	中枢の髄鞘形成細胞
シュワン細胞	末梢の髄鞘形成細胞
ミクログリア	不要な細胞を処理する細胞
上衣細胞	脳脊髄液産生細胞
アストロサイト	中枢の神経細胞の保護・支持

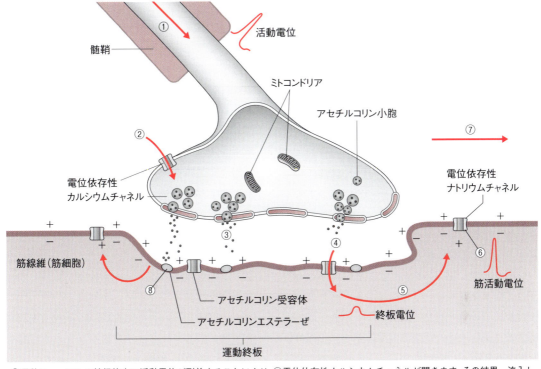

①運動ニューロンの神経終末に活動電位が到着することにより、②電位依存性カルシウムチャネルが開きます。その結果、流入したカルシウムにより、アセチルコリン（ACh）を含んだシナプス小胞のエキソサイトーシス（シナプス前膜とシナプス小胞の融合）が引き起こされます。③AChはシナプス間隙に放出・拡散し、運動終板に分布するアセチルコリン受容体に結合する。④その結果、リガンド依存性陽イオンチャネルが開いてナトリウムが細胞内に流入して終板電位を形成します。⑤この局所的な電流の流れ込みにより、終板近傍の形質膜に存在する電依存性ナトリウムチャネルが閾値（閾膜電位）に達して脱分極し、活動電位が発生する。⑥ここにおいて筋活動電位が発生します。⑦筋線維に沿って活動電位が伝導し、筋の収縮を促します。⑧シナプス間隙の AChは、アセチルコリンエステラーゼによって分解・除去されます

（Widmaier,E., Raff,H., Strang,K.：Vader's human physiology, 14th ed., McGraw-Hill, 2016 より改変）

図7-10　神経筋接合の構造と働き

▶**問題36**　視覚野は次のどの葉に属するか。
1．前頭葉　　2．後頭葉
3．側頭葉　　4．頭頂葉

解答　2

解説　問題4に示されているように視覚野は後頭葉にあります。各葉にどのような機能が局在しているのかしっかりと覚えると病気の理解につながります。

▶**問題37**　神経筋接合部を構成しない要素はどれか。
1．神経終末
2．電位依存性カルシウムチャネル
3．アセチルコリン受容体
4．軸索初節

5．シナプス小胞

解答　4

解説　神経筋接合の構造と働きは図7-10をみてください。この図には神経終末、シナプス小胞、アセチルコリン、アセチルコリン受容体など含まれます。ここにはない構造は**軸索初節**です（p.9、図1-4）。

▶**問題38**　脳神経とその機能の組み合わせで正しいのはどれか。
（第103回）
1．顔面神経——顔の感覚
2．舌下神経——舌の運動
3．動眼神経——眼球の外転
4．三叉神経——額のしわ寄せ

解答　2

解説 脳神経を感覚（S）、運動（M）、副交感（P）性の神経成分にわけると、**表7-3**のとおりです。それゆえ、舌下神経の働きである舌の運動が正解となります。味覚と脳神経の関係はよく試験に出ます。

▶**問題39** 呼吸中枢の存在する部位はどれか。
(第103回)

1．大脳　　　2．小脳
3．延髄　　　4．脊髄

解答 3

解説 呼吸中枢は**延髄**に存在します。延髄は個々の臓器や組織の働きを調節する中枢がいくつもあります。**図7-4**に示すように延髄にはほかに嚥下中枢や嘔吐中枢などもあります。

▶**問題40** 運動神経の刺激の伝達経路を図に示す。Guillain-Barré〈ギラン-バレー〉症候群で主に障害される部位はどれか。
(第103回)

1．ア
2．イ
3．ウ
4．エ

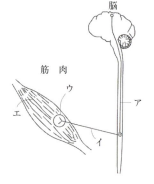

解答 2

解説 ギラン-バレー症候群は、主に先行感染が認められ、急性発症の末梢神経障害をきたす疾患とされています。主に**軸索変性**や**脱髄**が起こり、神経伝導が障害されます。

▶**問題41** 視床下部の機能で正しいのはどれか。2つ選べ。
(第103回)

1．感覚系上行路の中継核
2．長期記憶の形成
3．摂食行動の調節
4．飲水行動の調節
5．姿勢の調節

解答 3、4

解説 視床下部の機能は、大きく分けて2つです。1つは自律神経機能で体温調節や体液の浸透圧調節（**飲水行動**）、血糖値調節（**摂食行動**）、本能行動などです。もう1つは、下垂体前葉から分泌されるホルモン（成長ホルモン、副腎皮質刺激ホルモン、性腺刺激ホルモン、甲状腺刺激ホルモン、プロラクチン）の分泌調節です。それゆえ、摂食行動や飲水行動は、視床下部の働きです。

▶**問題42** 麻痺をすると猿手を生じるのはどれか。
(第102回)

1．総腓骨神経　　2．橈骨神経
3．尺骨神経　　　4．正中神経

解答 4

解説 総腓骨神経は、下腿や足背の伸筋群を支配しています（**問題7**の図参照）。
橈骨神経は、筋枝上腕の伸筋群、深枝は前腕の伸筋群を支配しています（**問題6**の図参照、**図7-11**）。それゆえ、前腕が麻痺すると手首が垂れて、手関節の伸展が困難になります。これを**下垂手**といいます。
尺骨神経は、筋枝は前腕屈筋群の一部（尺側手根屈筋と深指屈筋の一部）、小指球筋群を支配しています。また皮枝は掌側では尺側の1と1/2指、背側では尺側の2と1/2指の皮膚を支配しています。それゆえ、尺骨神経が麻痺すると、骨間筋が萎縮するとともに指節関節が屈曲してわしづかみのようになります（**鷲手**）。
正中神経は母指球筋を支配しているので、その神経が麻痺すると、母指球筋は萎縮して母指が内転位をとります。すなわち**猿手**のようになります。

▶**問題43** 副交感神経の作用はどれか。2つ選べ。
(第102回)

1．瞳孔の散大　　2．発汗の促進
3．心拍数の低下　4．気管支の拡張
5．消化液の分泌亢進

解答 3、5

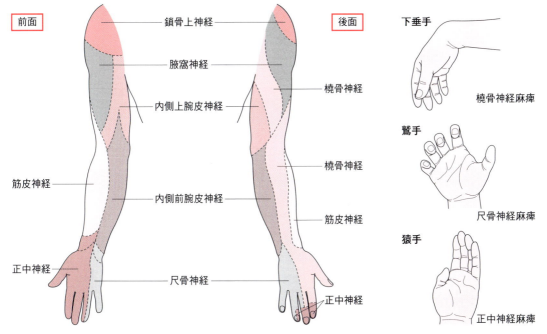

図7-11 上肢の神経支配と神経麻痺にみられる特徴的な手の変形

解説 瞳孔の散大は**瞳孔散大筋**の働きでこれを支配している神経は交感神経です。**発汗**の促進は、汗腺を支配する交感神経の働きです。**心拍数の低下**は副交感神経の働きです。気管支の拡張は、交感神経の働きです。**消化液の分泌亢進**は、副交感神経の働きです。交感神経は、身体を使って積極的に物事に対処するときに適切な臓器の機能を活発にする命令を出します。一方、副交感神経は、食後やリラックスしている間、休息してエネルギーを体内に貯蔵するように働くように命令する神経です。自律神経系の各部位への作用は、**図7-12**と**表7-8**のとおりです。

▶**問題44** 副交感神経の作用はどれか。**2つ選べ。**

(第100回)

1．瞳孔の収縮　　2．発汗の促進
3．気管支の拡張　　4．唾液分泌の亢進
5．消化管運動の抑制

解答 1、4

解説 この問題も**問題43**とほぼ同じ設問です。自律神経は、よく出題されるのでその働きをしっかり覚えましょう。**瞳孔の収縮**は瞳孔括約筋によるもので、瞳孔括約筋は平滑筋で副交感神経が支配しています。発汗の促進は汗腺を支配する交感神経の作用によるものです。気管支の拡張は、交感神経の作用によるものです。活発に身体を動かすには、酸素をたくさん取り入れなくてはならないので、気管支の拡張は交感神経活動の結果と考えるのは理にかなっています。**唾液分泌の亢進**は、主に副交感神経の作用によります。消化管運動の抑制は、交感神経の活動が活発になり、副交感神経活動が抑制された結果です。

▶**問題45** 副交感神経の作用はどれか。**2つ選べ。**

(第99回)

1．発汗　　2．縮瞳
3．尿量減少　　4．心拍数減少
5．消化管運動抑制

解答 2、4

解説 発汗は、汗腺を支配する交感神経の働きによります。**縮瞳**は、瞳孔を小さくする瞳孔括約筋の作用で、瞳孔括約筋に収縮命令を出しているのが副交感神経です。尿量減少は、抗利尿ホルモンの働きによります。副交感神経が興

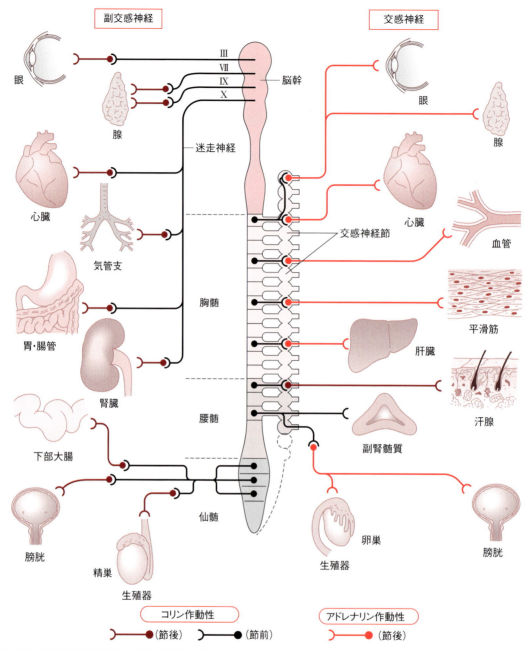

図7-12　自律神経（交感神経・副交感神経）の働き

表7-8　自律神経の働き

	交感神経	副交感神経
瞳孔	散大	縮瞳
心臓の機能	心拍数の増大	心拍数の減少
血管：心臓	拡張	収縮
骨格筋	拡張	―
気管支	拡張	収縮
消化管	運動抑制	運動亢進
消化腺	分泌抑制	分泌亢進
唾液腺	分泌亢進	分泌抑制
膀胱	弛緩	収縮
尿道括約筋	収縮	弛緩
男性生殖器	射精	勃起

奮した場合(リラックス状態)、膀胱の平滑筋が弛緩して排尿が起こります(**表7-8**参照)。消化管運動抑制は、副交感神経の活動の低下、すなわち交感神経活動の活発化の結果です。

▶**問題46** 運動神経の神経伝達物質はどれか。
(第99回)
1. ドーパミン(ドパミン)
2. ヒスタミン
3. セロトニン
4. アドレナリン
5. アセチルコリン

解答 5

解説 運動神経と骨格筋の接続部すなわち神経筋接続部の運動神経の神経終末からは、アセチルコリンが分泌されます。アセチルコリン分泌は筋収縮を起こします。ドーパミン(ドパミン)は中脳黒質にある神経細胞の神経線維末端より放出されます。ヒスタミンはアレルギーや炎症に関係する肥満細胞から分泌されます。セロトニンは脳幹の縫線核に細胞体をもつ神経細胞から放出されます。アドレナリンは副腎髄質からホルモンとして血中に分泌されます。

▶**問題47** 神経伝達物質でカテコールアミンはどれか。
(第98回)
1. ドーパミン(ドパミン)
2. セロトニン
3. γ-アミノ酪酸
4. アセチルコリン

解答 1

解説 カテコールアミンとは、ドーパミン(ドパミン)、アドレナリン、それにノルアドレナリンを総称してよぶ物質名です。

▶**問題48** 交感神経系の緊張で弛緩するのはどれか。
(第98回)
1. 立毛筋
2. 瞳孔散大筋
3. 膀胱括約筋
4. 気管支平滑筋

解答 4

解説 交感神経系の緊張、すなわち興奮(作用)で弛緩する筋は、副交感神経の作用で収縮する筋を意味しています(自律神経の拮抗作用)。それゆえ、選択肢にある気管支平滑筋です。他に副交感神経の働きで収縮するのは瞳孔の瞳孔の平滑筋や膀胱の平滑筋(排尿筋ともいいます)、眼の毛様体筋などです。

▶**問題49** 末梢神経とその作用の組合わせで正しいのはどれか。
(第97回)
1. 橈骨神経────母指の屈曲
2. 尺骨神経────手関節の背屈
3. 坐骨神経────大腿の伸展
4. 腓骨神経────足の背屈

解答 4

解説 母指の屈曲は、ほとんどが正中神経で、その他は尺骨神経支配です。手関節の背屈は橈骨神経支配です。大腿の伸展は大腿神経支配です。足の背屈は腓骨神経支配です(**問題6**、**問題7**を参照)。

▶**問題50** 交感神経の興奮によって起こる眼の反応はどれか。
(第94回)
1. 明順応
2. 散瞳
3. 流涙
4. 視野狭窄

解答 2

解説 明順応は暗いところから急に明るいところに出た際、網膜から入った光量の情報が視蓋前域を介して中脳の動眼神経副核に達します。動眼神経副核は副交感神経を興奮させ、毛様体神経節を介して瞳孔括約筋を収縮させ、瞳孔が収縮します(対光反射ともいいます)。その結果、適切な光量が網膜に入ってきます。一方、散瞳は、瞳孔の瞳孔散大筋の収縮の結果起こります。瞳孔散大筋を支配しているのは中脳から脊髄を下行してくる自律神経系で胸髄から上頸神経節を介して瞳孔散大筋に接続している交感神経です。流涙は涙腺を支配している副交感神経の働きです。視野狭窄は求心性視神経の障害で起きます。

8 感覚器系

▶**問題1** 右眼球の構造（水平断面）

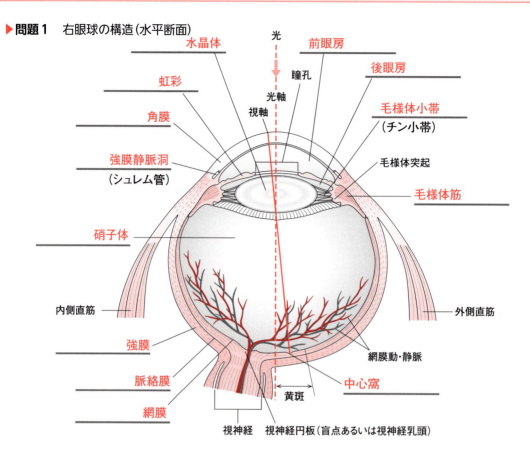

▶**問題2** 耳の構造

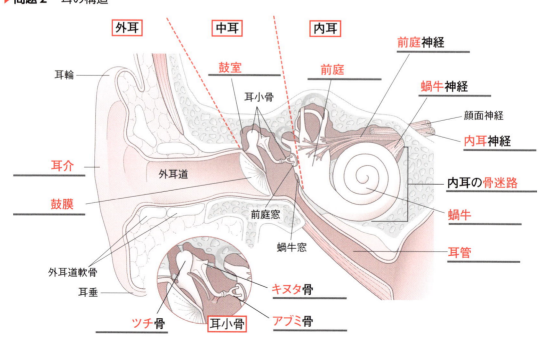

▶**問題3** 皮膚の構造

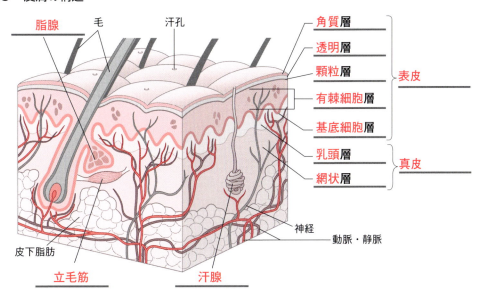

▶**問題4** 皮膚にあるマイスネル小体は何受容器か。
1．温度受容器　　2．侵害受容器
3．機械受容器　　4．光受容器
5．化学受容器

解答　3

解説　図8-1で示しているようにマイスネル小体は機械受容器の一種で、手掌や足底に多く分布します。その働きとして、繊細な変形を感知します。神経線維はAβタイプです。皮膚の他の感覚器には、皮膚の変形を感知するメルケル盤や、皮膚の伸展を感知するルフィニ小体などがあります。

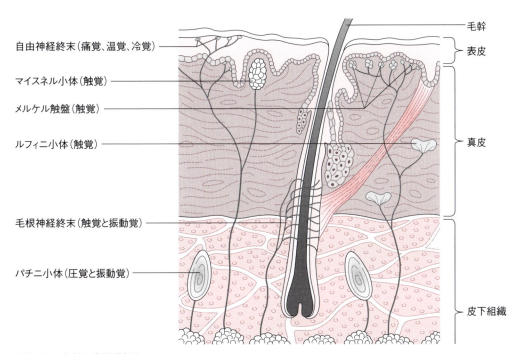

図8-1　皮膚の感覚受容器

▶**問題5** 視細胞の錐体が集まり、注視するときに視野の中心になって、高い視力が得られる網膜の場所をなんというか。
1．黄斑　　2．中心窩
3．盲点　　4．杆体

解答　2

解説　中心窩は錐体（細胞）が密に集まっている場所で、人は注視するときに注視する対象の像を中心窩に結ぶようにしています（**問題1**参照）。盲点は視神経が存在しない網膜部分で、視神経乳頭ともよばれます。

▶**問題6** ロドプシンの構成要素となるビタミンはなにか。
1．ビタミンC　　2．ビタミンD
3．ビタミンA　　4．ビタミンK
5．ビタミンE

解答　3

解説　ビタミンAの誘導体（ビタミンAのアルデヒド型）は、光感受性タンパク質オプシンと結合し、杆体（細胞）ではロドプシン、錐体（細胞）ではヨードプシンになります。杆体を例にとると、ロドプシンは、オプシンというアポタンパク質とビタミンA（レチノール）よりなります。杆体に光が当たるとレチナールが異性化し、その結果、オプシンの構造変化が起こり、メタロドプシンに変わります。活性型ロドプシンであるメタロドプシンになると、双極細胞に情報が伝わります。その後、メタロドプシンは、リン酸化されてレチナールを放出し、オプシンになります。それからオプシンは11-シス-レチナールと結合してロドプシンに再合成されます（**図8-2**）。

▶**問題7** 耳の説明で誤っているのはどれか。
1．鼓膜の振動を、耳小骨を通して奥に伝えるのは内耳である。
2．回転運動の加速度を3次元的に感知するのは半規管である。
3．蝸牛は音の周波数を感知する。
4．前庭は2方向の直線加速度を感知する。

解答　1

解説　耳小骨は**中耳**にあり、内耳ではありま

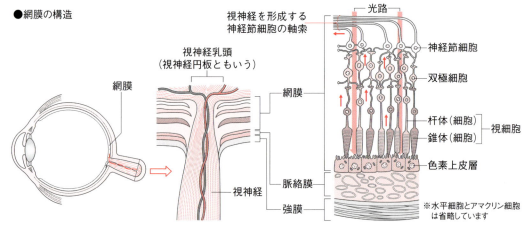

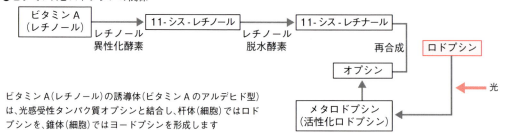

ビタミンA（レチノール）の誘導体（ビタミンAのアルデヒド型）は、光感受性タンパク質オプシンと結合し、杆体（細胞）ではロドプシンを、錐体（細胞）ではヨードプシンを形成します

図8-2 網膜の構造、ビタミンAとロドプシンの関係

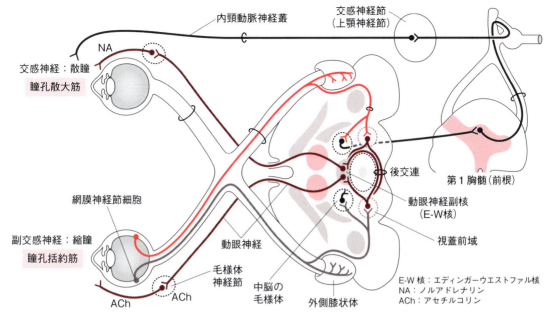

図8-3　自律神経による光量調整

せん(**問題2**参照)。回転運動を3次元的に感知するのは内耳です。蝸牛は音の周波数を感知し、前庭(卵形嚢と球形嚢)は2方向の直線加速度を感知します。

▶**問題8**　瞳孔散大筋に命令する自律神経に関して節前ニューロンの細胞体はどこにあるか。
1. 中脳
2. 延髄
3. 胸髄
4. 腰髄
5. 仙髄

解答　3

解説　眼球にある虹彩は、光を感知する網膜に入る光の量を調節する器官です。虹彩には瞳孔括約筋と瞳孔散大筋があり、どちらも平滑筋で、それぞれ副交感神経と交感神経に支配されています。網膜に入った光は神経インパルスとして符号化さた情報として中脳の視蓋前域に達します。光量が多いと視蓋前域(核)から動眼神経副核〔E-W(エディンガー-ウエストファル)核ともいいます〕、動眼神経を介して副交感神経の興奮として情報は伝えられ、結果として瞳孔括約筋が収縮して縮瞳が起きます。一方、光量が少ない場合、視蓋前域から第1胸髄、交感神経、交感神経節(上頸神経節)を介して、神経インパルスとして情報が瞳孔散大筋に伝えられ、散瞳が起き、網膜に達する光量が増やされます。(図8-3)。

▶**問題9**　聴覚の視床での中継核のある場所をなんというか。
1. 上頸神経節
2. 内側膝状体
3. 外側膝状体
4. 前角
5. 蝸牛神経核

解答　2

解説　視床にはいろいろな感覚情報を大脳皮質に伝える中継核が存在します。蝸牛でとらえられた音の情報は、延髄の蝸牛神経核、橋の上オリーブ複合体、中脳の下丘、視床の**内側膝状体**を通って大脳の一次聴覚野に伝えられます(図8-4)。一方、外側膝状体は視覚路の中継核です。

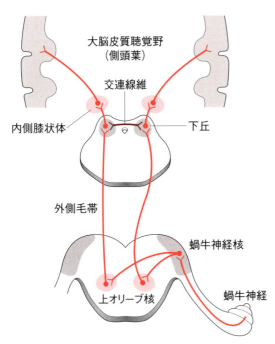

図8-4 聴覚伝導路

スーパーオキシドジスムターゼなどの酵素の補助因子として働いています。他の無機質も身体のなかで重要な働きに関係しています。

たとえば、鉄（Fe）はヘモグロビン分子の成分で酸素を結合する働きをしています。カルシウム（Ca）は骨をつくる成分です。またCaは、血液凝固因子であり、さらに筋原線維のアクチン線維とミオシン線維の結合にも重要な無機質です。

リン（P）も骨の成分として働いています。またリン酸基（$H_2PO_4^-$）はタンパク質の活性化あるいは不活性化を調節する官能基です。このようにいろいろな無機質が、身体のなかで必須な要素として働いています。

カリウム（K）はすべての細胞内において、細胞内液の浸透圧や血圧の調節にかかわっています。

マグネシウム（Mg）は、骨や歯、臓器、筋肉、血液中に存在し、酵素を活性化してタンパク質の合成やエネルギー代謝を行います。さらに、神経の興奮抑制、筋肉の収縮、血圧や体温の調整、血糖値の調に関係してます。

▶**問題10** 対光反射（縮瞳反射）に関係する中枢はどこにあるか。

1．小脳　　2．視床下部
3．中脳　　4．橋
5．延髄

解答 3

解説 光量調節に関する反射の中枢は、**中脳**にあります（図8-3参照）。

▶**問題11** 味覚障害の原因となるのはどれか。

（第103回）

1．亜鉛欠乏　　2．リン欠乏
3．カリウム欠乏　4．マグネシウム欠乏

解答 1

解説 味覚異常の多くは後天性で、味蕾の障害、味物質の受容障害、**亜鉛**（Zn）の欠乏などが原因で起こります。亜鉛はDNA合成やタンパク質合成に関係するので、亜鉛欠乏は味蕾に関係する細胞の再生を抑制します。その結果、味覚の感受性が低下します。また、亜鉛欠乏は皮膚障害や成長不全を起こすことが知られています。亜鉛は、アルコール脱水酵素、炭酸脱水酵素、

▶**問題12** 光を屈折する眼の構造はどれか。

（第103回）

1．結膜　　2．角膜
3．強膜　　4．網膜

解答 2

解説 結膜や強膜は、光が網膜に達する途中にはありません。網膜は光が最終的に到達する細胞層です。光が網膜に達するまでの主な屈折面は、角膜前面、水晶体前面、水晶体後面です。それゆえ、正解は2です。

▶**問題13** 中耳にあるのはどれか。

（第102回）

1．前庭　　2．蝸牛
3．半器官　4．耳小骨

解答 4

解説 耳小骨は中耳に存在します（問題2参照）

▶**問題14** 内耳とともに平衡覚に関与するのはどれか。 (第98回)

1．聴覚　　2．嗅覚
3．視覚　　4．味覚

解答　3

解説　ここでは内耳というキーワードから半規管や耳石器がかかわる平衡（感）覚（前庭感覚ともいいます）を思い出すことが重要です。続いて前庭反射の中の**前庭動眼反射**を思い出すと、**視覚**が答えとしてたどり着きます。

　前庭動眼反射とは、頭が動いたとき、見ている対象がぶれないように眼球を回転させ、視線を一定に維持しようという反射です。他に眼球にはものをよく見るために視運動性反応や急速眼球運動などの機構が備わっています。

　平衡（感）覚とは、身体の動き（加速度）の感覚です。これをとらえているのが、内耳の卵形嚢と球形嚢と半規管からなり、卵形嚢と球形嚢は直線加速度を、半規管は回転加速度の感覚、あわせて平衡（感）覚（前庭感覚といいます）をとらえています。これら器官をまとめて前庭器官ともいいます。そして、平衡感覚には眼や深部感覚（骨格筋や腱や関節の感覚）、体性感覚器も関与しています。なぜなら、前庭や半規管からの情報（平衡覚情報）を伝える前庭神経は延髄の前庭神経核を介して、視床中継核や脊髄の運動ニューロンや小脳、そして眼球運動調整に関係する動眼神経核（中脳被蓋）や外転神経核（橋背側部）などへ伝えられます（**図8-5**）。視床中継核から大脳へ情報は深部感覚と、統合されて身体の位置を知覚するといわれています。脊髄の運動ニューロンの情報は伸筋の活動調節にかかわっています。また動眼神経核や外転神経核への平衡覚情報は、眼球運動調節にかかわっています。

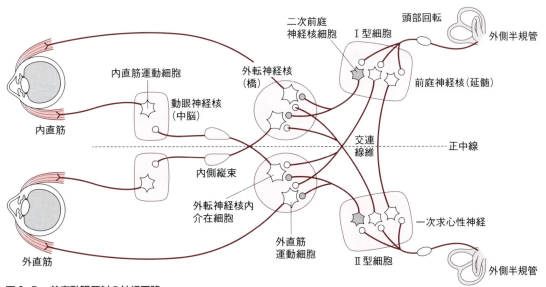

図8-5　前庭動眼反射の神経回路

9 内分泌系

▶**問題1** 主な下垂体ホルモン

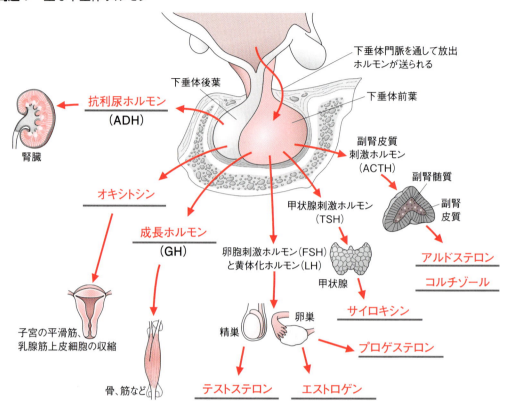

▶**問題2** 喉頭のすぐ下にある内分泌組織はどれか。
1. 松果体　　2. 甲状腺
3. 胸腺　　　4. 副腎

解答 2

解説 喉頭の下には、甲状腺や副甲状腺、胸腺があります（図9-1）。副腎は下肋部の背側よりにある臓器で、腎臓のすぐ上にあります。

▶**問題3** 膵臓内に点在してホルモンを分泌する場は何というか。
1. パイエル板　　2. 虫垂
3. ランゲルハンス島　　4. エクリン腺

解答 3

解説 膵臓は、ほとんどが膵液をつくる組織で、**外分泌腺**といわれます。ホルモンをつくる組織、内分泌腺は、ランゲルハンス島として点在しています（図9-2）。内分泌腺を構成する主な細胞として、A（α）細胞、B（β）細胞、D（δ）細胞があります。それらの細胞はそれぞれ**グルカゴン**、**インスリン**それに**ソマトスタチン**というホルモンを分泌します。これらのホルモンはアミノ酸からなるペプチドホルモンです。

▶**問題4** ホルモンの説明で誤っているのはどれか。
1. ホルモンは一般に血液を介して標的組織あるいは細胞に運ばれる。
2. ノルアドレナリンはホルモンとして働くことはない。
3. ドーパミン（ドパミン）はホルモンとしても働く。
4. アドレナリンはカテコールアミンの1種である。

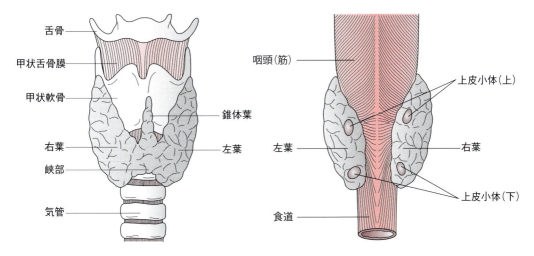

図9-1　甲状腺

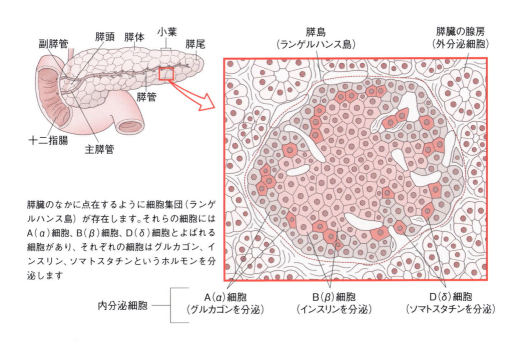

膵臓のなかに点在するように細胞集団（ランゲルハンス島）が存在します。それらの細胞にはA（α）細胞、B（β）細胞、D（δ）細胞とよばれる細胞があり、それぞれの細胞はグルカゴン、インスリン、ソマトスタチンというホルモンを分泌します

図9-2　膵臓の構造

5．ホルモンが作用する細胞を標的細胞という。

解答 2

解説 ホルモンは化学物質で、**内分泌細胞**で産生・分解されます。内分泌細胞は、ホルモンを産生し、毛細血管に向かって分泌します。ホルモンは毛細血管から血中に入り、血流に乗ってそれが結合する受容体をもつ細胞に運ばれます。受容体にホルモンが結合すると、細胞内に変化が起き、結果として生理作用が現れます。

水溶性ホルモンの受容体は、ホルモンが結合する細胞、すなわち標的細胞の細胞膜に存在します。一方、**脂溶性ホルモン**は、標的細胞の内部に受容体が存在します。ホルモンは、一般に血液を介して標的組織の細胞に運ばれます。ノルアドレナリンは、副腎髄質からホルモンとして分泌されます。ドーパミン（ドパミン）は、視床下部から下垂体に分泌されるプロラクチンの分泌を抑制するホルモンとして分泌されます。カ

ドーパミン
（ドパミン）

アドレナリン

ノルアドレナリン

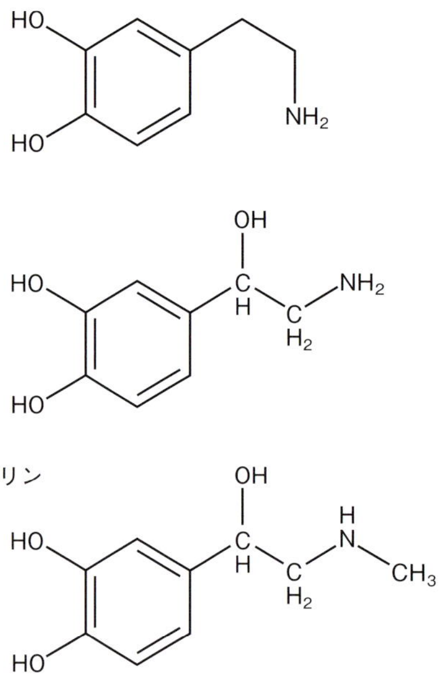

図9-3　カテコールアミンの構造式

カテコールアミンとは、ドーパミン（ドパミン）、アドレナリン、ノルアドレナリンの3つ物質の総称です。その構造を図9-3に示しました。ホルモンが作用する細胞を標的細胞といいます。

▶ **問題5**　ホルモンの説明で誤っているのはどれか。

1．インスリンはホルモンである。
2．ガストリンは胃の運動を亢進させる。
3．ペプシンはホルモンではない。
4．アミラーゼはホルモンではない。
5．胆汁酸はホルモンである。

解答　5

解説　インスリンは膵臓から分泌されるペプチド型ホルモンです。ガストリンは主に胃の幽門部付近のG細胞から分泌されるペプチドホルモンで、胃の運動を亢進させます。ペプシンは、胃の主細胞から分泌される消化酵素前駆体ペプシノゲンが、胃酸（HCl）の働きで切断され活性型酵素になったものです。アミラーゼは、唾液腺や膵臓から、それぞれ口腔と十二指腸に分泌される糖質分解酵素です。胆汁酸は、肝臓で産生され、胆囊に蓄えられて食事中に十二指腸に分泌される胆汁の成分です。それゆえ、ホルモ

ンではありません。胆汁酸は脂肪の塊を脂肪分解酵素が作用しやすい小さい塊にする乳化作用がありますので中性脂肪の消化に非常に重要な物質です。ホルモンではありません。

▶ **問題6**　ホルモンではないのはどれか。

1．ANP　　　2．ACTH
3．TSH　　　4．ATP

解答　4

解説　ANPは、atrial natriuretic peptide（心房性ナトリウム利尿ペプチド）です。ACTHは、adrenocorticotropic hormone（副腎皮質刺激ホルモン）です。TSHはthyroid stimulating hormone（甲状腺刺激ホルモン）です。ATPは、adenosine triphosphate（アデノシン三リン酸）のことです。それゆえ、ATPのみ、ホルモンではないです。ATPは細胞のエネルギー源です。

▶ **問題7**　メラトニンはどこから分泌されるか。

1．視床下部　　2．中脳
3．橋　　　　　4．松果体
5．脊髄

解答　4

解説　メラトニンは、松果体から分泌されるアミン型ホルモンで、メラトニンの分泌は、網膜から光刺激の入る昼間に抑制されていて、網膜に光が入らない夜間、亢進されています。メラトニンは、体内の機能を1日の明暗サイクル（約24時間周期）に同調させていること（これを概日リズムといいます）が知られています。つまり、メラトニンは身体の1日のリズムに関係しています。またメラトニンは性腺刺激ホルモン（ゴナドトロピンともいいます）の分泌を抑制する作用をもっています。

▶ **問題8**　ステロイドホルモンはどれか。

1．黄体形成ホルモン　　2．アルドステロン
3．レニン　　　　　　　4．成長ホルモン

解答　2

解説　ステロイドホルモンとは、ステロイド骨格をもったホルモンのことです。ステロイド

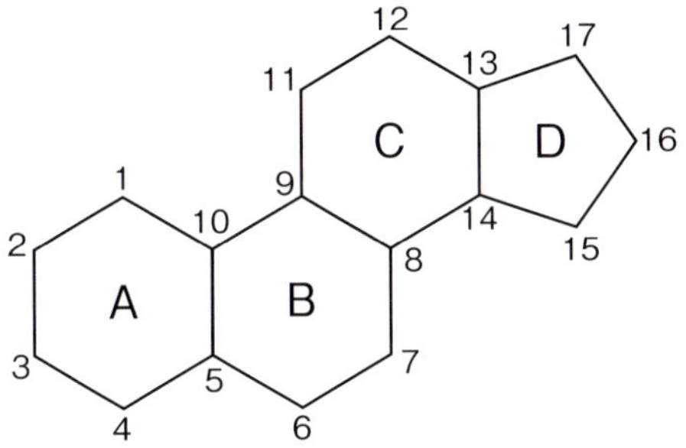

ステロイド骨格は六角形の構造と五角形の構造からなり，それぞれA環，B環，C環，D環とよばれます

図9-4　ステロイドの基本構造

骨格とは図9-4に示されているような構造をもつ化合物を指します。ステロイド骨格をもつホルモンには、テストステロン、デヒドロエピアンドロステロン（DHEA）、エストロゲン（エストロゲンとはエストロン、エストラジオール、エストリオールという3つのホルモンの総称名です）、アルドステロン、コルチゾール（コルチゾルともいいます）などがあります（表9-1）。ステロイドホルモンはすべて脂溶性ホルモンです。

▶**問題9**　脂溶性ホルモンはどれか。
1．甲状腺ホルモン　　2．インスリン

表9-1　ステロイド骨格をもつホルモン一覧

名称	主な産生組織あるいは器官
テストステロン	精巣
デヒドロエピアンドロステロン（DHEA）	副腎皮質
エストロゲン	卵巣、胎盤
アルドステロン	副腎皮質
コルチゾル	副腎皮質
プロゲステロン	黄体、胎盤

3．アドレナリン　　4．エリスロポエチン
5．成長ホルモン

解答　1

解説　脂溶性ホルモンのほとんどがステロイドホルモンで、その他に甲状腺ホルモン（T_3、T_4）や活性型ビタミンD_3（1, 25-ジヒドロキシビタミンD_3）があります。選択肢2〜5のホルモンはすべて水溶性ホルモンです。

▶**問題10**　下垂体前葉ホルモンはどれか。
1．ACTH放出ホルモン　2．LH放出ホルモン
3．GH抑制ホルモン　　4．TSH
5．ADH

解答　4

解説　下垂体前葉ホルモンは、表9-2に示す6種類があります（問題1参照）。すべて水溶性ホルモンです。

▶**問題11**　ACTHの標的組織はどれか。
1．下垂体　　　2．甲状腺
3．副甲状腺　　4．副腎皮質
5．副腎髄質

解答　4

解説　ACTHとは副腎皮質刺激ホルモンのことです（表9-2参照）。主な働きは、副腎皮質の束状帯から糖質コルチコイドの分泌です。

▶**問題12**　性腺刺激ホルモンはどれか。
1．副甲状腺刺激ホルモン
2．甲状腺刺激ホルモン
3．成長ホルモン

表9-2　下垂体前葉から放出されるホルモン（下垂体前葉ホルモン）

ホルモン名	英語表記	働き
甲状腺ホルモン	TSH（thyroid-stimulating hormone）	甲状腺に作用し、甲状腺ホルモンを合成・分泌させる
副腎皮質ホルモン	ACTH（adrenocorticotropic hormone）	副腎皮質に作用し、糖質コルチコイド、アンドロゲンの合成・分泌させる
卵胞刺激ホルモン	FSH（follicle-stimulating hormone）	女性では卵胞を成長させ、そしてエストロゲン分泌を増加させる 男性では精子形成を促進させる
黄体形成ホルモン	LH（luteinizing hormone）	女性では黄体形成と排卵を起こさせ、エストロゲンとプロゲステロンの分泌を増加させる 男性では精巣のライディッヒ細胞に作用してテストステロンの合成・分泌を促進させる
成長ホルモン	GH（growth hormone）	骨や筋肉などさまざまな細胞に作用して身体の成長を促す
乳腺刺激ホルモン（プロラクチン）	PRL（prolactin）	乳房の乳腺組織に作用して乳汁産生を促す、また排卵を抑制する

4．プロラクチン
5．黄体形成ホルモン

解答　5

解説　性腺とは男性の精巣と女性の卵巣のことです。性腺刺激ホルモンは、卵胞刺激ホルモン（FSH）と黄体形成ホルモン（LH）からなります。これらホルモンは男女とも下垂体前葉で合成、分泌され、精巣と卵巣を刺激してそれらから性ホルモンの分泌および精子形成と卵子形成を促します。性ホルモンとは、男性ホルモンであるテストステロン、デヒドロエピアンドロステロン（DHEA）、女性ホルモンであるエストロゲンとプロゲステロンのことです。エストロゲンは卵胞や黄体から分泌され、プロゲステロンは黄体から分泌されます。妊娠している女性では胎盤からも分泌されます。

▶**問題13**　下垂体後葉ホルモンはどれか。

1．副腎皮質刺激ホルモン
2．黄体形成ホルモン
3．FSH
4．成長ホルモン
5．抗利尿ホルモン

解答　5

解説　下垂体後葉ホルモンとは、下垂体後葉から分泌される抗利尿ホルモンとオキシトシンのことです。抗利尿ホルモンは、バソプレシンあるいはADHともよばれます。抗利尿ホルモンとオキシトシンはどちらも視床下部の視索上核と室傍核のニューロンが合成し、下垂体後葉から分泌されます。また、どちらも9個のアミノ酸からなるペプチドホルモンです。表9-3に下垂体後葉ホルモンの働きを示しました。

▶**問題14**　TSHはどのホルモンのことか。

1．甲状腺刺激ホルモン
2．副甲状腺刺激ホルモン
3．成長ホルモン
4．黄体形成ホルモン
5．抗利尿ホルモン

解答　1

解説　TSH（thyroid stimulating hormone）とは、甲状腺刺激ホルモンのことです（表9-2参照）。

▶**問題15**　カルシトニンはどこから分泌されるか。

1．下垂体　　2．視床下部
3．甲状腺　　4．副甲状腺
5．胸腺

解答　3

解説　カルシトニンは、甲状腺の傍濾胞細胞から分泌されるホルモンです。甲状腺ホルモン（T_3、T_4）は、甲状腺の濾胞細胞から分泌されるホルモンです。カルシトニンは血漿カルシウム濃度を調節するホルモンですが、甲状腺ホルモンは代謝の維持に働くホルモンです。全く別ものです。甲状腺から分泌されるホルモンが、すべて甲状腺ホルモンと覚えるのは誤りなので注意しましょう。

▶**問題16**　カルシトニンと反対の作用をするホルモンはどれか。

1．バソプレシン　　2．オキシトシン
3．パラソルモン　　4．エリスロポエチン
5．メラトニン

解答　3

解説　カルシトニンは、甲状腺の傍濾胞細胞から分泌される血漿カルシウム濃度を下げるホルモンです（表9-4参照）。血漿のカルシウム

表9-3　下垂体後葉ホルモンの働き

ホルモン名	英語表記	働き
オキシトシン	Oxytocin	子宮筋を収縮させる。乳房の腺房に蓄えられた乳汁を体外に放出させる（射乳作用）。
抗利尿ホルモン（バソプレシン）	Vasopressin, ADH (anti-diuretic hormone)	腎臓の集合管の細胞に作用して水の再吸収を促進して尿量を減少させる。また高濃度で血管平滑筋を収縮させる。

表9-4　血中カルシウム濃度の調節ホルモン

ホルモン	働き（血中カルシウム濃度の調節）
カルシトニン	下げる
副甲状腺ホルモン	上げる
活性型ビタミンD_3	上げる

濃度が基準値より上がった場合、骨にある**破骨細胞**の働きを下げることによってカルシウムの骨への取り込みを盛んにします。その結果、血漿カルシウム濃度は下がります。これと反対の作用をするのが、副甲状腺から分泌される**副甲状腺ホルモン**〔**パラソルモン**、あるいは**パラトルモン**、あるいは**上皮小体ホルモン**あるいはPTH（parathormone）ともいいます〕と腎臓から分泌される**活性型ビタミンD_3**（1,25-ジヒドロキシコレカルシフェロールともいいます）です。副甲状腺ホルモンは、破骨細胞の働きを活発にし、また腎臓でのカルシウムの再吸収を促進し、さらに腎臓で活性型ビタミンD_3の合成を促進します。活性型ビタミンD_3は、小腸でのカルシウム吸収を促進します。

▶ **問題17** ステロイドホルモンはどれか。
1．カルシトニン　　2．サイロキシン
3．コルチゾール　　4．メラトニン
5．甲状腺刺激ホルモン

解答　3

解説　ステロイドホルモンとは、ステロイド骨格をもったホルモンのことです（図9-4参照）。それゆえ、ここではコルチゾールが選ばれます。コルチゾールは副腎皮質から分泌される糖質コルチコイドで、血糖値を上げる作用があります。ストレスに反応して血糖値が上がります。副腎皮質から分泌されるホルモン（電解質コルチコイド、糖質コルチコイド、男性ホルモン）は、すべてステロイドホルモンです。

▶ **問題18** アミン型ホルモンはどれか。
1．成長ホルモン　　2．アドレナリン
3．エリスロポエチン　4．セクレチン
5．コレシストキニン

解答　2

解説　アミノ基（NH_2^-）をもつ低分子のホルモンを**アミン型ホルモン**といいます。これに該当するのは、ドーパミン、アドレナリン、ノルアドレナリン、甲状腺ホルモン、メラトニンなどがあります。

▶ **問題19** 腎臓の主に集合管に作用して水の再吸収を促進させるホルモンはどれか。
1．成長ホルモン　　2．ノルアドレナリン
3．インスリン　　　4．バソプレシン
5．黄体形成ホルモン

解答　4

解説　腎臓に作用して水の再吸収を促進するホルモンは、下垂体後葉から分泌される**抗利尿ホルモン**（**バソプレシン**）です。

▶ **問題20** ヨウ素を構成成分にもつホルモンはどれか。
1．成長ホルモン　　2．インスリン
3．グルカゴン　　　4．甲状腺ホルモン
5．カルシトニン

解答　4

解説　ヨウ素を構成成分にもつホルモンは、甲状腺ホルモンである**トリヨードサイロニン**（T_3）と**サイロキシン**（T_4）です。

▶ **問題21** 血漿カルシウム濃度の調節に関係するホルモンはどれか。**3つ選べ**。
1．カルシトニン　　2．グルカゴン
3．ソマトスタチン　4．パラソルモン
5．活性型ビタミンD_3

解答　1、4、5

解説　血中カルシウム濃度の調節にかかわるホルモンについて問題16の解説も参照してください。結局、甲状腺から**カルシトニン**、副甲状腺から**パラソルモン**（副甲状腺ホルモン）、腎臓から**活性型ビタミンD_3**が分泌されます。

▶ **問題22** 血漿カルシウム濃度を増加させるホルモンはどれか。
1．インスリン　　2．セクレチン
3．CCK　　　　4．カルシトニン
5．副甲状腺ホルモン

解答　5

解説　血漿カルシウム濃度を増加させるのは副甲状腺ホルモンと活性型ビタミンD_3です。

▶**問題23** ステロイドホルモンに属するのはどれか。
1．エストロゲン　　2．アドレナリン
3．グルカゴン　　　4．セクレチン
5．甲状腺ホルモン

解答 1

解説 問題8で解説したように、ステロイド骨格の構造をもつホルモンがステロイドホルモンです。それゆえ、正解は1です。

▶**問題24** 副腎皮質から分泌される男性ホルモンはどれか。
1．エストロゲン
2．アルドステロン
3．コルチゾール(コルチゾル)
4．デヒドロエピアンドロステロン(DHEA)
5．ガストリン

解答 4

解説 男性ホルモンは男女の副腎からも分泌され、デヒドロエピアンドロステロン(DHEA)といいます。副腎から分泌される男性ホルモン、デヒドロエピアンドロステロンは、精巣から分泌される男性ホルモンであるテストステロンよりも活性が弱く、構造がやや異なります。女性でこのホルモンの分泌が亢進すると男性化が起こります。

▶**問題25** プロゲステロンはどこで産生されるのか。
1．卵巣　　　2．精巣
3．下垂体　　4．視床下部

解答 1

解説 プロゲステロンは黄体(排卵後の卵巣の一部)から産生されるステロイドホルモンです。成熟女性は平均28日の性周期で排卵が起こります。排卵が卵巣で起こった後に、その排卵された卵胞の残りの部分は、黄体組織に変わります。ここの細胞はもともと分泌していたエストロゲンに加えてプロゲステロンも産生し始めます。この黄体は妊娠がない場合、約10日ぐらいで退化します。プロゲステロンとエストロゲンは協働して子宮内膜を受精卵が着床しやすい状態にします。

▶**問題26** 血糖値を下げるホルモンはどれか。
1．成長ホルモン　　2．糖質コルチコイド
3．アドレナリン　　4．インスリン
5．グルカゴン

解答 4

解説 インスリンは膵臓から分泌される血糖値を下げる唯一のホルモンです。選択枝1、2、3、5は、血糖値を上げるホルモンです。図9-5に血糖値調節のメカニズムを示しました。

▶**問題27** 副甲状腺から分泌されるホルモンはどれか。
1．TSH　　2．PTH
3．カルシトニン　　4．PRL

解答 2

解説 副甲状腺は甲状腺と一緒に存在する組織で、背側寄りに位置します。ここからは副甲状腺ホルモン(PTH、パラソルモン)が分泌されます。副甲状腺ホルモンは、破骨細胞に作用して骨(主な無機質リン酸カルシウム)を溶かし、カルシウムを血中へ放出させます。その結果、血漿中のカルシウム濃度が上昇します。TSH(thyroid-stimulating hormone)は、甲状腺刺激ホルモンのことです。PTH(parathormone)は副甲状腺ホルモンのことです。カルシトニンは、甲状腺の傍濾胞細胞から分泌される血漿カルシウム濃度を下げるホルモンです。プロラクチン(乳腺刺激ホルモン、PRL、prolactin)は、腺房を刺激して乳汁産生を促すホルモンです。

▶**問題28** 精巣から分泌されるホルモンはどれか。
1．エリスロポエチン　　2．エストロゲン
3．テストステロン　　　4．アルドステロン
5．コルチゾール(コルチゾル)

解答 3

解説 精巣のライディッヒ細胞からはテストステロンという男性ホルモンが分泌されます。テストステロンは、精巣のライディッヒ細胞か

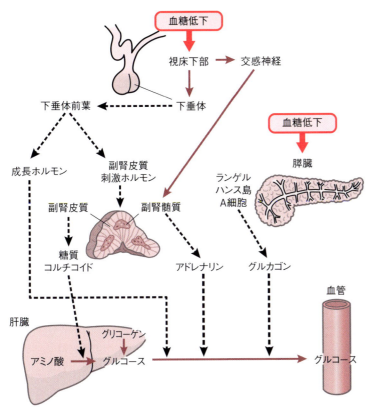

図9-5 血糖値調節のメカニズム

ら分泌され、男性化や精子の形成を促します。エリスロポエチンは、腎臓の尿細管の間質細胞で産生され、骨髄に作用して赤血球の前駆細胞に作用して赤血球の増殖・成熟を促進します。結果として血中の赤血球の数が増加します。エストロゲンは、卵巣の卵胞から分泌される女性ホルモンで、女性化や子宮内膜の肥厚を起こさます。アルドステロンは、副腎皮質から分泌され、腎臓の集合管の細胞に作用してナトリウムの再吸収と、それに伴う水の再吸収を促進します。このホルモンは、アンギオテンシンⅡによって分泌が促進されます。コルチゾールは、糖質コルチコイドの1種で、副腎皮質から分泌され、肝臓や骨格筋や脂肪組織に作用して血中グルコース濃度を上昇させます。

▶**問題29** 松果体から分泌されるホルモンはどれか。

1．ドーパミン（ドパミン）
2．セロトニン
3．アドレナリン
4．メラトニン
5．セクレチン

解答 4

解説 ドーパミン（ドパミン）は、視床下部から分泌されるプロラクチン抑制ホルモンです。セロトニンは血小板や神経細胞などから分泌される情報伝達物質です。アドレナリンは、副腎髄質から分泌されるホルモンです。メラトニンは、松果体から分泌される睡眠中に分泌が増えるホルモンです。松果体はメラトニンというアミン型ホルモンを分泌し、身体の活動をほぼ24時間周期（概日リズム）に調節します。セクレチンは、酸性の食塊が十二指腸に到達すると、十二指腸の粘膜にあるS細胞から血中に分泌されるホルモンです。セクレチンは、胃酸分泌や胃の運動を抑制します。

▶**問題30** 男性ホルモンはどれか。
1．テストステロン　2．プロゲステロン
3．アルドステロン　4．エストロゲン
5．コルチゾール（コルチゾル）

解答　1

解説　男性ホルモン（アンドロゲン）という呼び名は、総称名詞で、男性ホルモンには精巣のライディッヒ細胞から分泌される**テストステロン**と、副腎皮質から分泌される**デヒドロエピアンドロステロン**（DHEA）があります。どちらもステロイドホルモンです。テストステロンは、最も活性の強い男性ホルモンで、その活性はDHEAの約5倍です。プロゲステロンは、成熟女性の黄体から分泌される女性ホルモンの1種です。このホルモンは、子宮内膜に受精卵が着床できるように準備をします。また体温を上昇させる働きがあります。アルドステロンは、副腎皮質から分泌される電解質コルチコイドの1種です。エストロゲンは、成熟女性の卵胞から分泌される女性ホルモンのもう1つです。女性化と子宮内膜の肥厚（増殖）に働きます。コルチゾールは、副腎皮質から分泌される糖質コルチコイドの1種です。このホルモンは、血糖値を上げる働きがあります。

▶**問題31** 女性で男性ホルモンを分泌している組織はどれか。
1．腎臓　2．膵臓
3．肝臓　4．副腎
5．副甲状腺

解答　4

解説　問題30で解説にあるように男性ホルモンには、主にテストステロンとデヒドロエピアンドロステロン（DHEA）があります。そのうちDHEAは、男女の副腎皮質から分泌されています。

▶**問題32** DHEAを分泌する組織はどれか。
1．松果体　2．甲状腺
3．副腎皮質　4．脾臓
5．精巣

解答　3

解説　DHEAとはデヒドロエピアンドステロンのことで、**副腎皮質**から分泌される男性ホルモンの1種です。精巣から分泌されるテストステロンよりも活性が弱いホルモンです。

▶**問題33** エストロゲンを分泌する組織をどれか。
1．下垂体後葉　2．下垂体前葉
3．副甲状腺　4．精巣
5．卵巣

解答　5

解説　**エストロゲン**は、女性ホルモンの1種で、成熟女性の卵巣の**卵胞**あるいは**黄体**から分泌されます。エストロゲンはステロイド骨格をもつ脂溶性ホルモンです。

▶**問題34** 黄体から分泌されるホルモンはどれか。
1．エリスロポエチン　2．インスリン
3．グルカゴン　4．プロゲステロン
5．アルドステロン

解答　4

解説　黄体からは、女性ホルモンとよばれる**プロゲステロン**と**エストロゲン**が分泌されます。

▶**問題35** 胎盤から分泌されるホルモンはどれか。
1．hCG　2．プロラクチン
3．レニン　4．ガストリン
5．成長ホルモン

解答　1

解説　妊娠した女性の胎盤から**hCG**（ヒト絨毛性ゴナドトロピン）や**プロゲステロン**、エス

表9-5　胎盤から分泌される主なホルモン

ホルモン	産生部位	働き
ヒト絨毛性ゴナドトロピン（hCG）	胎盤	妊娠黄体を維持する
ヒト胎盤性ラクトーゲン（hPL）	胎盤	母体にグルコースの代替としてのエネルギー源として、母体の脂質を分解する。胎児が母体血中のブドウ糖を利用できるように働く
プロゲステロン	胎盤	妊娠の維持
エストロゲン	胎盤	妊娠の維持

トロゲン、hPL（ヒト胎盤性ラクトーゲン）などが、分泌されます（表9-5）。hPLは、ヒト絨毛性ソマトマンモトロピン（hCS）ともよばれます。

▶**問題36** 射乳に関係するホルモンはどれか。
1．PRL　　2．TSH
3．GH　　 4．オキシトシン
5．バソプレシン

解答 4

解説 射乳とは、乳児が母親の乳頭を吸引することが刺激となって母乳が出る現象です。吸引刺激が感覚神経を介して視床下部のオキシトシン産生神経細胞に伝わり、そのオキシトシン産生神経細胞の神経終末のある下垂体後葉よりオキシトシンが血中に分泌されます。分泌されたオキシトシンは、血液循環を介して乳房の乳腺筋上皮細胞に作用して、その平滑筋の収縮を起こさせます。その結果、乳腺の腺房に蓄えられていた乳汁が体外に分泌されます（射乳）。乳腺の構造を図9-6に、射乳のしくみを図9-7に示しました。

▶**問題37** 閉経前と比べて閉経後に低下するホルモンはどれか。　　　　　　　　　　（第103回）
1．卵胞ホルモン
2．黄体形成ホルモン〈LH〉
3．卵胞刺激ホルモン〈FSH〉
4．副腎皮質刺激ホルモン〈ACTH〉

解答 1

解説 閉経とは卵巣の機能低下により性周期がなくなり、月経がない状態が続くことです。閉経（月経周期の停止）は、一般に45～56歳の間で起きます。性周期は、ヒトでは平均28日で、卵胞が成熟して排卵が起こり、受精が起こらなければ、月経（子宮内膜が剥がれ落ちて出血が起こること）が起こります。閉経の主な原因は、卵巣の原始卵胞がなくなることと考えられています。原始卵胞がなければ、下垂体前葉からいくら性腺刺激ホルモン（卵胞刺激ホルモンと黄体形成ホルモン）が分泌されても卵胞の成熟は

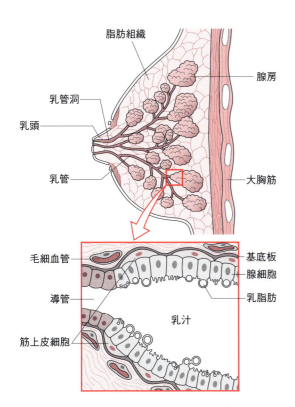

図9-6　乳腺の構造

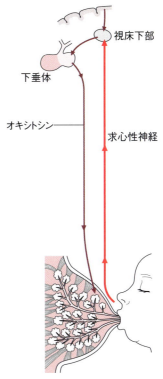

図9-7　射乳の仕組み

起こりませんし、当然排卵は起こりません。原始卵胞が成熟しないと、卵胞ホルモン（エストロゲン）がつくられないので、子宮内膜の肥厚は起こりません。また当然排卵も起こらないので、黄体ホルモン（プロゲステロン）も分泌されません。それゆえ、答えは卵胞から分泌されるはずの卵胞ホルモン（エストロゲン）です。

▶**問題38** 血圧を上げる作用をもつのはどれか。2つ選べ。 （第103回）
1．レニン　　　　2．インスリン
3．カルシトニン　4．ソマトスタチン
5．ノルアドレナリン

解答　1、5

解説　血圧を上げる働きの物質としてレニン-アンギオテンシン-アルドステロン系の**レニン**やカテコールアミン（**アドレナリン**や**ノルアドレナリン**）やトロンボキサンA₂やエンドセリンなどがあります。

●レニン-アンギオテンシン-アルドステロン系

レニンは腎臓の**傍糸球体細胞（顆粒細胞**ともいいます）から分泌される物質で、腎臓を流れる動脈の血圧低下や血流量減少が刺激となって血中に放出され、すでに血中に存在するアンギオテンシノゲンをアンギオテンシンⅠに変換します。アンギオテンシンⅠは、肺へ流れて行って肺毛細血管に存在するアンギオテンシン変換酵素（ACE）によってアンギオテンシンⅡに変換されます。アンギオテンシンⅡは2つの働きをします。

すなわち、①全身の細動脈を収縮させて血圧をさせます。また、②副腎皮質に作用してアルドステロンを分泌させます。血中に分泌されたアルドステロンは、腎臓に作用してナトリウムの再吸収とそれに伴う水の再吸収を促進します。その結果、循環血液量が増えて、血圧が上昇します。①と②の働きによって正常より下がった血圧が上がって正常になります。するとレニンの分泌は止まります（図9-8）。

●カテコールアミン（アドレナリンとノルアドレナリン）の作用

交感神経系が興奮すると、交感神経の節前線維は副腎髄質に接続しているので、副腎髄質からアドレナリンとノルアドレナリンが、分泌され、全身の血管の平滑筋を収縮させ、また心臓の働きを強め、その結果血圧が上昇します。また、腎臓を支配する交感神経（ノルアドレナリン性）が刺激されると、レニンの分泌が亢進します。その結果、ナトリウムの再吸収量の増加、循環血液量の増加により、血圧が上がります。

●トロンボキサンA₂

トロンボキサンA₂は、血管が損傷して血小板が壊れると、血小板から放出される物質で、血管の平滑筋に作用で血管を攣縮させます。その結果、血圧が上がります。

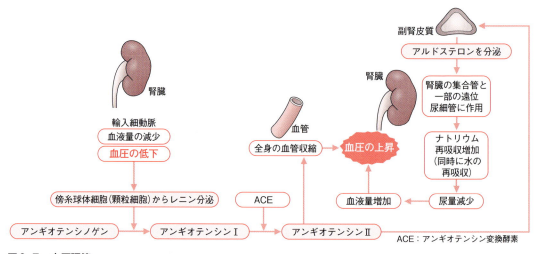

図9-7　血圧調節

● エンドセリン

　エンドセリンは、血管内皮細胞が産生・分泌し、健常者の生理的条件では機能が不明ですが、疾患の際には高濃度に存在し、血管平滑筋を収縮させて血圧上昇を起こします。いままで知られた血管収縮物質のなかで、最も強力で持続的収縮作用をもつことが明らかになっています。

＊

　インスリンは食後に膵臓から分泌されるホルモンで、血糖値が上昇したときに分泌されます。主に骨格筋や脂肪組織の細胞に結合してそれらの細胞のグルコース取り込みを促進します。その結果、血糖値が正常に下がります。

　カルシトニンは、甲状腺の傍濾胞細胞から分泌されるホルモンで、血漿カルシウム濃度が正常より高くなったとき、甲状腺から分泌され、血漿カルシウム濃度を下げます。またカルシトニンは、骨の破骨細胞の働きを抑制することで血漿カルシウム濃度を下げます。ソマトスタチンは、膵臓のD（δ）細胞から分泌されるホルモンで、同じ膵臓内のランゲルハンス島のインスリン分泌細胞やグルカゴン分泌細胞の働きを調節します。また視床下部からも分泌されますが、ここから分泌されたソマトスタチンは、下垂体前葉の成長ホルモン分泌細胞に作用して成長ホルモンの分泌を抑制します。

　グルカゴンは血糖を上げる働きの膵臓のA（α）細胞から分泌されるホルモンです。オキシトシンは、視床下部で合成され、下垂体後葉から分泌されるホルモンで、分娩の際や乳幼児による母親の乳腺の吸引刺激の際に血中に分泌され、平滑筋をもつ子宮や乳腺の筋上皮細胞を収縮させます。それらの結果、それぞれ、分娩促進や射乳（図9-6参照）が起こります。カルシトニンは、甲状腺の傍濾胞細胞から分泌される血漿カルシウム濃度を下げるホルモンです。

▶問題40　血中カルシウム濃度を上昇させるホルモンを分泌する器官はどれか。　　（第102回）
1．副甲状腺　　2．甲状腺
3．下垂体　　　4．副腎

解答　1

解説　血中カルシウム濃度を上昇させるホルモンは、副甲状腺から分泌される副甲状腺ホルモン（パラソルモン）と、腎臓から分泌される活性型ビタミンD_3です。一方、血中カルシウム濃度を下げるホルモンは、甲状腺の傍濾胞細胞から分泌されるカルシトニンです。

▶問題41　抗利尿ホルモン〈ADH〉について正しいのはどれか。　　（第101回）
1．尿細管における水分の再吸収を抑制する。
2．血漿浸透圧によって分泌が調節される。
3．飲酒によって分泌が増加する。
4．下垂体前葉から分泌される。

解答　2

解説　抗利尿ホルモンは、バソプレシン、ADH（anti-diuretic hormone）ともよばれます。抗利尿ホルモンはペプチドホルモンで、視床下部の室傍核と視索上核の神経細胞で合成され、下垂体後葉から分泌されます。視床下部を流れる血漿浸透圧の上昇や血液量の減少を感知して下垂体後葉から血中へ分泌されます。分泌された抗利尿ホルモンは、主に腎臓の集合管の細胞や一部の遠位尿細管に作用して水の再吸収を促進します。飲酒によって抗利尿ホルモンの分泌は抑制されます。

▶問題39　思春期に分泌が増加するホルモンはどれか。　　（第103回）
1．グルカゴン　　2．オキシトシン
3．カルシトニン　4．アンドロゲン

解答　4

解説　思春期（ふつうは12～17歳ごろで、小児期から性成熟期への移行期）には女性では月経が始まるように、男性は男性化が始まり、男性ホルモンの分泌が増加します。アンドロゲンは、男性ホルモンの英語での呼び名です。男性ホルモンには、副腎髄質から分泌されるデヒドロエピアンドロステロン（DHEA）と精巣から分泌されるテストステロンがあります。テストステロンは思春期から分泌が盛んになります。

▶**問題42** AはBの分泌を刺激するホルモンであると仮定する。ネガティブ・フィードバック機構を表わすのはどれか。　　（第101回）
1．Bの増加によってAの分泌が増加する。
2．Bの増加によってAの分泌が減少する。
3．Bの減少によってAの分泌が減少する。
4．Bの変化はAの分泌に影響を及ぼさない。

解答　2

解説　ネガティブ・フィードバック機構とはAがBの分泌を刺激するホルモンであるなら、Aによって分泌されたBの量が増える（増加）と、BがAの分泌を抑制するとき、Bによるネガティブ・フィードバックによってAの分泌が制御されるといいます。そしてこの機構を**ネガティブ・フィードバック機構**とよびます。

▶**問題43** ホルモンと産生部位の組み合わせで正しいのはどれか。　　（第101回）
1．エリスロポエチン────腎臓
2．アドレナリン────副腎皮質
3．成長ホルモン────視床下部
4．レニン────膵臓

解答　1

解説　**エリスロポエチン**は、腎臓（の尿細管の間質細胞）から血液の酸素分圧の低下を察知して分泌されるホルモンです。アドレナリンは、副腎髄質から交感神経の興奮と一致して分泌されるホルモンです。副腎髄質には、交感神経の節前線維が接続しています。成長ホルモンは、血糖値が低下したときやストレスや睡眠中に下垂体前葉から分泌されるホルモンです。レニンは、腎臓から血圧低下や血流低下のときに分泌される酵素です。レニンはホルモンの定義から考えると、厳密にはホルモンではありませんが、レニンは、結果的に血圧を下げる重要な一連の反応であるレニン-アンギオテンシン-アルドステロン系のメンバーなのでホルモンとして扱われます。レニンはアンギオテンシノゲンをアンギオテンシンIに変換する酵素です。

▶**問題44** ホルモンとその作用の組み合わせで正しいのはどれか。　　（第100回）
1．成長ホルモン────血糖値の上昇
2．バソプレシン────尿量の増加
3．コルチゾール────血中カリウム値の上昇
4．アンジオテンシンII──血管の拡張

解答　1

解説　**成長ホルモン**の働きは成長期では、身体の成長が主です。成人になってからは分泌量は減少しますが、分泌されていて血糖値を上げる働きもしています。バソプレシン（抗利尿ホルモン）は、血液の浸透圧が上昇したときに下垂体後葉から分泌されます。合成は視床下部です。分泌されると、腎臓の集合管の細胞に主に作用して水の再吸収量を増やします。それゆえ、尿量は減少します。コルチゾール（コルチゾル）は、副腎皮質から分泌される糖質コルチコイドです。糖新生を引き起こし、その結果、血糖値を上昇させます。また抗炎症作用があります。アンギオテンシンIIは、血管平滑筋に作用して血管収縮を起こさせます。その結果、血圧上昇が起きます。また、アンギオテンシンIIは副腎皮質に作用してアルドステロンを分泌させて、腎臓の集合管でのナトリウムと水の再吸収を促進して、血圧を上昇させます。

▶**問題45** 卵巣から分泌されるホルモンはどれか。2つ選べ。　　（第99回）
1．エストロゲン
2．プロラクチン
3．プロゲステロン
4．黄体化ホルモン〈LH〉
5．卵胞刺激ホルモン〈FSH〉

解答　1、3

解説　卵巣には卵胞があり、そこから**エストロゲン**が分泌されます。排卵後は黄体が形成され、そこからエストロゲンと**プロゲステロン**が分泌されます。それゆえ、卵巣から、**エストロゲン、プロゲステロン**といった女性ホルモンが分泌されます。プロラクチンは、下垂体前葉か

ら分泌される乳汁産生を促すホルモンです。黄体化ホルモン（LH）は、黄体形成ホルモンともよばれ、男女ともに下垂体前葉から分泌されます。またこのホルモンは性腺刺激ホルモンの1つです。卵胞刺激ホルモン（FSH）は、下垂体前葉より分泌されるホルモンで排卵を促す働きや、黄体を維持する働きをもっています。このホルモンも性腺刺激ホルモンの1つです。

▶**問題46** 状態とそれによって分泌が促進されるホルモンの組み合わせで正しいのはどれか。

(第98回)

1．血糖値上昇―――――――成長ホルモン
2．血清カルシウム値低下――カルシトニン
3．ヨード摂取過剰―――――甲状腺ホルモン
4．ナトリウム摂取不足―――アルドステロン

解答 4

解説 ナトリウム摂取不足によって下垂体後葉からのバソプレッシンの分泌が低下して尿量が増加して、血液量が減少する（血圧低下）と、それを腎臓の**緻密斑（細胞）**が感知して、腎臓の**傍糸球体細胞（顆粒細胞**ともいいます）からレニンが血中に分泌されて、レニン-アンギオテンシン-アルドステロン系が作動します。血中に入ったレニンは血液中のアンギオテンシノゲンをアンギオテンシンⅠに変換します。アンギオテンシンⅠは、主に肺の毛細血管の内腔に存在するアンギオテンシン変換酵素（ACE）の働きで、アンギオテンシンⅡに変換されます。アンギオテンシンⅡは、全身の血管平滑筋を作用して血管を収縮させます。また副腎皮質に作用して**アルドステロン**を分泌させて腎臓の集合管や一部の遠位尿細管細胞でのナトリウムの再吸収を促進させ、血液量が増加します（図9-8）。それらの結果、血圧が上がります。このようにナトリウム不足からくる血圧低下をこれ以上悪化させないために、アルドステロンを分泌して身体から失われるナトリウム量を減らします。

▶**問題47** 脂肪の合成を促進するのはどれか。

(第98回)

1．インスリン　　2．グルカゴン
3．アドレナリン　4．テストステロン

解答 1

解説 血糖値の調節に関係するホルモンのうち、唯一血糖値を下げるホルモンである**インスリン**は、脂肪組織の細胞でグルコースの取り込みを盛んにし、また取り込まれたグルコースを用いて**脂肪の合成**を促進します。

▶**問題48** Aさん（57歳、男性）は、肺癌で放射線治療後、放射線肺炎を発症し、1か月半前から副腎皮質ステロイドにより治療中である。2日前から38℃の発熱と頭痛が出現し、検査の結果、前頭葉に膿瘍が認められた。現在のAさんの血液検査データは、白血球12,000/μL、空腹時血糖101mg/dL、HbA1c5.9％、CRP4.6mg/dLである。腫瘍の発症に関与した副腎皮質ステロイドの副作用はどれか。

(第103回)

1．糖尿病　　　2．易感染
3．高血圧症　　4．創傷治癒遷延

解答 2

解説 白血球数が高く、38℃の熱が出ているため、感染あるいは炎症が起こっていると考えられます。副腎皮質ステロイド（糖質コルチコイド、コルチゾール）には抗炎症作用があります。すなわち、副腎皮質ステロイドは免疫や炎症に関係する細胞であるリンパ球の働きを抑制します。それゆえ、副腎皮質ステロイドの副作用として**易感染**（感染しやすくなること）になることがあります。前頭葉にできた膿瘍は、副腎皮質ステロイドの副作用として易感染が原因となって発症したと考えられます。

HbA1cとは、ヘモグロビンAのβ鎖のN末端のバリンにグルコースが結合した糖化ヘモグロビンのことです。このタイプのヘモグロビンは、血糖が高いと増えるので糖尿病の指標です。HbA1cは6.5％以上が異常値です。

CRP（C-reactive protein）は、肺炎球菌のC多糖体と沈降反応を示すタンパク質のことで、0.3mg/dL以下が基準値です。この値が高くなると何らかの炎症が示唆されます。

10 筋骨格系

▶**問題1** 全身の主な骨と関節

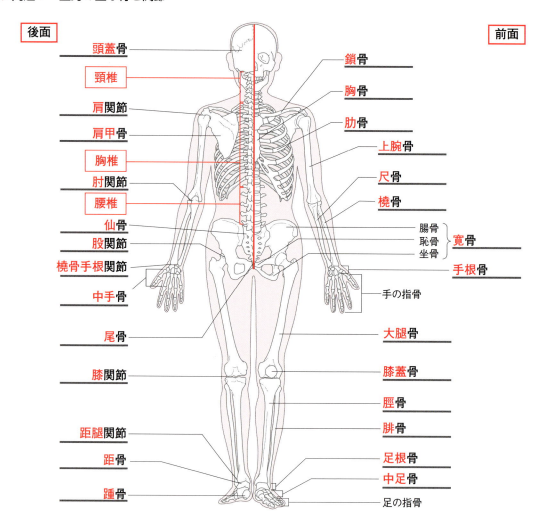

▶**問題2** 関節の構造

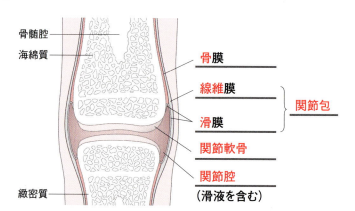

▶ **問題 3** 頭部の骨

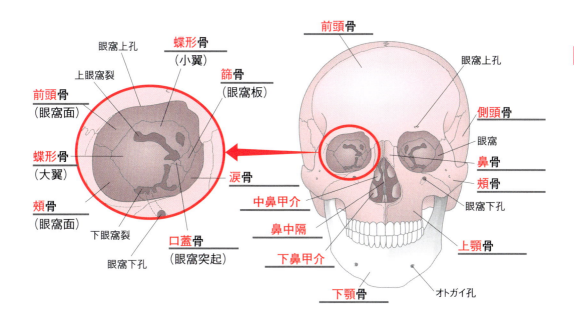

▶ **問題 4** 上肢の骨と関節

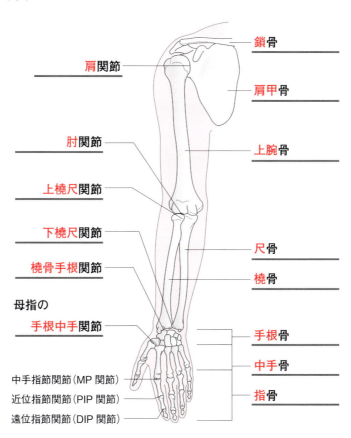

▶**問題5** 手の骨

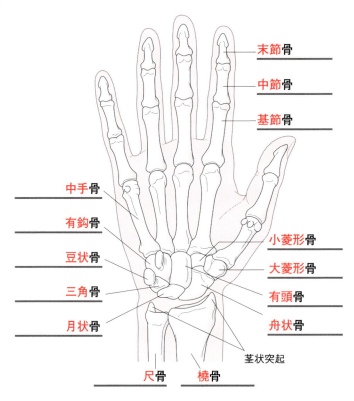

▶**問題6** 骨盤

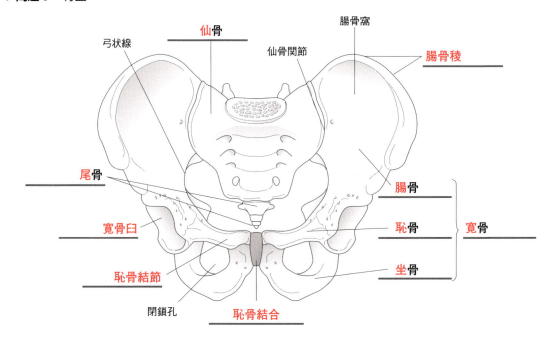

▶ 問題7　下肢の骨

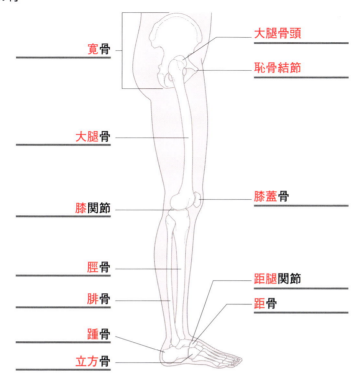

▶ 問題8　足の骨

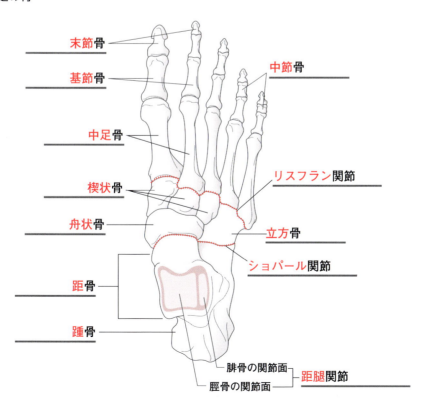

▶問題9　頭部の筋

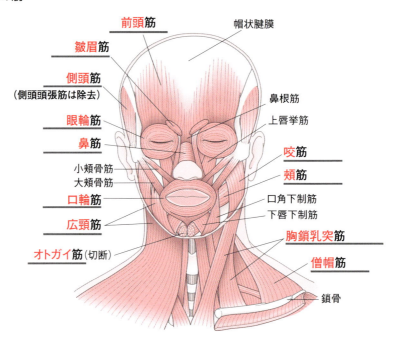

▶問題10　胸腹部の主な筋

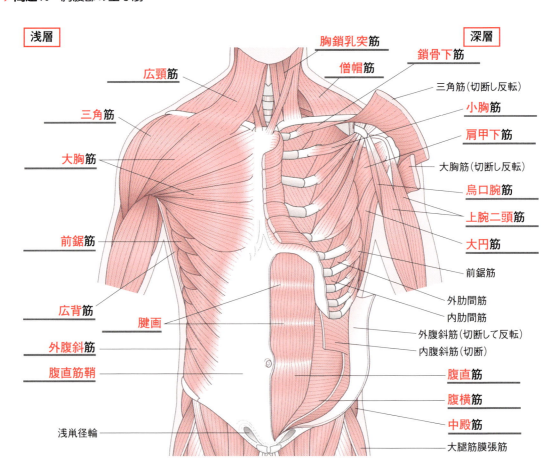

▶ **問題11** 背部の主な筋

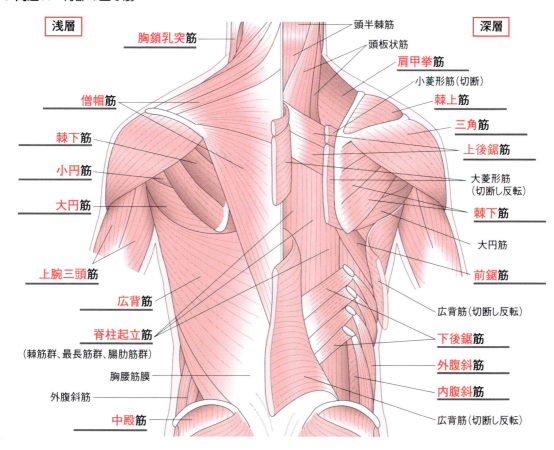

▶ **問題12** 上肢の筋

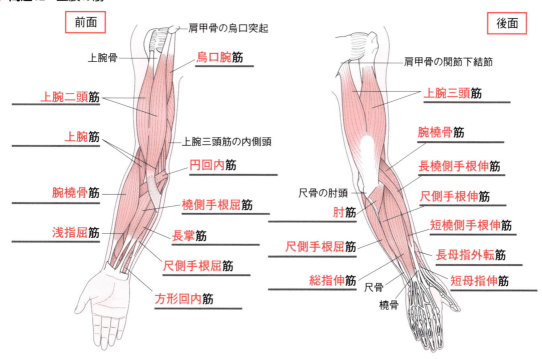

▶問題13　大腿の筋

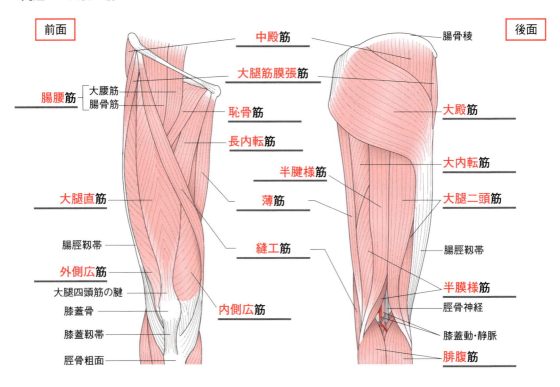

▶問題14　下肢の筋

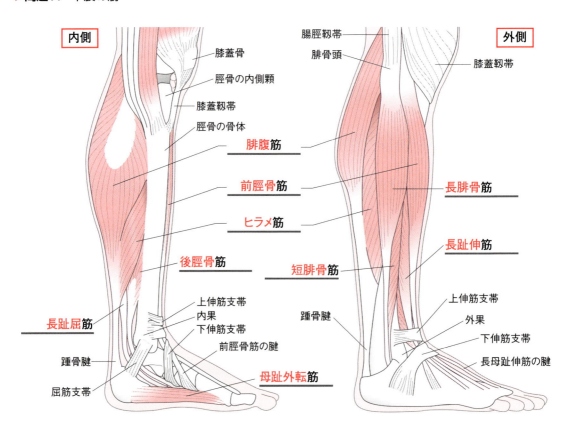

▶**問題15** 全身の骨は大小およそ何個あるか。
1．120個　　2．150個
3．200個　　4．250個

解答 3

解説 ヒトの骨格は**約200個**の骨で構成されています。

▶**問題16** 関節の組み合わせで誤っているのはどれか。
1．平面関節――手根骨の関節
2．球関節―――股関節
3．鞍関節―――母指の手根中手関節
4．車軸関節――腕尺関節

解答 4

解説 関節はその運動方向により**多軸性**、**二軸性**、それに**一軸性**に分類できます。また関節の形状で分類すると、**表10-1**のように分類されます。

表10-1　関節の分類

関節の種類	該当する関節
球関節	肩関節、股関節
楕円関節	橈骨手根関節
鞍関節	母指の手根中手関節
蝶番関節	肘関節の腕尺関節、指節関節
車軸関節	上橈尺関節
平面関節	椎間関節
顆状関節	中手指節関節
半関節	仙腸関節

▶**問題17** 大腿四頭筋を構成する筋ではないのはどれか。
1．大腿直筋　　2．外側広筋
3．縫工筋　　　4．内側広筋

解答 3

解説 **大腿四頭筋**は、**大腿直筋**、**中間広筋**、**外側広筋**、**内側広筋**からなります。大腿四頭筋の収縮は、膝を伸展させます。膝関節の伸展のときに働く筋群です。

▶**問題18** 大腿部の筋ではないのはどれか。
1．長内転筋　　2．縫工筋
3．半腱様筋　　4．腓腹筋

解答 4

解説 腓腹筋は下腿の筋です。大腿部には膝を伸展させる**大腿四頭筋**、それに膝を屈曲させる筋として**大腿二頭筋**、**半膜様筋**、**半腱様筋**、**縫工筋**、それに**膝窩筋**があります。

▶**問題19** 素足で歩いていて右足でガラスの破片を踏んで、反射的に右足を引っ込めた。この際、収縮している筋はどれか。2つ選べ。
1．右大腿四頭筋　　2．右大腿二頭筋
3．左大腿四頭筋　　4．左大腿二頭筋

解答 2、3

解説 この動きは**屈曲反射**とよばれます。屈曲反射では、反射的に引き上げられた足の対側の足は身体を支えるように伸展します。それゆえ、ガラスの破片を踏んだ右足の大腿二頭筋と身体を支える左足の大腿四頭筋が収縮します。

▶**問題20** 咀嚼筋群に属さないのはどれか。
1．咬筋　　　　2．後頭筋
3．外側翼突筋　4．内側翼突筋

解答 2

解説 咀嚼筋群は、**咬筋**、**側頭筋**、**外側翼突筋**、**内側翼突筋**からなります（図10-1）。

▶**問題21** 股関節を屈曲させる筋はどれか。2つ選べ。
1．大腰筋　　2．腹直筋
3．大腿四頭筋　4．腸骨筋

解答 1、4

解説 股関節を屈曲させる筋は**腸腰筋**とよばれ、**腸骨筋**、**大腰筋**、**小腰筋**から構成されています（図10-2）。

▶**問題22** 筋線維の収縮に開始に必要なアクチン線維とミオシン線維の結合が起こるために筋小胞体から放出される分子は何か。
1．ATP　　　　2．カルシウム
3．トロポニン　4．アセチルコリン
5．アドレナリン

解答 2

解説 筋線維には筋原線維がぎっしり詰まっています（図10-3）。筋原線維は**アクチン線維**

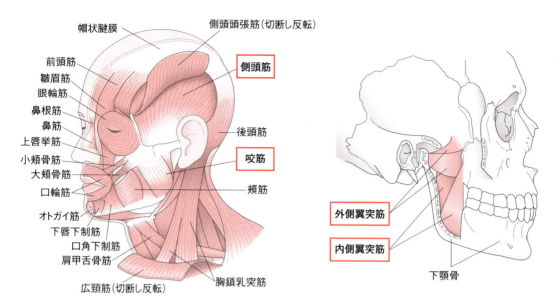

図10-1　咀嚼筋群の構造

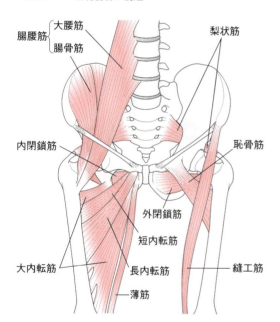

図10-2　腸腰筋の構造

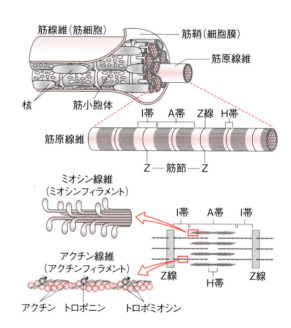

図10-3　筋原線維の構造

（アクチンフィラメント）とミオシン線維（ミオシンフィラメント）からなります。さらにアクチン線維は、アクチンとトロポミオシンそれにトロポニンという分子からなっています。筋線維に筋活動電位が発生してT管（横行小管ともいいます）を伝わってきた電位変化によって筋小胞体からカルシウム（Ca^{2+}）が細胞質に放出されます。放出されたCa^{2+}は細胞質の筋原線維を構成するトロポニンに結合して初めてアクチ

ン線維とミオシン線維の結合が可能になります。

▶問題23　脊髄では下位運動ニューロンの細胞体はどこにあるのか。

1．前角　　　2．後角
3．側角　　　4．前索
5．後索

解答　1

解説　脊髄の灰白質は、腹側から前角、側角、

後角と分けられますが、前角に上肢や下肢の骨格筋に接続する運動ニューロンの細胞体があります。また側角には自律神経の細胞体があります。さらに後角には感覚神経の細胞体があります（p.64、図7-1参照）。

▶**問題24** 下図は骨格筋の神経筋接合部の図です。図中の括弧（A）内に入る語句はどれか。

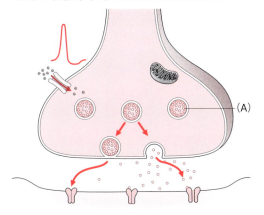

1．アドレナリン
2．ノルアドレナリン
3．γ-アミノ酪酸（GABA）
4．ドーパミン（ドパミン）
5．アセチルコリン

解答 5

解説 神経－筋接合部における神経伝達物質は**アセチルコリン**です。神経筋接合部では運動神経より活動電位が神経終末に到達すると、電位依存性カルシウムチャネルが開いて、その結果、シナプス小胞がシナプス前膜に融合してシナプス小胞中のアセチルコリンがシナプス間隙に放出されます（p.73、図7-10参照）。放出されたアセチルコリンはシナプス後膜のアセチルコリン受容体に結合します。**アセチルコリン受容体**はアセチルコリンの結合によってナトリウム（Na^+）を通し、終板電位を発生します。シナプス後細胞が筋線維の場合、ここで発生する電位を終板電位といいます。その電位変化がシナプス近傍に存在する**電位依存性ナトリウムチャネル**を開口させた結果、筋活動電位が発生します。

▶**問題25** 筋に関係する説明で誤っているのはどれか。

1．運動ニューロンへの命令は運動野から始まる。
2．骨格筋は随意筋である。
3．平滑筋は不随意筋である。
4．平滑筋と骨格筋の筋線維は単核である。
5．骨格筋と心筋には横紋がある。

解答 4

解説 骨格筋の筋線維は、筋芽細胞が多数融合した細胞なので**多核**です。筋には、心筋、骨格筋、平滑筋があります。それらの特質は**表10-2**のとおりです。

▶**問題26** 骨格筋線維の型の説明で誤っているのはどれか。

1．動眼筋にはタイプⅡb線維が多く含まれている。
2．タイプⅡb線維はタイプⅠ線維より毛細血管が発達していない。
3．タイプⅡb線維はミトコンドリアを多く含んでいる。
4．タイプⅠ線維は持久的な運動トレーニングを続けると、肥大する。
5．マグロの筋はヒラメの筋よりミオグロビンが多く含む。

解答 3

解説 骨格筋のタイプⅠ線維は、**遅筋**あるいは**ST線維**ともいわれます。この線維の特徴は、

表10-2 筋の分類

	平滑筋	心筋	骨格筋
核	単核	単核	多核
ギャップジャンクション	あり*	あり	なし
活動電位の発生時間	数10ミリ秒	200〜300ミリ秒	10ミリ秒以内
疲労	起こりにくい	起こりにくい	起こりやすい

*平滑筋には単ユニット平滑筋と多ユニット平滑筋があり、ギャップ結合をもつのは単ユニット平滑筋のみです。

ミトコンドリアの働きに関連する構造や働きに強く関係します。それゆえ、ミトコンドリアに富み、ミトコンドリアで利用する酸素を供給するためにこの線維の毛細血管が、発達しています。さらにこの筋線維は**ミオグロビン**を多く含みます。ミオグロビンはミトコンドリアで利用する酸素をしっかり確保します。それゆえ、大量のエネルギーを効率よく産生するので、筋線維が、疲れにくい性質があります。一方、タイプⅡb線維は、**速筋**あるいは**FT線維**ともいわれます。嫌気性解糖（ブドウ糖から乳酸へ分解）によって得られるATPを利用して筋線維が収縮します。嫌気性解糖は、速いATP産生を可能にしていますが、ブドウ糖が枯渇しやすいので、持続的な運動には適しません。それゆえ、疲れやすい筋線維です。**表10-3**のように筋線維は、タイプⅠ、タイプⅡa、タイプⅡbの3つに区別されます。

▶**問題27** タンパク質同化作用のあるホルモンはどれか。

1．女性ホルモン　　2．男性ホルモン
3．アルドステロン　4．カルシトニン
5．ANP

[解答] 2

[解説] **タンパク質同化作用**とは、体内でアミノ酸からタンパク質を合成することをいいます。タンパク質合成を盛んにするホルモンは男性ホルモンです。男性ホルモンは、主に2種（**テストステロン、デヒドロエピアンドロステロン**）あり、最も強力なものは、男性の**精巣**から分泌されるテストステロンです。また次に強い作用をもつ男性ホルモンは**副腎皮質**から分泌されるデヒドロエピアンドロステロンです。

▶**問題28** 骨からカルシウムを血液中に放出させる細胞はどれか。

1．好中球　　2．骨芽細胞
3．破骨細胞　4．血管内皮細胞
5．赤血球

[解答] 3

[解説] 骨に**破骨細胞**と**骨細胞**それに骨細胞の前駆細胞である**骨芽細胞**が常在します。破骨細胞は、副甲状腺ホルモンの働きで活発化して酸を分泌して骨を溶かします。その結果、血中にカルシウムが放出されます。

▶**問題29** 筋について誤っている説明はどれか。

1．心筋にはギャップ結合が存在する。
2．虹彩の筋は平滑筋からなる。
3．心臓の洞房結節の筋は特殊心筋からなる。
4．心筋の活動電位は200msほど続く。
5．心筋は強縮を生じる。

[解答] 5

[解説] 筋は3種類あり、**骨格筋、平滑筋**それに**心筋**です。心筋は血液をなるべく圧の変動を少なく全身や肺に送り出しています。強縮という収縮したままの状態が続いたら動脈血圧が0mmHgになってしてます。圧が0mmHgだと血液がうまくスムーズに送れません。ですから健康な心拍動では強縮は起こりません。3種類の筋の特性は**表10-2**を参照してください。

▶**問題30** 平滑筋の説明で誤っているのはどれか。

1．細胞核は1つである。
2．収縮速度は骨格筋より速い。

表10-3　骨格筋線維のサブタイプ

	収縮が遅い酸化型筋線維	収縮が速く酸化・解糖型筋線維	収縮が速い解糖型筋線維
別名	ST(slow twitch)	FTa(fast twitch)	FTb(fast twitch)
筋線維の大きさ	最も小さい	中ぐらい	最も大きい
ミトコンドリア量	多い	多い	少ない
ミオグロビン量	多い	多い	少ない
毛細血管の数	多い	多い	少ない
色	赤	赤ピンク	白
ATP産生能	高い	中ぐらい	低い
疲労性	疲労しにくい	中ぐらい	疲労しやすい
存在する部位	姿勢を維持する筋	大腿部の筋	上腕部の筋

3．子宮の壁を構成している。
4．血管平滑筋はノルアドレナリンによって収縮する。
5．平滑筋の筋線維はトロポニンの代わりにカルモジュリンをもっている。

解答 2

解説 平滑筋の活動電位の発生時間は、心筋の次に長く、50ミリ秒ほどです。心筋や骨格筋のように明瞭な横紋構造がなく、疲労しにくいのが特徴な筋です。また平滑筋の活動を支配している神経は、自律神経です。

▶**問題31** Ⅰa感覚神経が支配しているのはどれか。

1．筋線維
2．筋紡錘
3．腱器官
4．下位運動神経（下位運動ニューロン）
5．上位運動神経（上位運動ニューロン）

解答 2

解説 Ⅰa感覚神経は、骨格筋の筋紡錘内の錘内筋線維に接続して筋線維が伸ばされると、筋が伸びたという情報を活動電位を発生して脊髄へ伝えている神経です。筋紡錘には他にⅡ感覚神経が錘内筋線維に接続しています。筋紡錘を支配する神経の構造を図10-4に示します。

▶**問題32** 骨格筋の収縮について正しいのはどれか。
（第103回）

1．筋収縮のエネルギー源はADPである。
2．収縮力は関節が伸展した状態で最大となる。
3．骨格筋は副交感神経の指令を受けて収縮する。
4．アクチンがミオシン上を滑走して筋収縮が起こる。

解答 4

解説 骨格筋の収縮は、①運動ニューロンからの神経インパルスが、神経筋接合部で筋活動電位を発生する過程、②筋活動電位が、筋小胞体からカルシウムを放出させ、カルシウムがトロポニンに結合するまでの過程、③アクチンとミオシンの結合を起こり、続いてATPとミオシンとの結合によるATPの分解、ミオシンの首振り運動による筋節の短縮（アクチンがミオシンの上を滑走すること）による骨格筋の収縮という最終過程からなります。

▶**問題33** 骨について正しいのはどれか。
（第103回）

1．リンの貯蔵場所である。
2．骨髄で骨の形成が行われる。
3．骨芽細胞によって骨の吸収が行われる。
4．カルシトニンによって骨からカルシウムが放出される。

解答 1

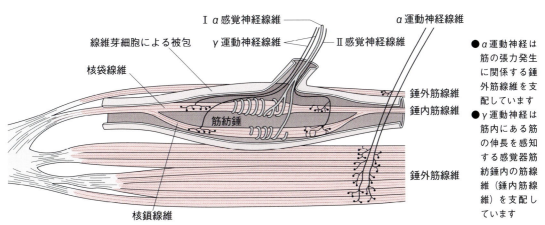

図10-4　骨格筋内に出入りする神経線維

解説 骨はコラーゲン線維と無機質(リン酸カルシウム)からなっています。それゆえリンの貯蔵庫でもあります。体内のカルシウムの99％は骨にあります。骨髄は骨の中心にある組織で、血球をつくる働きする場所です。骨の形成は骨膜直下に存在する骨芽細胞が行います。破骨細胞が骨吸収を行います。カルシトニンは甲状腺の傍濾胞細胞から分泌されるホルモンで、骨では破骨細胞の働きを抑制して骨吸収、すなわち骨からカルシウムの放出を抑えます。

▶**問題34** 筋の神経支配の組み合わせで正しいのはどれか。 (第103回)

1．僧帽筋————横隔神経
2．上腕三頭筋————橈骨神経
3．横隔膜————肋間神経
4．腓腹筋————坐骨神経

解答 2

解説 僧帽筋は副神経支配です。上腕三頭筋は橈骨神経支配です。横隔膜は横隔神経支配です。腓腹筋は脛骨神経支配です。

▶**問題35** 前腕の図を示す。矢印で示す骨がどれか。 (第99回)

1．腓骨
2．橈骨
3．脛骨
4．尺骨

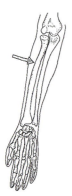

解答 2

解説 矢印は母指に近い骨、橈骨を指しています。それゆえ、正解は2です。**問題4**を参照してください。

▶**問題36** 関節軟骨を構成する成分で最も多いのはどれか。 (第98回)

1．アクチン　　2．ミオシン
3．ケラチン　　4．コラーゲン
5．グリコゲン

解答 4

解説 アクチンとミオシンは筋細胞、とくに骨格筋細胞に多い、筋原線維構成タンパク質です。ケラチンは毛や爪の構成成分です。コラーゲンは結合組織の膠原線維の主な構成タンパク質で、支持性結合組織の関節軟骨の構成成分です。グリコゲンは、グルコース(ブドウ糖)の重合体です。

▶**問題37** 脊柱で椎骨が5個なのはどれか。 (第96回)

1．頸椎　　2．胸椎
3．腰椎　　4．尾骨

解答 3

解説 脊柱を構成する椎骨は、上から頸椎7個、胸椎12個、腰椎5個、仙椎5個、尾椎3〜5個です。それゆえ、正解は3です。

▶**問題38** 骨で正しいのはどれか。 (第96回)

1．骨芽細胞は骨の吸収を行う。
2．カルシトニンは骨破壊を促す。
3．長管骨の成長は骨膜で行われる。
4．血清カルシウム値の調節に関わる。

解答 4

解説 骨芽細胞は骨の吸収を抑制します。カルシトニンは造骨を促進します。長管骨の成長は骨端線で起こります。骨は体内で最大のカルシウムの貯蔵庫で、99％が骨にあります。血清カルシウム値は、骨にカルシトニン、パラソルモン、活性型ビタミンD_3が作用して骨からカルシウムを放出(骨吸収)させたり、骨にカルシウムを取り込ませたりすることによって、調節されています。

▶**問題39** 上腕を外転させる筋肉はどれか。 (第96回)

1．大胸筋　　2．三角筋
3．上腕二頭筋　　4．上腕三頭筋

解答 2

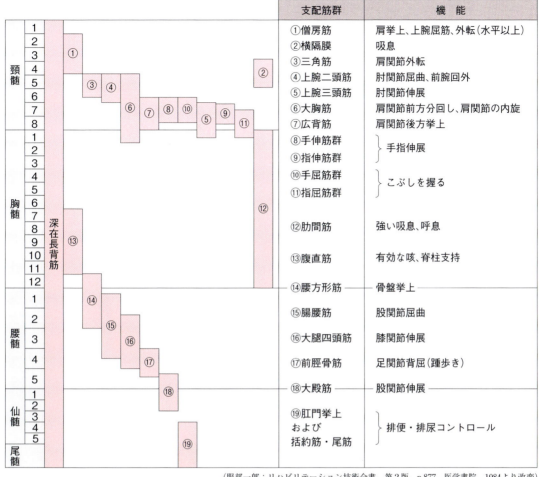

図10-5　脊髄神経の筋支配と日常生活動作

解説　大胸筋は、上腕の内転、前方挙上、それに内旋を行います。三角筋は、肩関節を包み、上腕を回転させる働きをします。上腕二頭筋は、肘を曲げる働きや、前腕を回外する働きをします。上腕三頭筋は、肘の関節を伸展させる働きをします。図10-5に筋肉と支配する運動神経の関係をあげていますので、参考にしてください。

11 呼吸器系

▶**問題1** 鼻腔と副鼻腔

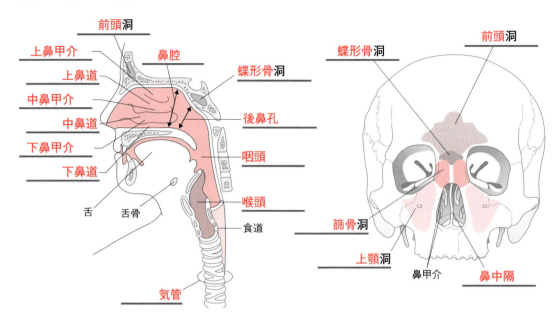

▶**問題2** 気管と気管支の分岐

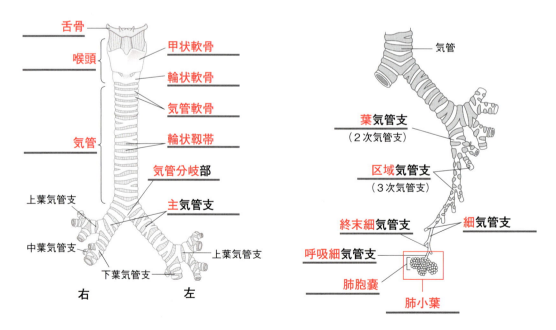

▶問題3　肺の構造

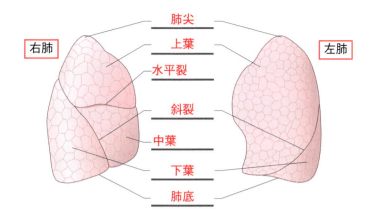

▶問題4　呼吸器について正しいのはどれか。
1．左肺は右肺より大きい。
2．上気道は鼻腔から喉頭までをいう。
3．気管は第6胸椎の高さで左右気管支に分岐する。
4．左右の肺はそれぞれ3葉からなる。

解答　2

解説　胸郭の左側よりに心臓があるので、左肺は右肺より小さいのです。上気道は鼻腔から喉頭までを指します。気管は**第5胸椎**の高さで左右気管支に分かれます。右肺は**3葉**、左肺は**2葉**からなります（図11-1）。

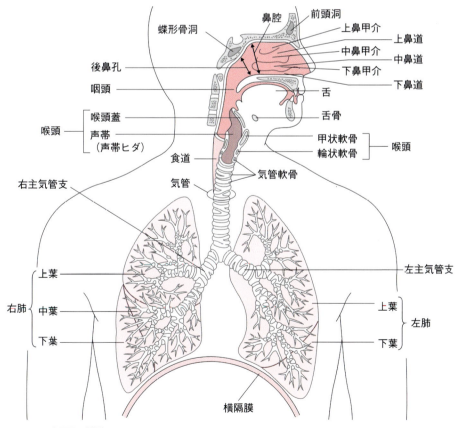

図11-1　呼吸器の構造

▶**問題5** 肺について正しいのはどれか。
1. 肺の組織を養っているのは気管支動・静脈である。
2. 肺胞は直径1mmほどである。
3. 肺尖は鎖骨より2cmほど下である。
4. 細気管支の壁には横紋筋が発達している。

解答 1

解説 肺の気管支組織に栄養を与えているのは、**気管支動・静脈**です。肺胞はおよそ直径0.2～0.3mmほどです。肺尖は鎖骨より2cmほど上に突き出しています。細気管支の壁には平滑筋が、発達しています。

▶**問題6** 血中濃度が増加したときに呼吸を促進するのはどれか。
1. 水素イオン
2. 塩化物イオン
3. 炭酸水素イオン
4. ナトリウムイオン

解答 1

解説 呼吸は酸素を取り入れて二酸化炭素を排出するために行います。酸素はミトコンドリアでATPを合成するために必須です。細胞がエネルギーを得るためグルコースを完全に分解して生じた老廃物が水と二酸化炭素です。二酸化炭素は血液中では、水と反応して多くは炭酸あるいは炭酸水素イオン(HCO_3^-)のかたちになり、**水素イオン**(H^+)を放出します。ですから二酸化炭素は、血液中では酸ですので身体の外に捨てないと、身体は酸性になってしまいます。それゆえ、呼吸運動に影響する化学物質は、酸素と二酸化炭素、それにH^+です。それらは血中では、それぞれ、**動脈血の酸素分圧**(PaO_2)、**二酸化炭素分圧**($PaCO_2$)、それに**水素イオン濃度**(pH)として表現されます。したがって、血中濃度が増加したとき(運動を行なったときを想像してみてください)に呼吸を促進するのは、生理的に考えてみてH^+ということになります。

▶**問題7** 安静時の呼吸筋はどれか。**2つ選べ**。
1. 胸鎖乳突筋
2. 内肋間筋
3. 外肋間筋
4. 横隔膜

解答 3、5

解説 安静時の呼吸筋は**外肋間筋**と**横隔膜**です。横隔膜は横紋筋の付いた膜で、運動神経である横隔神経に支配されています。同様に外肋間筋は横紋筋で、肋間神経に支配されています。

▶**問題8** 空気中の酸素の割合は、およそどれくらいか。
1. 10%
2. 15%
3. 20%
4. 30%

解答 4

解説 空気に占める各気体(ガス)の割合は、窒素ガスがおよそ80%で、酸素ガスが20%です。

▶**問題9** 動脈血の酸素分圧はどれくらいか。
1. 96mmHg
2. 90mmHg
3. 85mmHg
4. 80mmHg

解答 1

解説 空気中の酸素分圧は、空気が約21%を占めるので、760mmHg×0.21＝160mmHgですが、肺胞内は、飽和水蒸気(飽和水蒸気圧＝47mmHg)で満たされているので、その影響で酸素分圧は、100mmHgとなります。さらに肺静脈(動脈血を運んでいる血管)に気管支静脈(静脈血を運んでいる血管)が合流して左心室に流れ込むので、左心室血の酸素分圧は**96mmHg**に下がります。それゆえ大動脈(全身の血液を送る血管)の酸素分圧は96mmHgになります。この値は加齢とともに下がることが知られていて、80歳では平均80mmHgといわれいます。

▶**問題10** 動脈血の二酸化炭素分圧はどれくらいか。
1. 60mmHg
2. 46mmHg
3. 40mmHg
4. 20mmHg

解答 3

解説 動脈血の二酸化炭素分圧は、安静時**40mmHg**です。それゆえ、運動すればこの値は、上がります。

▶**問題11** 肺の栄養血管はどれか。
1．肺動脈　　　2．肺静脈
3．気管支動・静脈　4．門脈

解答 3

解説 肺の栄養血管とは、肺組織を養っている血管を指します。それゆえ、肺の栄養血管は、肺に栄養を渡して、かつ老廃物を運び去ってくれる血管である気管支動・静脈のことです。

▶**問題12** 1気圧は何mmHgか。
1．350mmHg　　2．460mmHg
3．760mmHg　　4．1000mmHg

解答 3

解説 地球の表面は、大気（だいたい窒素と酸素）によっておおわれています。海からの高さを考えると、界面では、大気も物質であるため、重さがあり、約1cm^{2}あたり約1kgの圧力がかかっています。この界面での大気圧を1として1気圧として通常用いられます。厳密には、海水の温度や風によって気圧は変化します。しかし、一般に1気圧は海面で1cm^{2}あたりにかかる重さを水銀柱にして、約760mmなので、1気圧は760mmHgと表されます。また1mmHg＝1Torr（トールと読む）とも表します。

▶**問題13** 動脈血が流れているのはどれか。
1．肺動脈　　　2．肺静脈
3．気管支静脈　4．門脈

解答 3

解説 肺を通った血液は、酸素で充分に飽和されたヘモグロビンをもつ赤血球を含む血液なので動脈血とよびます。それゆえ、ここでは肺静脈が動脈血を含む血管に相当します。

▶**問題14** 気道の機能でないのはどれか。
1．加温作用　　2．加湿作用
3．防御機能　　4．体温調節

解答 4

解説 気道とは呼吸器の一部で、空気を取り込んで肺へ運ぶ通路のことです。気道の機能には、主に加温作用、加湿作用、防御作用があり

ます。体温調節は視床下部の働きです。

①**加温作用**：吸い込んだ空気を体温付近まで加温して、それが肺組織に刺激に刺激性が内容にします。

②**加湿作用**：細気管支からや肺胞は、乾燥すると、それらを構成する細胞が障害されるので、気道で加湿されます。

③**防御作用**：空気と一緒に吸い込まれる塵埃や、病原体を除くために、気道の途中には粘液を分泌する杯細胞や、口腔側に波打つように線毛が動いている線毛細胞が存在し、塵埃や病原体を肺の奥深く入るの防いでいます。

▶**問題15** 図中の肺の構造Aは何というか。

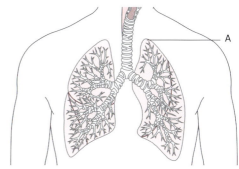

1．左上葉　　2．右上葉
3．肺底　　　4．肺尖

解答 4

解説 図11-1のように肺の構造上、鎖骨より上にある部分で肺の尖端ですから肺尖といいます。

▶**問題16** 図中の構造Xを何というか。

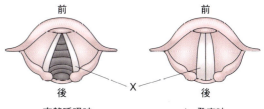

a. 安静呼吸時　　b. 発声時

1．喉頭蓋　　2．声門
3．声帯ヒダ　4．前庭ヒダ

解答 3

解説 左右の声帯ヒダに挟まれた隙間を声門裂とよび、発生時には閉鎖され、その隙間に空

気を通すことで声帯ヒダを振動させて音声を発します（図11-2）。

▶**問題17** 肺胞はきわめて薄い袋で表面張力が袋を押しつぶす傾向があるので、これに対してⅡ型肺胞上皮細胞は何を分泌して表面張力を下げているのか。
1．ムチン　　　　　2．水
3．サーファクタント　4．リゾチーム

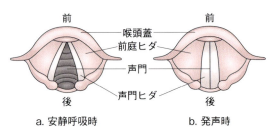

図11-2　声帯の構造

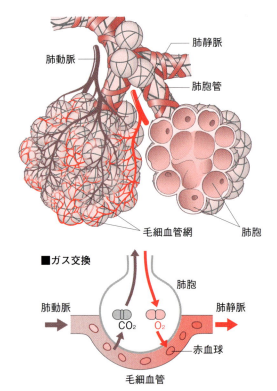

■ガス交換

肺胞に血液を送る動脈は、肺胞で無数の毛細血管に枝分かれして、肺内のガス（O_2 と CO_2）、毛細血管中の血液のガス（O_2 と CO_2）の濃度によってガス交換が行われています。これによって、酸素飽和した赤血球を含む血液（動脈血）が肺静脈を介して、左心房へ流れ込みます

図11-3　肺胞の構造

解答　3

解説　Ⅱ型肺胞上皮細胞からは肺胞の表面張力を下げるサーファクタントが分泌されています（図11-3）。サーファクタントの成分は、リン脂質です。肺胞上皮を構成する細胞は、2種類あります。ほとんどはⅠ型肺胞上皮細胞で、全体の約95％を占めます。残りの約5％はⅡ型肺胞上皮細胞です。

▶**問題18** 呼吸に関する1秒率とは、正常では何％以上のことをいうのか。
1．60％　　2．70％
3．80％　　4．90％

解答　2

解説　最大限に息を吸った状態から最大の速度で最大限に息を吐き出したとき呼出される空気の量を**努力性肺活量**という。この息を吐き出す最初の1秒間に吐き出される空気の量を**1秒量**といいます。1秒量の努力性肺活量に対する割合を**1秒率**といいます。1秒率は正常では**70％**以上です。

▶**問題19** 成人での1回換気量は、およそ何mL程度か。
1．350mL　　2．400mL
3．450mL　　4．500mL

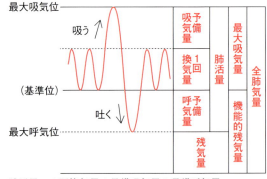

肺活量：1回換気量＋予備吸気量＋予備呼気量
成人男性：3,000～4,000mL、成人女性：2,000～3,000mL

肺胞換気量：1回換気量－死腔量

死腔とはガス交換していない空間（鼻、口、咽頭、喉頭、気管、気管支、細気管支）のことで、その容積を死腔量（約150mL）とよびます

図11-4　肺気量分画（スパイログラム）

解答 5

解説 1回換気量とは、1回の呼吸で吸い込むあるいは、吐き出す空気の量をいいます。成人男性では平均およそ500mLです。肺の容量の区分を図11-4に示します。

▶**問題20** 成人での死腔量はおよそ何mLか。
1. 100mL　　2. 150mL
3. 200mL　　4. 250mL

解答 2

解説 呼吸において、吸い込まれた空気は肺胞や細気管支に届き、肺の毛細血管との間でガス交換に参加します。しかし、鼻腔や気管や気管支にとどまった空気はガス交換に参加できません。それらのガス交換に関係しない気道部分を死腔といいます。成人では、平均およそ150mLです。

▶**問題21** 二酸化炭素は、およそ何%ぐらいが炭酸水素イオンになり、血液中を移動するか。
1. 40%　　2. 60%
3. 75%　　4. 90%

解答 4

解説 身体をつくるすべての細胞は代謝の結果、二酸化炭素と水を老廃物として排出します。二酸化炭素は、間質を経て血液に入ると、赤血球に存在する炭酸脱水酵素(CA、carbonic anhydrase)の働きで、炭酸(H_2CO_3)に変えられ、さらに炭酸は水中で一部が、水素イオン(H^+)と炭酸水素イオン(HCO_3^-)に分離します。このように二酸化炭素のおよそ90%のHCO_3^-のかたちになり、血液中を移動します(図11-5)。

▶**問題22** 成人の呼吸数はどれくらいか。
1. 5～8回/分　　2. 12～15回/分
3. 20～25回/分　　4. 30～40回/分

解答 2

解説 呼吸数とは、1分間における呼吸の回数です。成人ではおよそ12～15回/分です。また1回の呼吸でガス交換に関係する空気の量、すなわち肺胞換気量は、平均350mLです。これらの値は基準値として覚えておきましょう。
肺胞換気量＝1回換気量－死腔

▶**問題23** 呼吸調節中枢はどこか。
1. 視床下部　　2. 橋
3. 間脳　　4. 延髄

解答 2

解説 呼吸は、脳幹のとくに延髄で制御されています。しかし、呼吸パターンは延髄の上の橋からの制御を受けています(図11-6)。この場所を呼吸調節中枢とよびます。

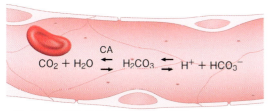

CO_2：二酸化炭素、H_2O：酸素、H_2CO_3：炭酸、
HCO_3^-：炭酸水素イオン、H^+：水素イオン、CA：炭酸脱水酵素

活動している細胞は、主にエネルギー源であるブドウ糖を分解して、老廃物としてCO_2とH_2Oを間質に放出します。放出されたCO_2は毛細血管内に入り、血管内皮細胞に存在するCAの働きでH_2CO_3に変わります。H_2CO_3はただちにH^+＋HCO_3^-に分解します。このようにCO_2の多く(90%)は、HCO_3^-のかたちで血液中(正確には血漿中)に存在します

図11-5　二酸化炭素(CO_2)の血液中での状態

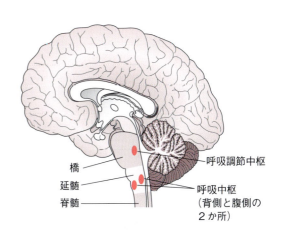

図11-6　呼吸中枢と呼吸調節中枢

▶**問題24** 肺活量を測定する機械を何というか。
1．心電計　　2．スパイロメータ
3．筋電計　　4．オシロスコープ

解答 3

解説 心電計は、心臓の電気活動を記録する機械です。脳波計は脳の神経活動の結果、頭皮上に漏れてくる微弱な電位変化を記録する機械です。スパイロメータは、呼吸の際にみられる呼吸器への空気の出し入れの量を記録する機械です（図11-7）。筋電計は筋肉の電気活動を記録する機械です。オシロスコープは、電気信号を視覚的にみる機械です。

▶**問題25** 補助呼吸筋はどれか。
1．外肋間筋　　2．内肋間筋
3．横隔膜　　　4．大腿四頭筋

解答 2

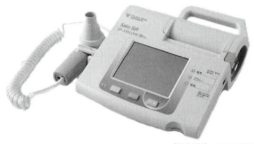

図11-7　スパイロメータ　　（写真提供：フクダ電子）

解説 呼吸は肺の自発的な収縮・弛緩によるものではなく、肺を拡張あるいは収縮させる筋が行っています。呼吸筋は、肺を支持する肋骨と横隔膜に付着した筋で、安静時は、**外肋間筋**と**横隔膜**（筋性の膜）が行っています。安静時は息を吸い込むときだけ、筋の収縮補助が必要です。息を吸い込むときに、肺は拡張します。筋が弛緩すると、肺は自然に収縮し、肺内の空気が呼出されます。激しい運動のときは、安静時よりも速く肺が拡張・収縮することで、1分間あたり、酸素が速くたくさん肺胞に取り入れられます。その際、補助呼吸筋が、肺のより速い拡張・収縮を助けます。実際、吸息のときには、補助呼吸筋として**斜角筋**や**胸鎖乳突筋**、**肩甲挙筋**、**大胸筋**が働きます。また呼息時には補助呼吸筋として、**内肋間筋**や**腹直筋**などが働きます（図11-8）。

▶**問題26** 酸素分圧が最も高いのはどれか。
1．吸気　　2．呼気
3．肺胞気　　4．動脈血

解答 1

解説 空気中の酸素が気道に取り入れられると、飽和水蒸気圧（47mmHg）の影響で、酸素分圧は158mmHg（大気中）から100mmHgに低下します。すなわち身体のなかに入って肺胞に

安静時呼吸時に使う筋肉
・吸息：外肋間筋、横隔膜
・呼息：なし

努力呼吸時の補助筋
・吸息：斜角筋、胸鎖乳突筋
・呼息：内肋間筋、腹筋群（腹横筋、外腹斜筋、内腹斜筋）

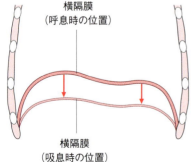
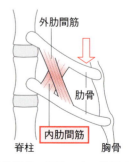

図11-8　呼吸筋

表11-1　ガス分圧の変化(mmHg)

	吸気	呼気	肺胞気	動脈血	静脈血
酸素(O_2)	158	116	100	95	40
二酸化炭素(CO_2)	0.3	32	40	40	46
窒素(N_2)	596	565	573	573	573
水蒸気(H_2O)	5.7	47	47	—	—
総和	761	760	760	—	—

(坂井建雄、岡田隆夫：系統看護学講座専門基礎1　人体の構造と機能1　解剖生理学、第7版、p.116、医学書院、2005より改変)

向かっていくと酸素分圧は低下します。それゆえ、吸気の酸素分圧がいちばん高いのです。大気中から気道に入っていく空気の酸素分圧や二酸化炭素分圧の組成は、**表11-1**のように変化します。

▶**問題27**　赤血球内にあり、二酸化炭素を水と反応させ、炭酸を生じさせる酵素を何というか。
1．アミラーゼ
2．炭酸脱水酵素(CA)
3．タンパク質分解酵素
4．リボヌクレアーゼ

解答　2

解説　二酸化炭素を水と反応させ、炭酸に変える酵素を**炭酸脱水酵素**(CA)といいます。CAとは、carbonic anhydraseの略です。

▶**問題28**　成人の肺胞換気量はおよそどれくらいか。
1．250mL　　2．350mL
3．450mL　　4．550mL

解答　2

解説　**肺胞換気量**とは、1回換気量から死腔量を引いた値です。これは1回の吸息で、実際に肺胞でガス交換される空気の量を指します。平均1回換気量は500mLで、死腔量は150mLです。それゆえ、肺胞換気量＝500mL－150mL＝**350mL**です。

▶**問題29**　呼吸運動の調節にかかわる末梢化学受容器が存在するのはどの血管か。
1．大動脈　　2．肺動脈
3．肺静脈　　4．下大静脈

解答　1

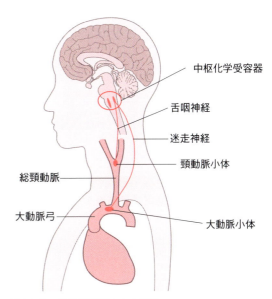

図11-9　化学受容器の存在部位

解説　呼吸調節にかかわる末梢化学受容器は、頸動脈洞と大動脈のところに存在します(**図11-9**)。末梢化学受容器は、動脈血のPO_2の低下に反応します。また、中枢化学受容器は延髄の呼吸中枢の近傍に存在し、動脈血のPCO_2(二酸化炭素分圧)の上昇や脳脊髄液のpHの低下に反応します。

▶**問題30**　1gのヘモグロビンは何mLの酸素を結合できるか。
1．1.24mL　　2．1.3mL
3．1.34mL　　4．1.40mL

解答　3

解説　1gのヘモグロビンは、常温で**1.34mL**の酸素を結合できます。

▶**問題31**　ある成人男性のヘモグロビン濃度が15g/dLだとすると、1dL(100mL)の血液は、およそ何mLの酸素を運ぶことができるのか。
1．15mL　　2．20mL
3．25mL　　4．30mL

解答　2

解説　ヘモグロビン1gは1.34mLの酸素を運ぶことができ、1dL(100mL)の血液中には15gのヘモグロビンが含まれているので、1.34×15

＝20.1となります。それゆえ、1 dL（100mL）の血液はおよそ20mLの酸素を運ぶことができます。

▶**問題32** 最大限の吸息位から最大限の呼息を行なったときに呼出される空気量を何というか。
1．1回換気量　　2．努力肺活量
3．肺活量　　　4．機能的残気量

解答 3

解説 最大限の吸息位から最大限の呼息を行なったときに呼出される空気量のことを**肺活量**といいます（図11-4）。

▶**問題33** 最大限の吸息位から最大の速度で最大限の呼息を行う。このとき呼出される空気の量を何というか。
1．予備呼気量　　2．予備吸気量
3．努力肺活量　　4．機能的残気量

解答 3

解説 最大限の吸息位から最大の速度で最大限の呼息を行うときに呼出される空気の量のことを**努力性肺活量**とよびます。

▶**問題34** 肺胞換気量が300mL、1回換気量が550mLの死腔量はいくらか。
1．250mL　　2．300mL
3．350mL　　4．400mL

解答 1

解説 「死腔量＝1回換気量－肺胞換気量」ですから、550－300＝250（mL）となります。

▶**問題35** 動脈血中のヘモグロビンの酸素飽和度（％）はいくらか。
1．約98％　　2．約88％
3．約78％　　4．約65％

解答 1

解説 動脈血中のヘモグロビンの酸素飽和度（％）はおよそ98％です。年齢を経るにつれて酸素飽和度は下がる傾向にあります。

▶**問題36** 呼吸中枢はどこにあるのか。
1．脊髄　　　2．小脳
3．延髄　　　4．大脳

解答 3

解説 呼吸中枢は**延髄**です。呼吸調節中枢は橋です（図11-6）。

▶**問題37** 呼吸運動にかかわる中枢化学受容器はどこに存在するか。
1．脊髄　　　2．小脳
3．延髄　　　4．大脳

解答 3

解説 呼吸運動にかかわる中枢化学受容器は、**延髄**の腹側に存在します。この化学受容器は、動脈血のPCO_2の上昇や脳脊髄液の水素イオン濃度の指標であるpHの低下に反応します。

▶**問題38** 1回換気量が増減・漸減する呼吸パターンを示すのはどれか。
1．睡眠時無呼吸症候群
2．チェーン-ストークス呼吸
3．ビオー呼吸
4．クスマウル呼吸

解答 2

解説 **チェーン-ストークス呼吸**は、無呼吸が数秒から数十秒続き、その後、徐々に浅い呼吸から深い呼吸になります。そして、再び徐々に浅い呼吸にななり、その後にまた無呼吸になるパターンを繰り返す呼吸です。このタイプの呼吸は、中枢神経系の傷害や心不全時などにみられます。

▶**問題39** 拘束性換気障害は％肺活量が何％以下をいうのか。
1．60％　　　2．70％
3．80％　　　4．90％

解答 3

解説 **拘束性換気障害**とは、肺胞が膨らみにくいために起こる換気障害です。**閉塞性換気障害**は、胸郭内の気道が呼出するとき、狭くなる病態です（図11-10）。狭くなると呼出に時間がかかります。閉塞性換気障害の場合、1秒率の低下がこの症状の指標になります（図11-11）。

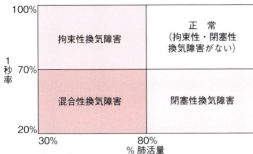

図11-10 換気障害

1秒率（FEV1.0）
最大限の吸息位から最大の速度で最大限の呼息を行います。このとき呼出される空気の量を努力肺活量といい、このうち呼出を開始してから最高の1秒間に呼出される空気量を1秒量といい、1秒量の努力肺活量に対する百分率を1秒率といいます。→70％以上が正常

％肺活量（％VC）
計測された個人の肺活量が予測値の何％かで表します。予測値とは以下のとおりです。
［女性］肺活量(mL)＝0.032×身長(cm)−0.018×年齢−1.178
［男性］肺活量(mL)＝0.045×身長(cm)−0.023×年齢−2.258
→80％以上が正常

▶**問題40** 閉塞性換気障害はどれか。**2つ選べ**。
1．肺線維症　　2．重症筋無力症
3．気管支喘息　4．肺気腫
解答 3、4
解説 閉塞性換気障害とは、気道の閉塞や狭窄によって起こる換気障害を意味します。

▶**問題41** 気管支にある肺伸展受容器が興奮した際、呼吸中枢にその情報を送る神経を何とよぶか。
1．運動神経　　2．坐骨神経
3．迷走神経　　4．視神経
解答 3
解説 肺が空気を吸い込み伸展すると、気管支や細気管支の平滑筋に存在する伸展受容器が伸展を感知して、迷走神経の感覚神経成分（求心性神経）を介して神経インパルス（興奮）を呼吸中枢（延髄）に送ります（図11-12）。

	吸気時	呼気時
％肺活量≧80％ 1秒率≧70％ **正常**	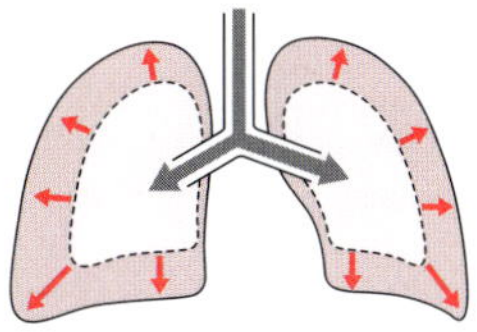 ●肺や胸郭は正常に広がり、吸気と呼気の量は正常	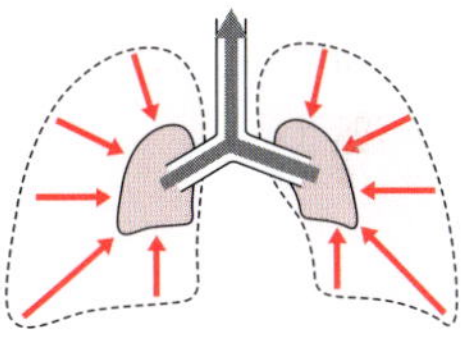 ●気道閉塞がなく、呼気の吐き出しは円滑に行える
％肺活量＜80％ **拘束性換気障害** （間質性肺炎、肺結核後遺症など）	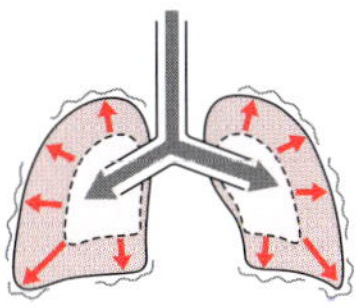 ●肺・胸郭が広がりにくいため、息を吸うことが困難	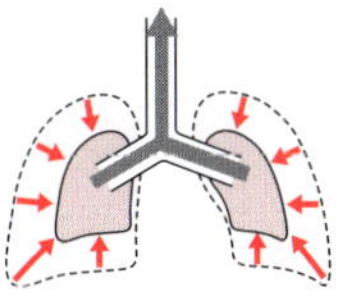 ●気道閉塞がなく、呼気の吐き出しは円滑に行える
1秒率＜70％ **閉塞性換気障害** （慢性閉塞性肺疾患、気管支喘息など）	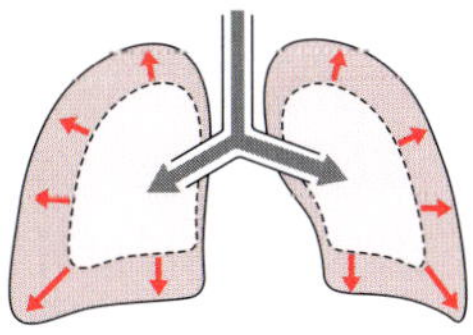 ●肺や胸郭は正常に広がり、吸気と呼気の量は正常	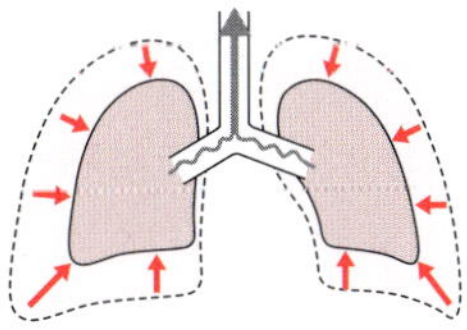 ●気道閉塞があるため、息を吐くことが困難である

（病気がみえるvol.4、呼吸器、メディックメディア、2007より改変）

図11-11 拘束性換気障害と閉塞性換気障害の病態

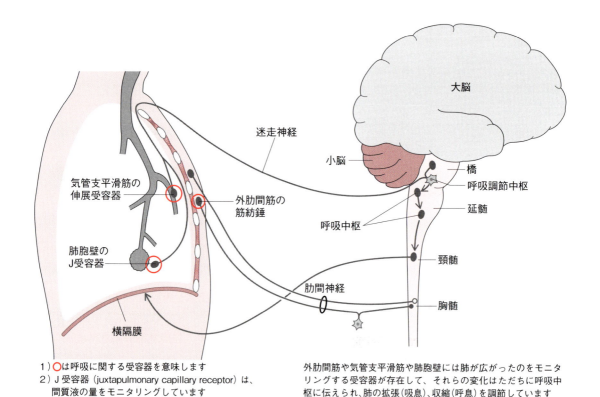

1) ○は呼吸に関する受容器を意味します
2) J受容器（juxtapulmonary capillary receptor）は、間質液の量をモニタリングしています

図11-12　気管支伸展をモニターする神経構造

▶**問題42** 呼吸運動の調節に関係する中枢化学受容器は、動脈血の何が上昇すると、呼吸の深さと回数を促進させるか。

1．窒素分圧
2．水蒸気分圧
3．アルゴン分圧
4．二酸化炭素分圧（$PaCO_2$）

解答　4

解説　中枢化学受容器は、動脈血の二酸化炭素分圧の上昇あるいは脳脊髄液中の水素イオン濃度の指標であるpHの低下に反応します。CO_2の動脈血中濃度が上がると、

$$CO_2 + H_2O \rightleftarrows H_2CO_3 \rightleftarrows H^+ + HCO_3$$

の右方向への反応が進み、脳脊髄液中の水素イオン濃度が上昇します。$pH = -\log[H^+]$なので、pHの値は低下します。

▶**問題43** 呼吸の末梢化学受容器に直接影響を及ぼさない化学要因はどれか。

1．PaO_2
2．$PaCO_2$
3．pH
4．血漿アルブミン濃度

解答　4

解説　呼吸の末梢化学受容器（頸動脈小体と大動脈小体、図11-9参照）に影響を及ぼす化学要因は、主に動脈血の酸素分圧（PaO_2）の低下です。末梢の化学受容器は主にPaO_2のセンサーですが、$PaCO_2$やpHによっても影響を受けます。

▶**問題44** 呼吸困難がある患者の安楽な体位はどれか。
（第103回）

1．起坐位　　2．仰臥位
3．砕石位　　4．骨盤高位

解答　1

解説　起坐位は呼吸筋である横隔膜への内臓の圧迫がなく、呼吸が楽な体位です（図11-13）。

▶**問題45** 気管内吸引の時間が長いと低下しやすいのはどれか。
（第103回）

1．血圧　　2．体温

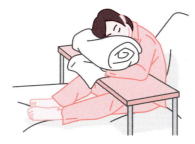

ベッド上での前屈位
（オーバーベッドテーブルを使用）
前屈位になることで、横隔膜の運動効率がよくなります

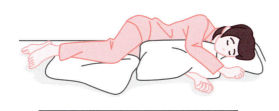

偏側臥位呼吸
片側の上位の側臥位で呼吸困難が軽減します。健側肺を上にすることで楽になる体位です。患側肺を上にすると、重力の影響で血流が増加し、呼吸困難が軽減することもあります

図11-13　呼吸を楽にする体位

3．血糖　　4．動脈血酸素飽和度〈SaO₂〉

解答　4

解説　気管内吸引中、呼吸ができないので、気道内の空気の酸素分圧は下がります。それゆえ、ガス交換される酸素の割合も減少し、動脈血酸素飽和度（SaO₂）が低下します。

▶問題46　全肺気量の計算式を示す。　（第101回）
肺活量＋□＝全肺気量
□に入るのはどれか。
1．残気量　　2．予備吸気量
3．1回換気量　4．予備呼気量

解答　1

解説　言葉の定義を考えると正解にたどり着けます。残気量とは、最大限に息を吐き出しても肺内に残っている空気の量のことをいい、これと肺活量を合わせたのが全肺気量（肺内に入る最大の空気量）です。予備吸気量とは、通常の息を吸い込んだ状態からさらにあとどのくらい空気を吸い込めるかの量を予備吸気量といい

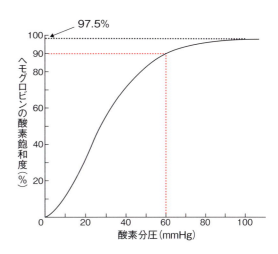

肺胞の酸素分圧（PO₂）は100mmHgなので、ヘモグロビン（Hb）の酸素飽和度は酸素解離曲線では97.5％を示します。動脈血酸素飽和度（SaO₂）90％は、つまりヘモグロビンの酸素飽和度が90％ということを意味しますので、動脈血酸素分圧（PaO₂）は60mmHgとなります

図11-14　酸素解離曲線

ます。1回換気量とは、1回の呼吸で通常吸い込まれる空気の量のことです。予備呼気量とは、通常の息を吐き出す状態からさらにどのくらい空気を吐き出せるか、その量をいいます（図11-4）。

▶問題47　貧血がなく、体温36.5度、血液pH7.4の場合、動脈血酸素飽和度〈SaO₂〉90％のときの動脈血酸素分圧は〈PaO₂〉はどれか。
（第101回）
1．50Torr　　2．60Torr
3．70Torr　　4．80Torr

解答　2

解説　動脈血酸素飽和度（SaO₂）とは、動脈血にどのくらい酸素が溶け込んでいるかを示したものです。通常は80～100mmHg（Torr）です。酸素解離曲線とは、SaO₂と動脈血酸素分圧（PaO₂）の関係を示すもので、SaO₂ 90％はPaO₂ 60mmHg（Torr）に相当します（図11-14）。酸素化ヘモグロビンは、酸素分圧がある程度〔60mmHg（60Torr）〕下がっても酸素をあまり離しません。しかし、動脈血酸素分圧が50mmHg（Torr）より下がると、酸素飽和度が

大きく変動します。SaO_2が90％を下まわるということは、肺に酸素が十分入っていないことを意味します（呼吸不全）。それゆえ、酸素解離曲線を理解することは重要です（図11-14）。

▶**問題48** 気管支の構造で正しいのはどれか。

(第100回)

1．左葉には3本の葉気管支がある。
2．右気管支は左気管支よりも長い。
3．右気管支は左気管支よりも直径が大きい。
4．右気管支は左気管支よりも分岐角度が大きい。

解答 3

解説 左葉には2本の葉気管支が存在します。右気管支は左より太く短く、しかも傾斜が急です。右気管支は左よりも太い（直径が大きい）。右気管支は左よりも傾斜が急（分岐角度が小さい）です。

▶**問題49** 呼吸で正しいのはどれか。**2つ選べ。**

(第99回)

1．内呼吸は肺で行われる。
2．呼気ではCO_2濃度がO_2濃度よりも高い。
3．吸気時には外肋間筋と横隔膜筋とが収縮する。
4．呼吸を調節する神経中枢は橋と延髄とにある。
5．呼吸の中枢化学受容体は主に動脈血酸素分圧に反応する。

解答 3、4

解説 内呼吸は、酸素を運んできた動脈血側の毛細血管と細胞との間のガス交換のことです。一方、外呼吸とは、肺で酸素の少ない血液がガス交換によって酸素の多い動脈血になることです（図11-15参照）。呼気でもCO_2濃度（32mmHg）はO_2濃度（116mmHg）よりは低いです。吸気時には外肋間筋と横隔膜筋とが収縮します。呼吸を制御する神経中枢は橋と延髄とにあります。呼吸の中枢化学受容体は、主に動脈血二酸化炭素分圧（$PaCO_2$）に反応します。

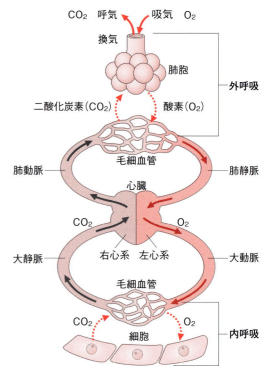

図11-15 内呼吸と外呼吸

▶**問題50** 血中濃度が増加したときに呼吸を促進するのはどれか。

(第98回)

1．水素イオン　　2．塩化物イオン
3．重炭酸イオン　4．ナトリウムイオン

解答 1

解説 呼吸に影響を及ぼす化学要因は、酸素、二酸化炭素、それに**水素イオン**です。それゆえ、血中濃度が増加したときに呼吸を促進するのは、水素イオンです。

▶**問題51** 呼吸で正しいのはどれか。

(第97回)

1．横隔膜は吸気時に収縮する。
2．睡眠時に呼吸は随意運動である。
3．最大呼気時の機能的残気量は0になる。
4．動脈血酸素分圧は肺胞内酸素分圧に等しい。

解答 1

解説 横隔膜は吸気時に収縮することによって横隔膜は下がり、胸郭が広がり、肺胞内圧が陰圧になり、肺胞に大気が吸い込まれます。それゆえ、正解は1です。睡眠時は、呼吸は不随意に呼吸中枢によって制御されています。最大

呼気時の機能的残気量は約1Lです。動脈血酸素分圧は肺静脈へ気管支静脈の合流があるため酸素分圧が下がるので肺胞内酸素分圧より低くなります。

▶**問題52** 成人の呼吸運動で正しいのはどれか。

(第96回)

1. 胸腔内圧は呼気時に陽圧となる。
2. 呼吸筋は主に呼気に用いられる。
3. 腹式呼吸は胸式呼吸より呼吸容積が大きい。
4. 動脈血二酸化炭素分圧の低下は呼吸運動を促進する。

解答 2

解説 胸腔内圧は常時陰圧です。呼吸筋とは、**横隔膜**と**外肋間筋**のことです。これらの筋が収縮して胸郭は広がります。すなわち吸気のときに呼吸筋が働きます。腹式呼吸は胸式呼吸より呼吸容積は小さくなります。動脈血二酸化炭素分圧の低下は、呼吸運動を抑制します。

▶**問題53** 肺拡散能に影響を与えるのはどれか。

(第95回)

1. 肺胞表面積　2. 気道抵抗
3. 死腔換気量　4. 残気量

解答 1

解説 肺胞と毛細血管の間でガス交換（外呼吸）が行われるためには、肺胞を構成する細胞（**肺胞上皮細胞**）、肺胞を取り巻いている**間質**、血管壁の細胞（**毛細血管内皮細胞**）などを酸素や二酸化炭素は通り抜けて、移動する必要があります。この通り抜ける能力を肺拡散能とよびます。肺胞の表面積が大きいほど酸素や二酸化炭素の拡散能は上がります。それゆえ、正解は1です。他は直接には影響しません。

▶**問題54** 内圧が陽圧になるのはどれか。

(第94回)

1. 吸息時の肺胞　　2. 呼息時の肺胞
3. 吸息時の胸膜腔　4. 呼息時の胸膜腔

解答 2

解説 吸息時の肺胞が陰圧のために大気が肺胞に吸い込まれます。一方、呼息時は内圧が陽圧となるため、肺胞内のガスは呼出されます。それゆえ、内圧が陽圧になるのは呼息時の肺胞です。それゆえ、正解は2です。吸息時および呼息時ともに胸膜腔は陰圧です。胸膜腔が陽圧になったら肺胞は虚脱し、つぶれてしまいます。

▶**問題55** ガス交換の運搬で正しいのはどれか。

(第94回)

1. 肺でのガス交換は拡散によって行われる。
2. 酸素は炭酸ガスよりも血漿中に溶解しやすい。
3. 酸素分圧の低下でヘモグロビンと酸素は解離しにくくなる。
4. 静脈血中に酸素はほとんど含まれない。

解答 1

解説 肺でのガス交換（酸素と炭酸ガスの交換）はガスの**拡散**が原動力です。それゆえ、正解は1です。炭酸ガス（二酸化炭素ともいいます）は、ガスの移動のしやすさに関して酸素の20～30倍です。酸素は炭酸ガスよりも血漿中に溶解しにくいです。酸素分圧が低下すると、ヘモグロビンは酸素を解離しやすくなります。静脈血の酸素分圧はおよそ40mmHgなので、ある程度の酸素は含まれています。

▶**問題56** 呼吸数を増加させるのはどれか。

(第93回)

1. 脳圧亢進
2. 体温上昇
3. 動脈血pHの上昇
4. 動脈血酸素分圧（PaO_2）の上昇

解答 2

解説 脳圧亢進では、頸動脈の血圧が上がり、頸動脈反射に起きます。その結果、副交感神経の興奮によって呼吸中枢が抑制され、呼吸数の減少が起きます。体温上昇は、基礎代謝レベルを上げるので、呼吸数が増加します。動脈血pHの上昇（水素イオン濃度の減少）は酸の排出抑制のため、二酸化炭素の排出を減少させるために呼吸抑制が起きます。動脈血酸素分圧

（PaO₂）の上昇も呼吸数の抑制に働きます。それゆえ、正解は2です。

▶問題57 動脈血中の酸素で正しいのはどれか。
(第93回)

1．多くはそのままの形で血漿中に溶解している。
2．貧血では酸素含量は低下する。
3．酸素飽和度85％は正常範囲である。
4．橈骨動脈の酸素分圧は大腿動脈に比べ高い。

解答 2

解説 動脈血中の酸素のおよそ93％がヘモグロビンに結合して運ばれます。100mLの血液（動脈血）に約20mLの酸素がヘモグロビンに結合しています。ガスとして酸素は、1.4mL/100mL血液の割合で溶けています。貧血では酸素を運ぶ赤血球（ヘモグロビン）が少ないので、動脈血中の酸素も少なくなります。ヘモグロビンの酸素飽和度は正常では約98％です。橈骨動脈の酸素分圧は大腿動脈の酸素分圧と同一です。それゆえ、正解は2です。

▶問題58 血液による二酸化炭素の運搬で最も多いのはどれか。
(第92回)

1．そのままの形で血漿中に溶解する。
2．赤血球のヘモグロビンと結合する。
3．重炭酸イオンになり血漿中に溶解する。
4．炭酸水素ナトリウムになり血漿中に溶解する。

解答 3

解説 二酸化炭素は血液中では、主に**重炭酸イオン**（炭酸水素イオン）の形（全体の90％）で存在します。次にヘモグロビン（全体の5％）に結合しています。あるいは血中に物理的に（全体の5％）溶けています。それゆえ、正解は3です。

12 腎・泌尿器系

▶**問題1** 腎臓の構造

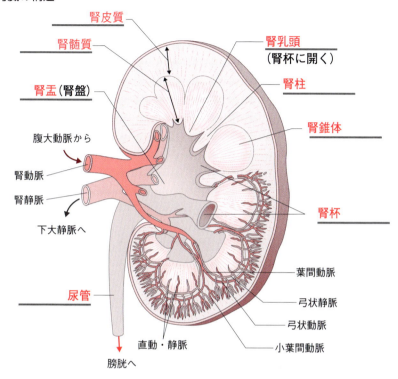

▶**問題2** ネフロンの構造

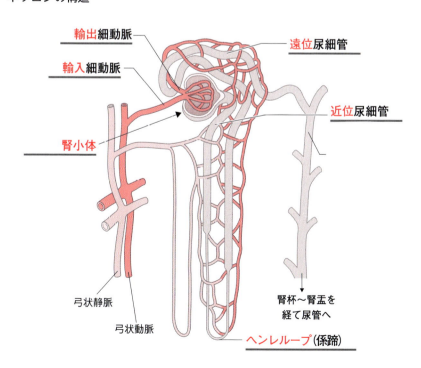

▶**問題3** 男性の泌尿器

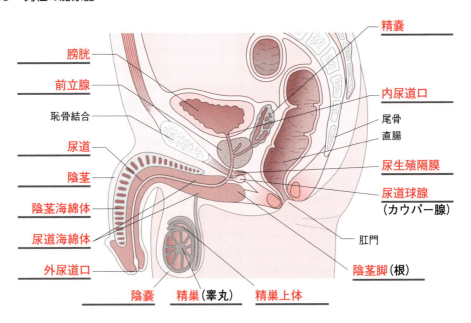

▶**問題4** 女性の泌尿器

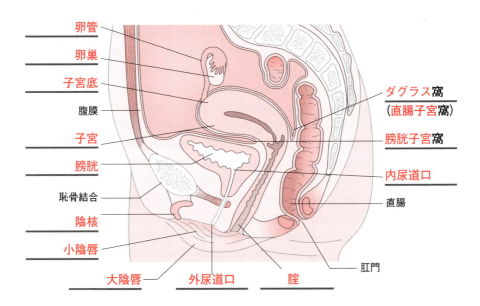

▶**問題5** 腎臓について正しいのはどれか。
1．胸郭内に存在する。
2．糸球体は主に髄質にある。
3．左腎臓のほうが右腎臓よりも上にある。
4．腎臓に流れ込む血液は心拍出量の30％である。

解答 3

解説 腎臓は左右1対存在し、**腹膜後器官**です。右腎臓はすぐ上に肝臓があるので、左腎臓よりも下に位置します（図12-1）。一方、左腎臓は多くの場合、右腎臓よりも大きい傾向があります。腎臓に流れ込む血液は心拍出量の**20～25％**です。糸球体は主に**皮質**にあります。

▶**問題6** 膀胱の神経支配について正しいのはどれか。
1．交感神経は下腹神経の構成成分である。
2．排尿反射の中枢は仙髄にある。
3．内尿道括約筋は陰部神経支配である。
4．外尿道括約筋は骨盤神経支配である。

解答 1

解説 排尿に関係する神経支配に関して、**下腹神経**は腰髄から交感神経（成分）を膀胱に連絡します。**骨盤神経**は仙髄から副交感神経（成分）を膀胱に連絡します。**陰部神経**は、仙髄から運動神経（成分）を外尿道括約筋（骨格筋）に連絡します。

▶**問題7** 腎臓の働きでないのはどれか。
1．体液量の調節
2．赤血球の産生を促進させるホルモンの分泌
3．アルドステロンの分泌
4．レニンの分泌

解答 3

解説 アルドステロンは**副腎皮質**から分泌されます。視床下部の浸透圧受容器（細胞）が、体液の浸透圧の亢進を感知すると、下垂体後葉から**抗利尿ホルモン**が血中に分泌されます。抗利尿ホルモンは血液系を介して腎臓の主に集合管の細胞に作用して、集合管での水の再吸収を促進させます。すなわち体液量の調節は、腎臓によって行われています。腎動脈血中の酸素分圧が低下すると、腎臓の線維芽細胞からエリスロポエチンが血液中に分泌されて、骨髄の赤血球の前駆細胞に作用して赤血球の増殖を促進します。腎臓は血流量をモニタリングしていて、血液量が減少すると、あるいは血圧が低下すると、腎臓の傍糸球体細胞（顆粒細胞ともいいます）から**レニン**が血液中に分泌されます。レニンは、血液中のアンギオテンシノゲンをアンギオテンシンⅠに変えます。アンギオテンシンⅠは、主に肺の毛細血管腔内でアンギオテンシン変換酵素（ACE）の働きでアンギオテンシンⅡに変換されます。アンギオテンシンⅡは、細動脈を収縮させ全身の血圧を上げます。またアンギオテ

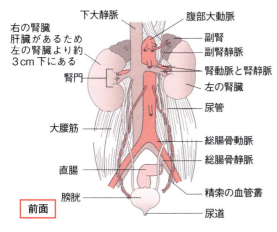
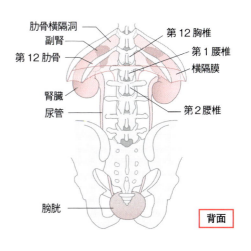

図12-1　腎臓の位置

ンシンⅡは、副腎皮質からアルドステロンを分泌させ、アルドステロンは腎臓の主に集合管の細胞に作用してナトリウム（Na⁺）と水の再吸収を促進し、その結果、血液量が増えて血圧が上がります。このようにレニンの働きで、下流のホルモンが働き、血圧を上げます（図12-2）。

▶**問題8** 糸球体でほとんど濾過されないのはどれか。
1．水　　　　2．アミノ酸
3．グルコース　4．アルブミン

解答 4

解説 腎臓の糸球体では、アルブミン（分子量は67,000）よりも小さい分子量のものは濾過されます。アルブミンはほとんど濾過されません。アルブミンが、たくさん濾過されて尿に出現したらタンパク尿（尿中にタンパク質が出現する病態）といいます。

▶**問題9** 尿細管で再吸収されない物質はどれか。
1．ブドウ糖　　2．パラアミノ馬尿酸
3．ビタミン　　4．アミノ酸

解答 2

解説 パラアミノ馬尿酸（PAH：para-aminohipuric acid）は糸球体で濾過される以上に、主に近位尿細管で分泌されて排泄されます。したがって、生体内に注射するとイヌリンなどと比較してはるかに迅速に尿中に排泄されます。それゆえ腎血漿流量（RPF）や腎血液流量（RBF）の評価に利用されます。腎臓では、身体に必要な物質（栄養素）は再吸収されます。不要な物質（老廃物や有害物質）は、濾過されればそのまま尿として捨てられます。

▶**問題10** グルコースは、一般に血漿濃度がいくつを越えると、尿中に出現するか。
1．140mg/100mL　　2．160mg/100mL
3．180mg/100mL　　4．200mg/100mL

解答 4

解説 血漿に溶けているグルコース（ブドウ糖）は、身体の細胞に必要な最も利用しやすい栄養素です。糸球体で濾過された後、尿細管を構成している細胞に存在するグルコース輸送体によって血液中へ再吸収されます。しかしながら、輸送体の数にも限度があるので、グルコースの血漿濃度がある値を越えると尿中に出現します。一般には、血漿グルコース濃度が200〜250mg/100mLを越えると尿中にグルコースが出現します。

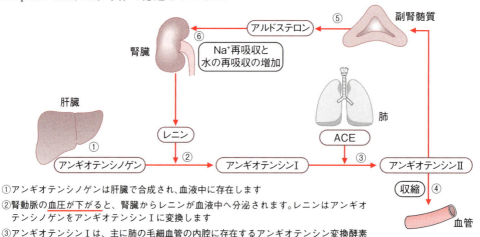

①アンギオテンシノゲンは肝臓で合成され、血液中に存在します
②腎動脈の血圧が下がると、腎臓からレニンが血液中へ分泌されます。レニンはアンギオテンシノゲンをアンギオテンシンⅠに変換します
③アンギオテンシンⅠは、主に肺の毛細血管の内腔に存在するアンギオテンシン変換酵素（ACE）の作用で、アンギオテンシンⅡに変換されます
④アンギオテンシンⅡは全身の血管を収縮させ、血圧を上昇させます
⑤アンギオテンシンⅡは、副腎に作用してアルドステロンを血液中に分泌させます
⑥アルドステロンは腎臓の集合管や遠位尿細管の一部に作用し、Na⁺の再吸収と水の再吸収を増加させます。その結果、血液量が増えて血圧が上がります

図12-2　レニン-アンギオテンシン-アルドステロン系

▶**問題11** アルドステロンの受容体はどこにあるか。
1．細胞膜　　2．細胞質
3．核内　　　4．ミトコンドリア内

解答　2

解説　アルドステロンは副腎皮質から分泌されるステロイドホルモンです。ホルモンには脂溶性ホルモンと水溶性ホルモンがあります。それぞれのホルモンの受容体は、それぞれ細胞内、細胞膜上にあります。アルドステロンは、脂溶性ホルモンなので、その受容体は**細胞質**にあります。

▶**問題12** レニンの構造はどれにあてはまるか。
1．糖質　　　2．脂肪酸
3．リン脂質　4．タンパク質

解答　4

解説　ホルモンは化学構造から3つに分類されます。すなわち、アミン型ホルモン、ペプチドホルモン(タンパク質もペプチドに含まれる)、それにステロイドホルモンの3種に分けられます。レニンは340個のアミノ酸からなるタンパク質で、酵素です。

▶**問題13** レニンが作用する物質はどれか。
1．アルドステロン
2．コレシストキニン
3．アンギオテンシンⅡ
4．アンギオテンシノゲン

解答　4

解説　レニンは、腎臓を流れる腎動脈の血圧が下がると腎臓から分泌されるホルモンで、肝臓で合成・分泌され、血液中に溶けている**アンギオテンシノゲン**に作用してアンギオテンシンⅠ(10個のアミノ酸からなるペプチド)に変換します。アンギオテンシンⅠはさらに肺を流れていく間に肺毛細血管に存在するアンギオテンシン変化酵素(ACE)の働きで、アンギオテンシンⅡ(8個のアミノ酸からなるペプチド)に変換されます。アンギオテンシンⅡは、2つの働きをします。1つは全身の血管(細動脈)を収縮させて血圧を上げます。またアンギオテンシンⅡは副腎皮質に作用してアルドステロンを分泌させ、分泌されたアルドステロンは、遠位尿細管の一部と集合管に作用してNa^+の再吸収と同時に水の再吸収を増加させ、結局血液量を増加させて血圧を上げます(図12-2)。結局、レニンは血圧が下がったとき、正常な血圧に戻すホルモンです。

▶**問題14** アンギオテンシンⅠをアンギオテンシンⅡに変換する酵素はどれか。
1．ANP　　　2．ACE
3．ペプシン　4．レニン
5．セクレチン

解答　2

解説　ANP(atrial natriuretic peptide)とは、心房性ナトリウム利尿ペプチドのことです。図12-2のレニン-アンギオテンシン-アルドステロン系にあるようにアンギオテンシンⅠは、アンギオテンシンⅡに主に肺の毛細血管の血管内皮細胞の管腔側表面に存在するアンギオテンシン変換酵素(ACE)によって変換されます。アンギオテンシンⅠをアンギオテンシンⅡに変換する酵素は、**アンギオテンシン変換酵素**(英語名はangiotensin-converting enzymeその省略名は**ACE**といいます)です。ペプシンは胃の主細胞から分泌されるタンパク質分解酵素です。セクレチンは十二指腸から血中に分泌されるペプチドホルモンです。セクレチンは膵液の分泌を促し、胃液の分泌を抑制します。

▶**問題15** アンギオテンシン変換酵素は主にどこにあるのか。
1．尿細管　　　　2．肝細胞の表面
3．血管内皮細胞表面　4．膵臓

解答　3

解説　この問題も図12-2を参照するとわかります。アンギオテンシン変換酵素は、主に肺の毛細血管の**血管内皮細胞**の管腔側表面に存在します。

▶**問題16** ANPはどこから分泌されるのか。
1．肝臓　　2．心臓
3．腎臓　　4．副腎
5．胸腺

解答 2

解説　ANPとはatrial natriuretic peptide（心房性ナトリウム利尿ペプチド）のことです。その名のとおり右心房から分泌されます。循環血液量が増加し、右心房が還流してくる血液によって右心房が過度に伸展すると、それが刺激となって、血液中にANPが分泌されます。ANPは血液を介して腎臓の集合管に作用してNa⁺と水をより排泄させます。

▶**問題17**　バソプレシンを分泌させる刺激は何か。
1．血漿浸透圧の上昇　　2．尿量の増加
3．血漿浸透圧の減少　　4．赤血球数の減少
5．尿量の減少

解答 1

解説　バソプレシン（抗利尿ホルモン）は、血漿浸透圧の上昇や血圧低下が刺激となって下垂体後葉から分泌されます。

▶**問題18**　バソプレシンが主に作用する場所はどこか。
1．糸球体　　2．近位尿細管
3．ヘンレループ　　4．集合管

解答 4

解説　バソプレシンは別名、抗利尿ホルモン（ADH）です。視床下部を流れる血漿浸透圧が、高くなると、それを視床下部の浸透圧受容器（神経細胞）が感知してバソプレシン分泌神経細胞に連絡します。その結果、下垂体後葉からバソプレシンが血中に分泌されます。バソプレシンは、血液を介して腎臓の集合管の細胞に主に作用して水の再吸収を促進します。バソプレシンは9個のアミノ酸からなるペプチドホルモンです。

▶**問題19**　アルドステロンはどこから分泌されるか。
1．副腎髄質　　2．下垂体前葉
3．副腎皮質　　4．下垂体後葉

解答 4

解説　この問題も図12-2を参照してください。アルドステロンは、副腎皮質から分泌されます。腎臓の動脈の血圧が低下すると、腎臓の傍糸球体細胞（顆粒細胞ともいいます）からレニンが血中に分泌されます。レニンは、肝臓から分泌されたアンギオテンシノゲンをアンギオテンシンⅠに酵素的に切断します。アンギオテンシンⅠは、図12-2に記載されているようにACEの働きでアンギオテンシンⅡに変換されます。そしてアンギオテンシンⅡは、副腎皮質に作用してアルドステロンを分泌させます。アルドステロンは腎臓の集合管や一部の遠位尿細管に作用して、Na⁺と水の再吸収を促します。また、アンギオテンシンⅡは全身の血管を収縮させます。その結果、血液量は増え、血圧が上がります。

▶**問題20**　アルドステロンの化学構造はどれか。
1．ペプチド　　2．ステロイド
3．トリグリセリド　　4．アミン

解答 2

解説　アルドステロンは、副腎皮質から分泌されるステロイド骨格をもつホルモンです。ホルモンは、化学構造から大きく3つに分類されます（表12-1）。1つはステロイド骨格をもつステロイドホルモン、2つ目は、アミノ酸からなるペプチドホルモンもしくはポリペプチドホルモンで、3つ目はアミノ基をもつ低分子なアミン型ホルモンです。ステロイドホルモンには、他に男性ホルモンや女性ホルモンがあります。

表12-1　ホルモンの化学構造による分類

ステロイドホルモン	テストステロン、エストロゲン、プロゲステロン、アルドステロン、コルチゾールなど
ペプチドホルモン	成長ホルモン、黄体形成ホルモン、インスリン、グルカゴンなど
アミン型ホルモン	ドーパミン（ドパミン）、アドレナリン、ノルアドレナリン

▶問題21 バソプレシンの化学構造はどれか。
1．ペプチド　　　2．ステロイド
3．トリグリセリド　4．アミン

解答 1

解説 バソプレシンは、**ペプチドホルモン**です。オキシトシンはバソプレシンと化学構造が非常に似ています。どちらも9個のアミノ酸からなるペプチドホルモンです。

▶問題22 クリアランスが0mL／分なのはどれか。
1．グルコース　　2．クレアチニン
3．パラアミノ馬尿酸　4．イヌリン

解答 1

解説 クリアランスとは、腎臓において血漿中に溶けているある物質を1分間に何mLの血漿から除くことができるかということです。血漿は成人男性では、糸状体で1分間に110mL以上濾過されています。もしある物質が糸球体で濾過されて再吸収されないなら、その物質は1分間に血漿110mL以上除かれているはずです。全然除かれない、すなわちクリアランスが0mLな物質とは、糸球体で濾過されたあと、すべて再吸収されているということです。このような物質は**グルコースやアミノ酸、ビタミン**などの栄養素です。クレアチンは糸球体で濾過された後、再吸収も分泌もされないので、クリアランスは約110mL／分です。

▶問題23 排尿の機序に関係しない神経はどれか。
1．下腹神経
2．骨盤神経（骨盤内臓神経）
3．陰部神経
4．肋間神経

解答 4

解説 排尿においては副交感神経が優位で、主に**骨盤神経**（副交感神経成分）と膀胱（平滑筋）、内尿道括約筋（平滑筋）、外尿道括約筋（横紋筋）、**陰部神経**（運動神経）が関係しています（図12-3、図12-4）。肋間神経は体幹を支配する神経です。

▶問題24 頻繁の嘔吐（おうと）によって血漿の酸塩基平衡が異常になった状態を何というか。
1．呼吸性アルカローシス
2．呼吸性アシドーシス
3．代謝性アルカローシス
4．代謝性アシドーシス

解答 3

解説 血液のpHを一定に保つことはきわめて重要なことです。このことは主に肺と腎臓で行っています。頻繁の嘔吐があると、胃酸を含む胃液が失われるため身体から酸が失われます。その結果、血液はアルカリ性に傾きます。このような状態を**代謝性アルカローシス**といいます。

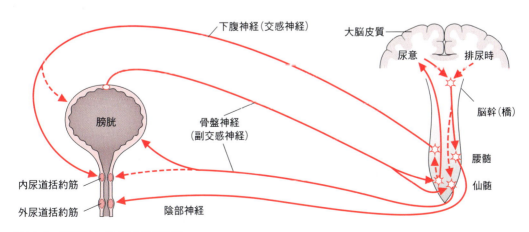

図12-3　膀胱および尿道の神経支配

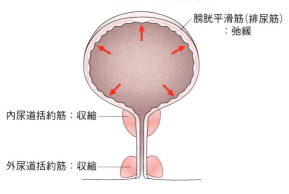
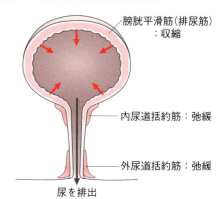

- 排尿時には，自律神経のなかで副交感神経が優位に働き，交感神経の働きは抑制されます。
- 骨盤神経（骨盤内臓神経）の副交感神経成分が興奮すると，膀胱壁（膀胱平滑筋，排尿筋）が収縮し，内尿道括約筋が弛緩します。また，排尿を意識することによって，大脳の運動野からの命令で陰部神経の運動神経成分の興奮が抑制されて外尿道括約筋が弛緩します。その結果，膀胱にたまっていた尿が尿道を通って体外に排泄されます。
- 蓄尿時には，逆に膀胱壁が弛緩し，内尿道括約筋と外尿道括約筋の収縮が起きて，膀胱に尿が蓄えられます

(深井喜代子：尿失禁．菱沼典子編：ケーススタディ看護形態機能学，p.53、南江堂、2003より改変)

図12-4　蓄尿時と排尿時の膀胱・尿道の状態

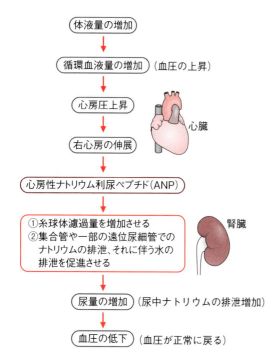

図12-5　心房性ナトリウム利尿ペプチド(ANP)の働き

トリウム利尿ペプチドのことです。心臓に還流される血液量が増加すると、右心房が伸展され、その刺激で心房から血液中に分泌され、腎臓の集合管の細胞に作用してNa^+と水の再吸収を抑制します（**図12-5**）。その結果、Na^+を含んだ尿が排泄されます。

▶**問題26**　ANPの標的臓器はどれか。
1．心臓　　　2．肝臓
3．腎臓　　　4．膵臓
解答　3
解説　図12-5に説明されているように腎臓の**集合管**と一部の**遠位尿細管**に作用します。

▶**問題27**　腎臓で水の吸収調節に関して、ホルモンの影響を受ける部位はどれか。
1．近位尿細管　　2．ヘンレループ
3．糸球体　　　　4．集合管
解答　4
解説　腎臓でホルモンの影響を受ける水の吸収調節にかかわる部位は、**集合管**と一部の**遠位尿細管**です。

▶**問題25**　ANPの構造はどれか。
1．ポリペプチド　　2．ステロイド
3．カテコールアミン　　4．脂肪
解答　1
解説　ANPとはatrial natriuretic peptideの省略名で、28個のアミノ酸からなる**心房性ナ**

▶**問題28**　集合管でのナトリウムの再吸収を促進するホルモンはどれか。

1. 心房性ナトリウム利尿ペプチド
2. エリスロポエチン
3. アルドステロン
4. アンギオテンシノゲン
5. アドレナリン

解答 3

解説 アルドステロンは集合管（主細胞）に作用してNa$^+$の再吸収を促進します。水も再吸収します。もう少し詳細に説明すると、アルドステロンは集合管の主細胞内に存在する受容体に結合して複合体となり、いくつかの蛋白質の遺伝子を活性化して転写・翻訳を行わせ、その結果、管腔側にナトリウムチャネルを増加させ、またナトリウム-カリウムポンプ（Na$^+$-K$^+$ATPaseともいいます）の合成を盛んにし、また、ミトコンドリアでのATP産生も促進します。それらの結果、集合管でのNa$^+$の再吸収が上がります（図12-6）。

▶**問題29** 基準値から外れている血漿のpHはどれか。

1. pH7.32　　2. pH7.36　　3. pH7.42　　4. pH7.44

解答 1

解説 血漿のpHの基準値は、**7.35〜7.45**（7.40±0.05）です。この値は重要なので覚えておきましょう。

▶**問題30** 尿の回数が異常に多い状態を表すのはどれか。 （第103回）

1. 頻尿　　2. 乏尿
3. 尿閉　　4. 尿失禁

解答 1

解説 尿の回数が以上に多いのを**頻尿**といいます。逆に非常に少ないのを**乏尿**といいます。尿閉とは尿が出なくなることです。尿失禁とは尿が意志と無関係に漏れることです。

▶**問題31** Aちゃん（生後1か月、男児）は、2日前から嘔吐があり、昨日は噴水様嘔吐が5回あったため外来を受診し入院した。Aちゃんは体重4,200g、体温36.8℃、呼吸数36回/分、心拍数120回/分である。眼球結膜に黄染を認めない。上腹部に腫瘤を触知する。Aちゃんの

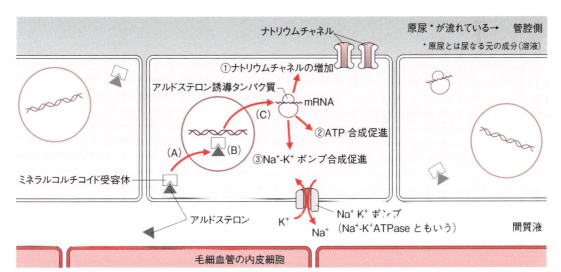

(A) アルドステロンは、副腎から分泌されて腎に運ばれてくると、毛細血管を抜けて、集合管の細胞膜を通り抜けます。細胞内に存在する受容体に結合して一緒になって核内に入ります
(B) 核内に入ったアルドステロン-受容体複合体は、標的遺伝子に結合して転写を開始します
(C) その結果、できたmRNAは核外のリボソームに行き、翻訳を開始します。翻訳の結果、管腔側に①ナトリウムチャネルが増えたり、②ミトコンドリアでATP合成が盛んになります。また、③ナトリウム-カリウムポンプ（Na$^+$-K$^+$ポンプ）の合成も盛んになります。さらに、管腔側（原尿成分がある側）から毛細血管のある間質側へのナトリウム（Na$^+$）の移動が増加します（ナトリウムの再吸収）

図12-6　アルドステロンの作用

血液検査データは、赤血球540万/μL、Ht 45%、白血球10,100/μL、血小板58.6万/μL、アルブミン4.4g/dL、Na 140mEq/L、K 3.5mEq/L、Cl 92 mEq/L、動脈血pH 7.48であった。Aちゃんは入院時にも胃液様の嘔吐がみられた。Aちゃんの現在の状態で考えられるのはどれか。　　　　　　　　　（第103回）

1．代謝性アシドーシス
2．呼吸性アシドーシス
3．代謝性アルカローシス
4．呼吸性アルカローシス

解答　3

解説　頻回の嘔吐は胃酸を含む胃液を失うため身体から酸を失うことなので、体液はアルカリ性に向かいます（代謝性アルカローシス）。また原因は呼吸とは無関係なので、Aちゃんの状態は**代謝性アルカローシス**です。

▶**問題32**　頻回の嘔吐で起こりやすいのはどれか。
　　　　　　　　　　　　　　　　（第103回）

1．脱水　　　　2．貧血
3．発熱　　　　4．血尿

解答　1

解説　頻回の嘔吐によって胃液や唾液が失われ、**脱水傾向**、しかも代謝性アルカローシスに向かいます。問題31と類似しています。

▶**問題33**　成人の1日の平均尿量はどれか。
　　　　　　　　　　　　　　　　（第103回）

1．100mL以下
2．200mL〜400mL
3．1,000mL〜1,500mL
4．3,000mL以上

解答　3

解説　尿量は飲んだ水分の量に大きく左右されますが、通常は1日あたり**1〜1.5L**です。まったく尿がでなくなった状態を**無尿**、1日の尿量が400mL以下を**乏尿**といいます。逆に1日あたり2〜3L以上に増えた状態を**多尿**といいます。

▶**問題34**　ナトリウムイオンが再吸収される主な部位はどれか。　　　　　　　　　（第102回）

1．近位尿細管
2．Henle〈ヘンレ〉のループ〈係蹄〉下行脚
3．Henle〈ヘンレ〉のループ〈係蹄〉上行脚
4．遠位尿細管
5．集合管

解答　1

解説　Na^+は細胞外液に最も多い陽イオンで、きわめて重要です。Na^+が再吸収される主な部位は、**近位尿細管**です。Na^+は、体液のなかで最も多いミネラルです。活動電位の発生にきわめて重要です。それゆえ、身体に必要な物質であるため、かなり再吸収されます。

▶**問題35**　抗利尿ホルモン＜ADH＞について正しいのはどれか。　　　　　　　　　（第101回）

1．尿細管における水分の再吸収を抑制する。
2．血漿浸透圧によって分泌が調節される。
3．飲酒によって分泌が増加する。
4．下垂体前葉から分泌される。

解答　2

解説　抗利尿ホルモンは、視床下部を流れる血液の血漿浸透圧が上がったり、血圧が下がったりすると、それらが刺激となって、視床下部の浸透圧受容器（神経細胞）が、興奮して抗利尿ホルモン分泌神経細胞（視索上核や室傍核に存在）に連絡して**下垂体後葉**から抗利尿ホルモンが分泌されます。飲酒によって抗利尿ホルモンの分泌は抑制されます。

▶**問題36**　呼吸性アシドーシスをきたすのはどれか。　　　　　　　　　　　　　　（第101回）

1．飢餓　　　　2．過換気
3．敗血症　　　4．CO_2ナルコーシス
5．乳酸アシドーシス

解答　3

解説　CO_2ナルコーシスとは、高二酸化炭素血症〔$PaCO_2$が45Torr（＝45mmHg）以上の状態〕、すなわち体内への二酸化炭素蓄積によって**呼吸性アシドーシス**、意識障害（傾眠、昏睡、

けいれん）、自発呼吸の低下を3つの徴候とする中枢神経症状のことを指します。CO_2ナルコーシスは、慢性Ⅱ型呼吸不全の患者で高濃度酸素投与時に起こる場合があります。慢性Ⅱ型呼吸不全とは、室内で空気呼吸器時に動脈血酸素分圧（PaO_2）が60Torr（＝60mmHg）以下となる状態を呼吸不全といいますが、このうち$PaCO_2$が45Torr（＝45mmHg）を越えるものをⅡ型とよびます。ナルコーシスとはラテン語で麻酔を意味します。$PaCO_2$が45Torr以下は、Ⅰ型呼吸不全といいます。

過換気では、二酸化炭素が過剰に失われるので呼吸性アルカローシスになります。二酸化炭素は、水に溶けると酸（H^+）を生じるからです。

飢餓は脂肪を分解してエネルギー源とするため、身体は脂肪分解の結果、ケトン体（アセト酢酸、3-ヒドロキシ酪酸、アセトンの総称）が増えてケトーシスになります。ケトーシスとは、血液中にケトン体が増えた状態、つまり、酸性物質が増えた状態になっています。この場合、代謝性アシドーシスが起こる場合があります。ケトーシスはブドウ糖をエネルギー源として利用できない糖尿病などのとき起こることがあります。敗血症では、動脈血二酸化炭素分圧（$PaCO_2$）は、32Torr未満なので、呼吸性アシドーシスには当てはまりません。また乳酸アシドーシスは、血中乳酸値が上がって**代謝性アシドーシス**を引き起こした状態です。

▶**問題37** レニンが分泌される臓器はどれか。

（第100回）

1．下垂体　　2．心房
3．副腎　　　4．腎臓
5．肝臓

解答　4

解説　レニンは、腎臓を流れる血液が減少して血圧低下が起こると、**腎臓の傍糸球体細胞**（顆粒細胞ともいいます）から血液中に分泌されます（図12-7）。その結果、最終的には血圧上昇を起こします（図12-2参照）。

▶**問題38** 水・電解質の調節で正しいのはどれか。

（第99回）

1．循環血漿量の減少はレニンの分泌を増加させる。
2．抗利尿ホルモン〈ADH〉は尿浸透圧を低下させる。
3．過剰な飲水は血中ナトリウム濃度を上昇させる。
4．アルドステロンは腎からのカリウム排泄を減少させる。

解答　1

解説　レニンは腎臓を流れる血液量の低下あるいは血圧低下を腎臓の傍糸球体装置が感知して分泌します。抗利尿ホルモン（ADH）が下垂体後葉から分泌されると、尿量が減少します。その結果、尿中に排泄される老廃物は濃縮されるので、尿浸透圧は増加します。過剰な飲水は血液量を一時的に増加させるので、血中ナトリウム濃度は下がります。そして血漿浸透圧を低下させ、下垂体後葉からの抗利尿ホルモンの分泌を低下させます。その結果、尿量が増加します。アルドステロンは腎臓でナトリウムの再吸収を増加させますが、その際、カリウムを排泄

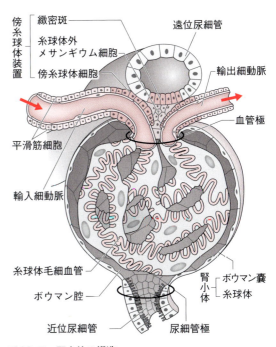

図12-7　腎小体の構造

します。**傍糸球体装置**は、**緻密斑**（細胞）、**糸球体外メサンギウム細胞**、**傍糸球体細胞**（顆粒細胞）、**平滑筋細胞**からなります（図12-7参照）。

▶**問題39** アンジオテンシンⅡの作用はどれか。
(第98回)
1．細動脈を収縮させる。
2．毛細血管を拡張させる。
3．レニン分泌を促進する。
4．アルドステロン分泌を抑制する。

[解答] 1

[解説] アンジオテンシンⅡ（アンギオテンシンⅡ）の受容体は平滑筋の血管や尿細管や副腎皮質にあります。それゆえ、細動脈を収縮させるが、正解です。毛細血管を拡張させる働きはありません。毛細血管が拡張したら血圧が下がります。それゆえ、アンジオテンシンⅡは、血圧を上げる働きをするレニン-アンギオテンシン-アルドステロン系の構成要素です。アンギオテンシンⅡが分泌されると最終的に血圧が上がるのでレニン分泌は低下します。レニンの分泌は、血圧の低下によって起きるのです。アルドステロン分泌はアンギオテンシンⅡによって促進されます。図12-2も参照してください。

▶**問題40** 腎臓でのナトリウムの再吸収を促進するのはどれか。
(第95回)
1．バソプレシン
2．アルドステロン
3．レニン
4．心房性ナトリウム利尿ペプチド

[解答] 2

[解説] バソプレシンは下垂体後葉から分泌されるホルモンで、腎臓の遠位尿細管の一部や集合管に作用して水の再吸収を促進します。**アルドステロン**は副腎皮質から分泌されるホルモンで、腎臓の遠位尿細管の一部や集合管に作用してナトリウムと水の再吸収を促します。それゆえ、正解は2です。

レニンは腎臓を流れる血流量が減少したときに、腎臓の傍糸球体細胞（顆粒細胞）から分泌されて血漿中に存在するアンギオテンシノゲンをアンギオテンシンⅠに変える酵素です。最終的には、レニンの分泌は血圧上昇を引き起こします（図12-2）。

心房性ナトリウム利尿ペプチドはANPともよばれ、右心房に流入する血液量が正常より増えて心房圧が上昇すると、それが刺激となって右心房より血中にANPが分泌されます。その結果、ANPは腎臓の遠位尿細管の一部や集合管に作用してナトリウムと水の排泄を促します。また、ANPは糸球体濾過量も増加させ、尿量を増やします。

▶**問題41** 循環血液量を増加させるのはどれか。
(第94回)
1．プロスタグランジン
2．ブラジキニン
3．カリクレイン
4．アルドステロン

[解答] 4

[解説] プロスタグランジン（PGE_2）は血管拡張物質で、腎臓で産生され、腎血流と糸球体濾過量（GFR）を増加させます。その結果、尿細管でのナトリウムの排泄が増加します。そして、循環血液量が減少します。

ブラジキニンは傷害された部位から放出される血管拡張性ペプチドです。カリクレインはプロテアーゼで高分子キニノーゲンに作用してブラジキニンを産生します。

アルドステロンは副腎皮質からアンギオテンシンⅡの作用で血中に分泌され、腎臓の遠位尿細管や集合管に作用してナトリウムと水の再吸収を増やして、循環血液量を増加させます。その結果、血圧が上がります。それゆえ、正解は4です。

13 生殖器系

▶問題1　男性の生殖器

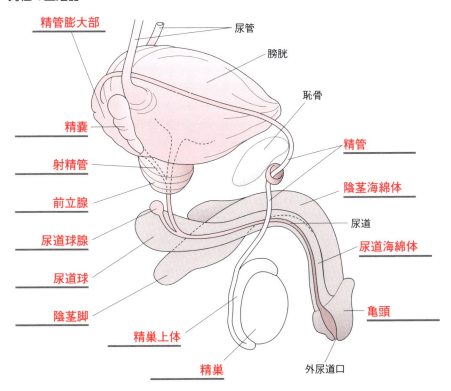

▶問題2　精管と精嚢

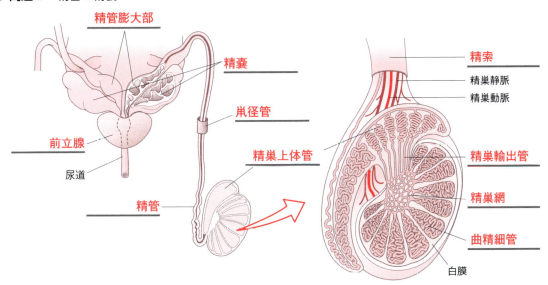

▶**問題3** 女性の生殖器

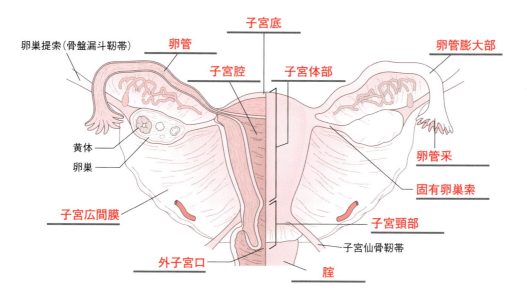

▶**問題4** 子宮と腟の前頭断

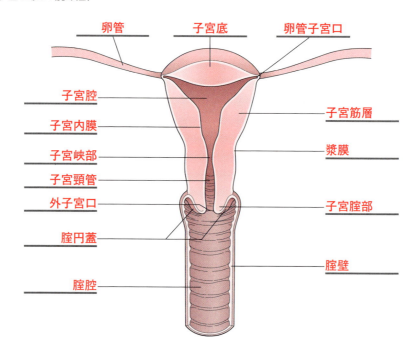

▶**問題5** 生殖器について正しいのはどれか。
1．女性の尿道は男性のそれより長い。
2．腟は産道も兼ねる。
3．子宮は閉じた袋である。
4．女性の外尿道口は腟口と肛門の間にある。

解答 2

解説 女性の尿道は男性より短いです。腟は産道も兼ねます。子宮は卵管から卵管采を経て、腹腔につながっているので開いた袋です。女性の外尿道口は腟口より腹側にあります。

▶**問題6** 精巣の特徴的な細胞ではない細胞はどれか。
1．精細胞　　　　2．セルトリ細胞
3．ライディッヒ細胞　4．血管内皮細胞

解答 4

解説 精巣の特徴的な細胞には、精細胞とセルトリ細胞とライディッヒ細胞があります。精細胞は、精子になるもとの細胞です。セルトリ細胞は精子を養い、育てる細胞です。ライディッヒ細胞（間質細胞ともいいます）はテストステロン（男性ホルモンの1種）を合成・分泌する内分泌細胞です（図13-1）。

▶**問題7** テストステロンを分泌する細胞はどれか。
1．血管内皮細胞　　2．精細胞
3．セルトリ細胞　　4．ライディッヒ細胞
5．顆粒細胞

解答 4

解説 テストステロンは男性ホルモンの中で最も強力な作用をもち、ライディッヒ細胞が分泌します。他の男性ホルモンとして、精巣のライディッヒ細胞以外に副腎皮質の網状帯の細胞からデヒドロエピアンドロステロン（DHEA）という男性ホルモン（アンドロゲンともいいます）が分泌されます。

▶**問題8** 誤っている関係はどれか。
1．勃　起——副交感神経
2．射　出——交感神経
3．射　精——運動神経
4．精巣上体——精子成熟
5．前立腺——精子形成

解答 5

解説 男性生殖器に関する付属器官として1対の精嚢、1個の前立腺、1対の尿道球腺があります。精嚢は、フルクトース（精子のエネルギー源となる）を豊富に含み、粘稠な黄色の液を産生する腺で、この腺から分泌される液は、精液の70％を占める。前立腺は、男性のみに存在し、酸性フォスファターゼ、プラスミンそれ

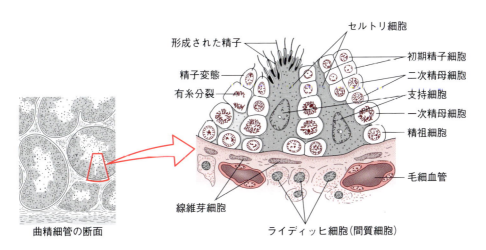

図13-1　曲精細管

にクエン酸を分泌します。この液は精液の成分のおよそ20％を占めます。残り10％は尿道球腺や精巣上体の分泌液からなります。尿道球腺は尿道の内腔や亀頭の表面を潤滑にする液を分泌する。精液のpHは、約7.5で弱アルカリ性で透明な液体で、クエン酸、スペルミン、セミロン、亜鉛、マグネシウムなどを含んでいます。男性生殖器の解剖図については、**問題1、2**を参照してください。健康な成人男性の精液1mL中には、ふつう1億個の精子が含まれています。精子数が1mL当たり200万個以下の男性では、すべて不妊性であることが知られています。健康的な成人男性の1回の射精量は2.0mL以上です。

▶**問題9** 精液の主要な糖質はどれか。
1．グリコーゲン　2．グルコース
3．フルクトース　4．ガラクトース
5．ショ糖

解答 3

解説 フルクトースは精子の運動エネルギー源です。精液は1回の射精で約3mL放出されます。精子は約1億/mLの割合で含まれています。**問題8**の解説も参照してください。

▶**問題10** 受精が起こる部位はどこか。
1．腟　　　　　2．子宮腔
3．卵管峡部（きょうぶ）　4．卵管膨大部（ぼうだいぶ）
5．卵管采（らんかんさい）

解答 4

解説 卵子は卵巣（らんそう）から腹腔に排卵されると、取り巻きの細胞（顆粒細胞）と一緒に腹腔内から卵管采を通って卵管に入ってきます。通常、**卵管膨大部**というところで、腟内に射精された精子と出会い、合体します。これが**受精**です。**着床**とは卵管で合体した精子と卵子すなわち、受精卵が子宮内膜に接着し、さらに埋没するまで過程を意味します。着床が完了して**妊娠の成立**です。正常な場合、子宮内膜に受精卵が着床します。子宮外妊娠とは、受精卵が子宮腔外に着床することを指します。受精が起こる卵管膨大部と子宮の関係は、**問題3**を参照してください。

▶**問題11** 卵子の染色体の数はいくつか。
1．12本　　2．16本
3．18本　　4．21本
5．23本

解答 5

解説 卵子は配偶子で、染色体の数は体細胞の半分で**23本**です。精子の染色体数も23本です。

▶**問題12** 着床が起こる部位はどこか。
1．腟　　　　　2．子宮内膜
3．卵管峡部　　4．卵管膨大部
5．卵巣

解答 2

解説 卵管膨大部で行われた精子と卵子の合体物である受精卵は、細胞分裂を続けながら卵管を子宮内に向かって下り、最終的に**子宮内膜**に埋没して胎盤形成へと向かいます。これが着床の完了です（図13-2）。

▶**問題13** 分娩の際、子宮収縮を行こさせる物質はどれか。
1．プロラクチン　2．オキシトシン
3．バソプレシン　4．レニン
5．アンギオテンシン

解答 2

解説 分娩の際、**オキシトシン**や**プロスタグランジン**が子宮収縮に関係しています。オキシトシンは下垂体（かすいたい）後葉から分泌されるホルモンで、プロスタグランジンは子宮から分泌されます。

▶**問題14** 妊娠中の母体変化の説明で誤っているのはどれか。
1．妊娠中の生理的体重増加は8〜10kgである。
2．インスリン抵抗性の上昇
3．Hb濃度の上昇
4．心拍出量の増加

解答 3

解説 妊娠中は、胎児にも栄養を与えるために循環血液量が増加します。そのため心臓に戻ってくる血液量が増えるので当然、心拍出量が増加します。赤血球数の増加よりも血漿量の増

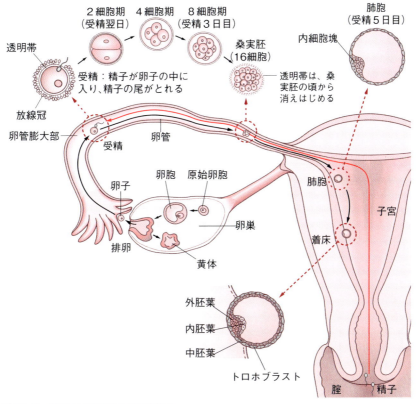

図13-2 排卵から着床までの受精卵

加のほうが大きいので、相対的にRBC（赤血球数）、Ht（ヘマトクリット）、Hb（ヘモグロビン濃度）が下がります。見かけは貧血にみえます（これを水血症といいます）。また、分娩時の胎盤剥離の際の出血に備えて、凝固系がより活性化しています。胎盤からはヒト絨毛性ソマトマンモトロピン（hCS）が分泌されて、母体は胎児に血中のブドウ糖を供給するために、母胎側は脂肪をエネルギー源とするようにします。それゆえ、母体はインスリンの分泌が起こっても血糖値が下がらないインスリン抵抗性の上昇が起きます。胎盤から分泌されるホルモンに関しては、**表9-5**（p.92）を参照してください。

▶**問題15** 黄体から分泌されるホルモンではないのはどれか。2つ選べ。

1．プロゲステロン　　2．エストロゲン
3．テストステロン　　4．アルドステロン

解答　3と4

解説　黄体から2種類の女性ホルモンが分泌されます。すなわち、**プロゲステロン**と**エストロゲン**です。エストロゲンはエストロン、エストリオール、エストラジオールの総称です。プロゲステロンは黄体のみから分泌されます。それゆえプロゲステロンの分泌があるということは、排卵が起こったことを意味します。

テストステロンは、精巣から分泌される男性ホルモンです。

▶**問題16** 成熟女性の月経周期は平均何日か。

1．15日　　2．16日
3．22日　　4．24日
5．28日

解答　5

解説　成熟女性の月経周期はおよそ**28日**です。

▶**問題17** 月経初日を第1日とすると、排卵は平均何日目で起こるか。

1．14日目　　2．16日目
3．22日目　　4．24日目
5．28日目

解答　1

解説　排卵は月経初日から数えて**14日目**で一般に起こります。

▶**問題18** 胎盤(たいばん)から分泌されるホルモンで、成長ホルモンと働きが似ているのはどれか。

1．hCG　　　　　2．エストロゲン
3．プロゲステロン　4．hCS(hPL)

解答　4

解説　胎盤から分泌される**ヒト絨毛性ソマトマンモトロピン(hCS**：human chorionic somatomammotropin)はヒト胎盤性ラクトーゲン(hPL)ともよばれ、胎児の成長を促すホルモンで、成長ホルモンと構造がきわめて類似しています。胎盤から分泌されるホルモンには、hCS以外にヒト絨毛性ゴナドトロピン(hCG)、プロゲステロン、エストロゲンなどがあります。第9章の**問題35**の解説と**表9-5**(p.92)を参照してください。

▶**問題19** 子宮の分泌期においてのみ、主に卵巣(らんそう)で産生されるホルモンは何か。

1．エストロゲン　　2．プロゲステロン
3．アルドステロン　4．コルチゾール
5．活性型ビタミンD_3

解答　2

解説　分泌期とは子宮内膜が、卵巣の黄体から分泌される**プロゲステロン**の影響でコラーゲンや栄養素を含む分泌液が多く、内膜が水を含んだように肥厚・膨化している状態です。この状態の子宮内膜に受精卵が着床します(妊娠可能)。エストロゲンは、子宮の増殖期にも卵胞から分泌されています。

▶**問題20** 妊娠中期から末期の便秘について適切なのはどれか。　(第103回)

1．妊娠中期は妊娠末期と比較して生じやすい。
2．エストロゲンの作用が影響している。
3．子宮による腸の圧迫が影響している。
4．けいれん性の便秘を生じやすい。

解答　3

解説　妊娠中期から末期にかけて大きくなった胎児の影響で胃・小腸・大腸を含む消化器は圧迫されます。それゆえ、排便にかかわる大腸の運動が妨げられて便秘になる場合があります。

▶**問題21** 看護師はAさんの最近の月経状況について情報収集をした。月経時は普通サイズのパッドで対処しており、凝血塊が混じることはない。9月と10月のカレンダーを示す。ただし、○は月経日を示す。

9月							10月						
1	②	③	④	⑤	⑥	7		1	2	3	4	⑤
8	9	10	11	12	13	14	⑥	⑦	⑧	⑨	10	11	12
15	16	17	18	19	20	21	13	14	15	16	17	18	19
22	23	24	25	26	27	28	20	21	22	23	24	25	26
29	30						27	28	29	30	31		

今回のAさんの月経周期を求めよ。　(第103回)

解答：　①　　②　日
① 0 1 2 3 4 5 6 7 8 9
② 0 1 2 3 4 5 6 7 8 9

解答　①3、②3

解説　月経周期は、卵胞期、排卵期、黄体期からなります。それゆえ、月経初日から次の月経の前日までの期間です。Aさんは9月2日が月経初日で次の月経が始まる前の日が10月4日になります。その間は33日間なので、月経周期は33日となります。

▶**問題22** ヒトの精子細胞における染色体の数はどれか。　(第102回)

1．22本　　2．23本
3．44本　　4．46本

解答　2

解説　卵子や精子は配偶子なので、体細胞の半分の染色体数です。それゆえ、精子の染色体

数は23本です。

▶**問題23** 女性の生殖機能について正しいのはどれか。 (第101回)
1．子宮内膜は排卵後に増殖期となる。
2．黄体期の基礎体温は低温期となる。
3．エストロゲンは卵巣から分泌される。
4．排卵された卵子の受精能は72時間です。

解答 3

解説 子宮内膜は排卵後、分泌期になります。黄体期の基礎体温は高温期です。エストロゲンは卵巣から分泌されます。それゆえ、正解は3です。排卵された卵子の受精能は72時間よりずっと短い。なぜなら1回だけの性交による妊娠を調べた研究では、排卵日当日の性交により36％で妊娠が成立したのに対し、排卵日を過ぎてからでは妊娠の確率は0であった(ギャノング生理学、第23版、丸善より)。それゆえ、卵子の受精能は約24時間です。

▶**問題24** 性周期で正しいのはどれか。(第100回)
1．卵胞はプロスタグランジンの作用で発育する。
2．子宮内膜はエストロゲンによって増殖する。
3．排卵後に黄体化ホルモン(LH)の分泌が急激に増加する。
4．受精が成立しないと、卵胞は白体を経て黄体になる。

解答 2

解説 卵胞はプロスタグランジンではなく、卵胞刺激ホルモン(FSH)の働きで発育します。子宮内膜はエストロゲンの作用で増殖・肥厚します。それゆえ、正解は2です。排卵前に黄体化ホルモン(LH)の分泌が急激に増加することで排卵が起きます。受精が成立する、あるいはしないにかかわらず、成熟した卵胞はLHの働きで排卵し、排卵された成熟卵胞が抜けた部分の残りの卵胞は、黄体そして白体になります。

▶**問題25** ヒトの染色体と性分化で正しいのはどれか。 (第100回)
1．常染色体は20対である。
2．女性の性染色体はXYで構成される。
3．性別は受精卵が着床する過程で決定される。
4．精子は減数分裂で半減した染色体を有する。

解答 4

解説 常染色体は22対です。女性の性染色体は、XXです。男性の性染色体がXYです。性別は精子と卵子が合体した段階、すなわち受精の段階で、精子のもつ性染色体がXなら受精卵の性別は女性、Yなら受精卵の性別は男性になります。それゆえ、精子が受精卵の性別(男か女か)を決定します。精子は減数分裂で半減した染色体を有します。正解は4です。

▶**問題26** 成人男性の直腸診で腹側に鶏卵大の臓器を触れた。この臓器はどれか。 (第99回)
1．副腎　　2．膀胱
3．精巣　　4．前立腺

解答 4

解説 腹側に存在する鶏卵大の臓器は前立腺です。副腎は小さく、直腸の近くには存在しません。膀胱は直腸の腹側やや上です。精巣は陰嚢にあります(**問題1**参照)。

▶**問題27** 精子の形成を促すのはどれか。
 (第97回)
1．プロラクチン
2．プロゲステロン
3．卵胞刺激ホルモン
4．ヒト絨毛性ゴナドトロピン

解答 3

解説 プロラクチンは女性では乳汁産生を促進させるホルモンですが、男性での働きはまだよくわかっていません。プロゲステロンは排卵後の卵巣(黄体)から分泌されるホルモンで、子宮内膜の分泌期の維持にかかわります。**卵胞刺激ホルモン**(FSH)は精巣のライディッヒ細胞から分泌されるテストステロンとともに精子形成に働きます。それゆえ、正解は3です。ヒト

絨毛性ゴナドトロピン(hCG)は妊娠初期の胎盤の維持にかかわる黄体の機能を維持するように働きます。

成が上手くいかず、不妊になります。

▶**問題28** 男性生殖器で正しいのはどれか。

(第96回)

1．精子は精細管で作られる。
2．精索は血管と神経からなる。
3．陰茎には軟骨組織がある。
4．前立腺はホルモンを分泌する。

解答 1

解説 精子は精巣の精細管でつくられます。それゆえ、1は正解です。精索は精管、血管（精巣動脈、精巣静脈）、神経（腸骨鼠径神経や陰部大腿神経）、リンパ管を含んでいます。陰茎には軟骨組織はありません。前立腺は弱酸性の液で精液の約20％を占めます。この液にはホルモンは含まれていません。**問題8**の解説も参照してください。

表13-1　精液を構成する成分

全体の70％	精嚢の分泌液
全体の20％	前立腺の分泌液
全体の10％	尿道球腺と精巣上体の分泌液

▶**問題29** 次の文の（　　）内に共通して入る用語で適切なのはどれか。

　発生初期に腹腔で生じた（　　）は、胎生後期に腹膜に沿って陰嚢内に下降する。下降が完了せず、腹腔内や鼠径部に留まることがある。これを停留（　　）という。

(第93回)

1．前立腺　　2．精巣上体
3．精索　　　4．精巣

解答 4

解説 精巣は発生初期に腎臓の近くでつくられます。胎児の成長に合わせて下降し、前腹壁に向かいます。続いて胎生後期（7か月）に腹膜に沿って陰嚢内に下降します。片側または両側の精巣が出生するまでに陰嚢に収まっていない状態を停留精巣（睾丸）といいます。それゆえ、正解は4です。腹腔内に精巣が留まると、体温よりやや低い温度に精巣が保たれないと精子形

14 老化

▶**問題1** 老化によって現れる現象として誤っている説明はどれか。
1．女性では括約筋機能の低下による尿失禁
2．男性では前立腺の肥大による排尿障害
3．細動脈の硬化
4．男性ではテストステロン分泌量の激減
5．閉経

解答 4

解説 男性は老化しても**精子形成能**は、腎臓や骨格筋などの衰えと比べて衰えません。一方、女性は、卵巣の卵子形成能が、平均40代半ばから急速に衰えて平均50歳で排卵が起きなくなります（閉経）。

▶**問題2** 老化による生理的変化として誤っているのはどれか。
1．造血能の低下
2．肺活量の減少
3．消化管の運動機能の低下
4．腎臓の肥大
5．男性では前立腺肥大

解答 4

解説 腎臓は老化による変化としては**萎縮**（いしゅく）がみられます。他の選択肢は正解です。

▶**問題3** 骨格筋の加齢変化は何歳ごろを境に起こるか。
1．20歳ごろ　　2．30歳ごろ
3．40歳ごろ　　4．50歳ごろ

解答 2

解説 30歳を過ぎると、加齢に伴って筋力の低下が起こります。加齢による筋力低下の原因は、**筋の萎縮**と**筋線維の数の減少**です。

▶**問題4** 老化について誤っているのはどれか。
1．嚥下障害による感染の機会が上昇する。
2．白血球の減少はみられないが、赤血球数は減少する。
3．胃の運動の低下がはっきりみられる。
4．糸球体濾過量は低下する。

解答 3

解説 老化しても、消化器系の働きは減少しないことが知られています。それゆえ、老化しても胃の運動の低下はみられません。一方、呼吸器に関しては、老化に伴い呼吸筋が低下し、肋軟骨の石灰化が起こり、また胸郭の支持組織の線維化が起こり、肺活量は減少します。腎臓も老化すると萎縮することが知られています。

▶**問題5** テロメアの短縮が老化の原因説になっているのは、どの説か。
1．生物時計説　　2．プログラム説
3．エラー破たん説　　4．フリーラジカル説

解答 2

解説 生物時計説とは、生き物は内部時計をもち、それが寿命を決定しているという説です。**プログラム説**とは、老化は遺伝子によって運命づけられ、染色体末端（テロメア）は、細胞が分裂するたびに、短くなり、テロメアがもう短くなれなくなると、個体は死を迎えるという説です。それゆえ、プログラム説が正解です。エラー破たん説とは、遺伝子DNAから転写それから翻訳の過程を経て機能タンパク質がつくられますが、老化によって、それらのどこかの過程で、エラーが蓄積して細胞が機能できなくなり、結局組織あるいは器官の機能不全が生じて個体の死に至るという説です。フリーラジカル説とは、フリーラジカルは他の物質を酸化する力が強く、身体のいろいろな機能タンパク質が酸化されて機能障害が生じ、それら機能障害が老化とともに蓄積して死に至るという説です（坂井建夫、岡田隆夫：系統看護学講座、解剖生理学、第9版、p.517〜518、

医学書院、2014)。

▶**問題6** 高齢者の脱水について誤っているのはどれか。
1．よく起こる。
2．高齢者ではあまり起きない。
3．主に水が減る脱水が起こる。
4．主にナトリウムが減る脱水が起こる。

解答 3

解説 高齢者では、よく脱水が起こります。いちばん多い脱水の原因は水が減る脱水で、続いてナトリウムが減る脱水です。水を失う脱水では細胞内の水が細胞外(間質や血管内)へ移動するので、意識障害が起こることもあります。

一方、ナトリウムを失う脱水では、細胞内へ水が正常以上に入ってきます。そのため、体液の減少により頻脈、皮膚の弾力性低下、血圧の低下などが起こることがあります。

▶**問題7** 身体から失われる水と関係ないのはどれか。
1．代謝水　　2．不感蒸散
3．尿　　　　4．汗

解答 1

解説 **代謝水**とは、身体の細胞内で栄養素が酸化(ミトコンドリアで)、分解されて生じた水のことです。主にブドウ糖($C_6H_{12}O_6$)が細胞質とミトコンドリアで分解されると水と二酸化炭素が発生しますが、この水が代謝水です。不感蒸散(不感蒸泄)とは意識することなく、呼吸や皮膚(汗ではない)から失われる水分のことです。尿や汗は、身体から失われる水です。

▶**問題8** 加齢による視覚の変化とその原因の組み合わせで正しいのはどれか。　(第103回)
1．老視――――毛様体筋の萎縮
2．色覚異常――――眼圧の亢進
3．視野狭窄――――散瞳反応時間の延長
4．明暗順応の低下――水晶体の硬化

解答 3

解説 老視は、加齢によって水晶体の弾性が低下し、近点が遠のくことです。色覚異常は、錐体(細胞)に遺伝的な異常があり、起こります。

視野狭窄とは周囲から徐々に見える範囲が中心に向かって狭くなることで、緑内障や網膜剥離などで見られます。緑内障では散瞳が障害され、その結果、散瞳反応時間の延長がみられます。

明暗順応の低下は水晶体の硬化ではなく、視細胞(暗所視に関与する杆体と明所視に関与する錐体)の機能の低下が原因です。

▶**問題9** 加齢によるホルモンの基礎分泌量の変化で正しいのはどれか。　(第101回)
1．メラトニンは増加する。
2．コルチゾルは変化しない。
3．成長ホルモンは変化しない。
4．副甲状腺ホルモンは減少する。

解答 2

解説 メラトニンと成長ホルモンは思春期以降分泌が減少します。副腎は加齢とともにアルドステロンの基礎分泌量は、減少します。アルドステロンの分泌の減少は高齢者が水や電解質の変化に弱くなる原因となり、脱水に陥りやすくなります。コルチゾール(コルチゾル)の基礎分泌量や日内変化による分泌量は変化しません。副甲状腺ホルモンは老化に伴い増加します(スタンダード生理学、第3版、文光堂)。副甲状腺ホルモンは、血漿カルシウム濃度を上げます。それゆえ、老化すると、骨からカルシウムが血中に移動し、骨粗鬆症を起こす危険が上昇します。

1 数字でトレーニング！ 解剖生理

以下の空欄に適切な数字を書き入れてください（解答はp.158）。

▶問題1　体液
- 体重の約（①　　　）％が体液。
- 体重の約（②　　　）％が細胞内液、約（③　　　）％が細胞外液。

▶問題2　消化器系
- 食道は、咽頭と胃をつなぐ（①　　　）cmほどの中空性器官。
- 胃の固有胃腺の主細胞は、ペプシノゲンを１日に（②　　～　　）Lを分泌する。
- 小腸は、幽門部から大腸まで続く（③　　～　　）mの管状の気管。
- 十二指腸は、長さ（④　　～　　）cmくらいで、幽門部に始まる小腸の始まりの部分。
- 大腸は、長さ約（⑤　　　）mの消化管である。
- 胆嚢の容量は、（⑥　　～　　）mLであり、肝臓から送られた胆汁を（⑦　　～　　）倍に濃縮。

▶問題3　代謝系
- 基礎代謝は、青年男子では１日（①　　　）kcal、青年女子では（②　　　）kcal。
- 細胞は１分子のグルコースを取り込むと、６分子の酸素を使って最終的に（③　　　）分子の二酸化炭素（CO_2）と６分子の水（H_2O）を生じさせます。このとき、（④　　　）分子のATP（アデノシン三リン酸）が生じます。

▶問題4　血液
- 赤血球は直径（①　　～　　）μmの円盤状の細胞。
- 赤血球の数は　血液１μL中に約（②　　～　　）万個あり、男性は約（③　　　）万個、女性は約（④　　　）万個。赤血球の寿命は、約（⑤　　　）日。
- 白血球の数は、血液１μL中に約（⑥　　～　　）個。
- 白血球の約（⑦　　～　　）％が好中球。
- リンパ球は白血球数の約（⑧　　　）％を占め、直径（⑨　　～　　）μmの細胞。
- 単球は白血球数の約（⑩　　～　　）％を占め、直径（⑪　　～　　）μmの細胞。
- 血小板は、直径約（⑫　　～　　）μmで、血液１μL中に約（⑬　　～　　）万個。
- 血小板の寿命は、約（⑭　　～　　）日。

▶問題5　循環器系
- 心拍数は、成人では安静時約（①　　～　　）回/分。
- 血圧の基準値は、成人では収縮期血圧（②　　～　　）mmHg、拡張期血圧（③　　～　　）mmHg
- 大動脈弓から（④　　　）本の動脈の枝が出る。
- 臍動脈は、胎児の内腸骨動脈から出た（⑤　　　）本の血管。

▶問題6　神経系
- 脳神経は（①　　　）対、脊髄神経は（②　　　）対。

- 背髄神経は、(③　　　)対の頸神経、(④　　　)対の胸神経、(⑤　　　)対の腰神経、(⑥　　　)対の仙骨神経、(⑦　　　)対の尾骨神経からなる。

▶問題7　骨格系
- 脊柱は、成人では頸椎(①　　　)個、胸椎(②　　　)、腰椎(③　　　)、仙骨(④　　　)、尾骨(⑤　　　)の(⑥　　　)個からなる。

▶問題8　呼吸器系
- 喉頭に続き、左右の気管支に分かれるまでの約(①　　　)cmの管を咽頭という。
- 気管支は左右差があり、左気管支：長さ約(②　　　)cm、太さ約(③　　　)mm、左分岐角度(④　　　)°、右気管支：長さ約(⑤　　　)cm、太さ約(⑥　　　)mm、右分岐角度は(⑦　　　)°。
- 肺の構造：右肺は(⑧　　　)葉、左肺は(⑨　　　)葉からなる。
- 成人の呼吸数は(⑩　　　〜　　　)回/分。
- 肺活量：成人男性で約(⑪　　　〜　　　)L、成人女性で約(⑫　　　〜　　　)L。

▶問題9　腎・泌尿器系
- 腎臓は、長さ約(①　　　)cm、幅は約(②　　　)cm、厚さ(③　　　〜　　　)cm、重さ(④　　　〜　　　)gの器官。
- 腎小体と尿細管を合わせたものをネフロンといい、1側の腎臓に約(⑤　　　)万個ある。
- 左右の腎臓からは、1日に約(⑥　　　)Lの原尿が産生され、尿として排出されるのは(⑦　　　〜　　　)Lである。
- 多尿とは(⑧　　　)L以上の尿量で、乏尿とは(⑨　　　)L以下の尿量のこと。
- 尿の比重は(⑩　　　〜　　　)、pH(⑪　　　〜　　　)、浸透圧は血漿の(⑫　　　〜　　　)倍、水(⑬　　　)％、固形成分は(⑭　　　)％。
- 尿管は、腎盂から膀胱に尿を運ぶ長さ(⑮　　　〜　　　)cm、直径(⑯　　　)mmの平滑筋性の管。
- 膀胱の容量は、約(⑰　　　)mLの筋性の袋。尿量が(⑱　　　〜　　　)mLくらいに達すると尿意を感じる。
- 尿道の長さは、男性では約(⑲　　　〜　　　)cm、女性では約(⑳　　　〜　　　)cm。

▶問題10　生殖と老化
- 女性が生涯で排卵する卵子の数は、約(①　　　)個である。
- 卵管は、卵巣から子宮底の外側までの長さで(②　　　〜　　　)cmほどの細い管。
- 子宮は、長さ(③　　　)cm、幅(④　　　)cm、厚さ(⑤　　　)cmの器官。
- 膣は子宮頸部から続く扁平な、長さ(⑥　　　)cmの管。
- 精巣は、1対の楕円形の直径(⑦　　　〜　　　)cm、重さ約(⑧　　　)gの器官。
- 精子は女性生殖器内における生存期間は、(⑨　　　〜　　　)時間で、卵子の受精可能な期間は(⑩　　　)時間以内。
- ヒトの染色体は(⑪　　　)本の常染色体と(⑫　　　)本の性染色体からなる。
- 減数分裂により常染色体(⑬　　　)本＋性染色体Xと、常染色体(⑭　　　)本＋性染色体Yの2種類の精子がつくられる。

2 漢字でトレーニング！ 解剖生理

下線部分のひらがなを漢字に、漢字はその読みを書いてください（解答はp.158）。

問題	解答欄	解説

▶問題1　生命現象基礎の用語

① 滑面小胞体	小胞体	細胞小器官の1つ。脂質やステロイドの合成にかかわる。粗面小胞体はタンパク質を合成する場所
② じゅじょう突起	突起	神経細胞（ニューロン）の核を中心とする神経細胞体のまわりにある突起
③ 髄鞘		軸索のまわりを取り囲み、神経伝導の電気信号の絶縁構造として機能する。シュワン細胞とオリゴデンドロサイトからなる。ミエリン鞘ともよぶ
④ 跳躍伝導	伝導	髄鞘には、ある間隔ごとにランヴィエの絞輪とよばれるくびれがあり、電気信号が跳びと跳びに伝わることをいう

▶問題2　消化器系の用語

① 口蓋垂		口蓋の奥に垂れ下がっている部分。口の上側を口蓋とよび、口蓋の前半部を硬口蓋、後半部を軟口蓋という
② 唾液腺	腺	唾液を分泌する器官。耳下腺、顎下腺、舌下腺がある
③ 味蕾		舌の粘膜に分布する、味覚の受容器
④ 茸状乳頭	乳頭	舌背部にある乳頭で、1〜3個が散在する。味蕾が存在する
⑤ 有郭乳頭	乳頭	舌体の後方部にある乳頭で、分界溝に沿って約10個程度存在する。味蕾がある
⑥ ようじょう乳頭	乳頭	味蕾が多数存在するヒダ状の乳頭で、舌縁部にある
⑦ 大弯		胃体下部の弯曲した部分。胃体上部の弯曲した部分は小弯という
⑧ 噴門		胃の入り口部分
⑨ 幽門		胃の出口部分で、十二指腸に続く部分
⑩ 蠕動運動	運動	食道では、食塊の上下に位置する輪状筋と縦走筋が収縮・弛緩を繰り返し、胃のほうへ食塊を押し出す
⑪ 肛門括約筋	筋	排便をコントロールする筋で肛門部にある
⑫ 肝鎌状間膜	膜	肝臓を内側区と外側区に2分する膜
⑬ 胆嚢		肝臓で産生された胆汁を一時的に貯蔵する袋。十二指腸へ胆汁を分泌する
⑭ 嚥下中枢	中枢	口腔内に取り込まれた食物や水などを咽頭・食道を経て胃内に送り込む反射性の運動のこと
⑮ 咀嚼		歯によって食物を切断したり、すり潰したりして細かくすることをいう。

▶問題3　代謝系の用語

① 栄養欠乏症	栄養	栄養失調、栄養不足、栄養不良ともよばれ、医学上での問題を栄養欠乏症とよぶ。「日本人の食事摂取基準」の目的の1つである
② 基礎代謝	基礎	呼吸や体温調節など生命を維持するために消費されるエネルギーであり、就寝中も消費される

問題	解答欄	解説
③ 刷子縁		小腸の腸上皮細胞や腎臓の近位尿細管細胞の上部で、微絨毛が密集した部分
④ かとう		単糖の1つ。フルクトースとよばれる
⑤ かいとう系	系	グルコースを分解してエネルギーをつくり出す最初の反応。酸素を使わずにエネルギーを取り出す方法
⑥ けんき的	的	グルコースを分解してエネルギーをつくり出す際、酸素を利用しないため、効率の悪いエネルギーの抽出方法
⑦ こうき的	的	酸素を使ったエネルギーの抽出方法をTCA（クエン酸）回路とよぶ
⑧ かくさん		動植物のすべての細胞に含まれる有機化合物で、DNAとRNAを指す。ヌクレオチドがリン酸エステル結合で連なった生体高分子
⑨ にゅうか作用	作用	脂肪の塊を水に溶ける大きさの塊にする作用

▶**問題4** 血液の用語

	解答欄	解説
① 顆粒球	球	白血球は、顆粒球と無顆粒球（リンパ球、単球・マクロファージ）に区別される。
② こうえんき球	球	顆粒球の1つ。ほかには好中球、好酸球がある。最も数が多いのは好中球である
③ けっしょう		血液は、液体成分である血漿と細胞成分である赤血球、白血球、血小板に分かれる。血漿は水、無機塩類、有機物からなる
④ けっせん		血管内の血液の塊。出血すると出血部位に血小板が集まり、血栓を形成し、止血機構として働く
⑤ 黄疸		血液中のビリルビン濃度が約1mg/dLを超えると、全身が黄色から茶色に変化する状態

▶**問題5** 生体防御の用語

	解答欄	解説
① ねん膜	膜	消化管、気道、生殖器、尿路など外界に通じる管腔の内表面をおおい、異物の侵入を防ぐ障壁防御の役割をはたす
② じょうざい菌	菌	皮膚の表面には環境に適した種々の細菌が生息し、他の細菌の増殖を抑制する
③ 腸内細菌叢	腸内	大腸内は多くの非病原性細菌が定着しており、病原微生物の定着を妨害している
④ 浮腫		体内の水分によって手や足、顔などの末端が腫れること。間質液と血液のバランスが崩れた状態。がむくみともいう
⑤ 脾髄		脾臓の実質のことで、赤血球に満ちた赤脾髄とリンパ球の集団のある部分の白脾髄がある
⑥ きょうせん		多数のリンパ球が成熟・分化し、血液や脾臓、リンパ節に送り出される器官。胸腺で成熟する細胞をT細胞という
⑦ めんえき		「自己（自分であること）」と「非自己（自分でないこと）」を区別することといえる
⑧ 貪食能（作用）	能（作用）	マクロファージが、細菌や寄生虫、死滅した細胞（好中球の死骸）などを取り込んで、分解・消化すること
⑨ ぞうけつかん細胞	細胞	白血球、赤血球、血小板など、すべての種類の血球をつくることができる幹細胞
⑩ 炎症		傷害に体する毛細血管を中心とする生体防御反応の1つ。発赤、腫脹、熱感、疼痛、機能障害などが炎症の徴候となる

▶**問題6** 循環器系の用語

	解答欄	解説
① 心囊		心臓を取り囲む袋のこと

問題	解答欄	解説
② 心尖部	部	心室の先端部(左下端)で、いちばん拍動する部分
③ 三尖弁	弁	右房室口にある。右房室弁ともよばれる
④ 僧房弁	弁	左房室口にある。二尖弁ともよばれる
⑤ 洞(房)結節	結節	右心房にあり、心筋の興奮が始まる場所(ペースメーカー)
⑥ 心室中隔	心室	右心室と左心室を分ける心筋の壁
⑦ わんとう動脈	動脈	大動脈弓から出る枝で、右の胸鎖関節の後ろで、右総頸動脈と右鎖骨下動脈に分かれる
⑧ 鎖骨下動脈	動脈	腕頭動脈から分岐した右鎖骨下動脈と、大動脈弓から分岐した左鎖骨下動脈がある。鎖骨と第Ⅰ肋間の間を進み、腋窩動脈になる
⑨ 橈骨動脈	動脈	鎖骨下動脈から腋窩動脈、上腕内側にある上腕動脈を経て、肘窩で橈骨動脈と尺骨動脈に分岐される。前腕から手に分布
⑩ 尺骨動脈	動脈	鎖骨下動脈から腋窩動脈、上腕内側にある上腕動脈を経て、肘窩で橈骨動脈と尺骨動脈に分岐される。前腕から手に分布
⑪ ろっかん動脈	動脈	胸大動脈は肋間動脈、食道動脈、気管支動脈を分岐する。肋間動脈は10対あり、胸壁を養っている
⑫ ふくくう動脈	動脈	腹大動脈は、腹腔動脈、上腸間膜動脈、下腸間膜動脈を分岐する。腹腔動脈は消化器官に広く分布する
⑬ だいたい動脈	動脈	下肢の動脈で、大腿部の内側を下行し、膝窩中央を下行する
⑭ 膝窩動脈	動脈	膝関節の後面を通り、前後の脛骨動脈に分岐する。脈拍の触れやすい血管の１つである
⑮ 脛骨動脈	動脈	膝窩動脈から分岐された血管。前脛骨動脈と後脛骨動脈に分かれる
⑯ どちょう		血管が膨れること。肝硬変や門脈圧亢進症など腹壁の静脈が怒張することがある(メデューサの頭)
⑰ 食道静脈瘤	食道	肝硬変やアルコール性肝炎などで、食道の粘膜を流れる静脈が瘤(こぶ)のように膨らみでこぼこの状態
⑱ 粥腫		脂質の塊で、血管内膜に蓄積し、隆起した状態。動脈硬化の原因となる。アテロームやプラークともよばれる
⑲ 臍動脈	動脈	胎児の左右の内腸骨動脈から出た２本の血管。静脈性血液(混合血)が流れる。一方、臍静脈は酸素と栄養に富む動脈血が流れる
⑳ らんえんこう		胎児の左右の心房間にある心房中隔に開いている孔。右心房からの血液が卵円孔を通り、左心房へと流れる。

▶ 問題7　神経系の用語

① 脊髄		頸部から仙部に至る脊柱管のなかにある長さ40cmの円柱状の構造物。第１～２腰椎の高さで終わり、その下方は馬尾となる
② のうかん		中脳、橋、延髄(間脳を含めることもある)からなる。呼吸や循環など生命維持の基本をつかさどる中枢が集まる
③ 脈絡叢		側脳室と第３脳室、第４脳室にあり、脳脊髄液を分泌。「叢」とは草むらの意味があり、血管が草むらのように群がり集まること
④ ししょう下部	下部	視床とともに間脳を構成。体温調節や摂食、飲水、睡眠の中枢であり、自律神経の最高中枢。下垂体ホルモンの分泌調整を行う
⑤ 脳梁		左右の大脳半球をつなげる交連線維の束。大脳縦列の底部に位置する
⑥ 大脳辺縁系	大脳	大脳の深部で脳梁を囲む部分で、生命維持に必要な本能的な行動と情動行動の機能をつかさどる

問題	解答欄	解説
⑦ 正中神経	神経	上腕動脈とともに上腕の内側を肘窩に向かって下行。前腕の屈筋群と母指球の筋を支配。手掌に分布
⑧ きんぴ神経	神経	上腕の3つの屈筋(烏口腕筋、上腕二頭筋、上腕筋)を支配。上腕の皮膚知覚にかかわる
⑨ ざこつ神経	神経	全身で最大の末梢神経。大腿屈筋群を支配する、筋枝、総腓骨神経、脛骨神経に分布する
⑩ 滑車神経	神経	眼球を動かす上斜筋を支配する
⑪ 蝸牛神経	神経	聴覚にかかわる神経で、内耳の蝸牛のラセン器につながっている。聴神経ともいう
⑫ 三叉神経	神経	脳神経で最大の神経。橋の外側から出て、眼神経、上顎神経、下顎神経の3枝に分かれ、顔面の皮膚に分布
⑬ めいそう神経	神経	延髄から始まる運動性、知覚性のほかに副交感神経を含んだ混合性神経である
⑭ はんかい神経	神経	喉頭筋を支配、発声にかかわる

▶**問題8　感覚器系の用語**

問題	解答欄	解説
① 硝子体		水晶体、眼房水とともに眼球内を構成する器官の1つ。水晶体の後方で、硝子体眼房の内腔を埋める透明のゼリー状の組織
② 虹彩		毛様体の前方に続く部分で、瞳孔を取り囲んでいる
③ 杆体		杆体の外節にはロドプシンが含まれ、不足すると夜盲症になる
④ ぜんてい		蝸牛と半器官をつなぐ中央部に位置する。卵形嚢と球形嚢という耳石器がある。平衡覚に関与する
⑤ 蝸牛		内耳にある聴覚に関する感覚器官。外耳道からの空気の振動が耳小骨を通して、蝸牛内のコルチ器を経て、活動電位として脳に伝わる

▶**問題9　内分泌系の用語**

問題	解答欄	解説
① 内分泌腺	腺	ホルモンを分泌する腺器官
② 下垂体前葉	前葉	成長ホルモン、卵胞刺激ホルモン、黄体形成ホルモン、プロラクチン、副腎皮質刺激ホルモン、甲状腺刺激ホルモンを分泌
③ 下垂体後葉	下垂体	バソプレシン、オキシトシンを分泌
④ 松果体		間脳の背面に位置し、メラトニンを分泌。体内時計に関与。性腺刺激ホルモン分泌を抑制
⑤ 甲状腺		喉頭と気管の移行部で、頸部の前面。サイロキシンを分泌
⑥ 傍濾胞細胞	細胞	甲状腺にある細胞の1つ。カルシトニンを分泌する。濾胞細胞からは甲状腺ホルモン(T3、T4)が分泌されている
⑦ じょうひ小体	小体	副甲状腺ともよぶ。甲状腺の背面み左右上下1個ずつある米粒大の器官。パラソルモンを分泌
⑧ ふくじん		腎臓の上に位置する。髄質からはアドレナリンとノルアドレナリンを、皮質からはコルチコステロイドを分泌
⑨ 膵臓		膵液を分泌する外分泌腺と、ホルモンを分泌する内分泌腺がある。グルカゴン、インスリン、ソマトスタチンを分泌する器官
⑩ せいそう		テストステロンという男性ホルモン(アンドロゲン)を分泌する器官
⑪ らんそう		卵胞ホルモン(エストロゲン)と黄体ホルモン(プロゲステロン)を分泌する器官

問題	解答欄	解説

▶問題10　筋骨格系の用語

問題	解答欄	解説
① 咀嚼筋	筋	咀嚼に関与し、側頭筋、咬筋、内側翼突筋、外側翼突筋からなり、下顎神経の支配を受ける
② 前鋸筋	筋	浅胸部筋群の1つで、前胸部の膨らみをつくる大胸筋、小胸筋、鎖骨下筋とともに腕神経叢の枝の支配を受ける
③ 腹直筋鞘		腹直筋は、正中を走る白線を間にはさみ、筋の途中に3〜4個の腱画をつくり、腹直筋鞘とよばれる鞘状の腱膜でおおわれる
④ 菱形筋	筋	浅背筋には、僧帽筋、広背筋があり、僧帽筋の深層にあるのが肩甲挙筋と菱形筋である
⑤ 腱鞘		手首には多数の腱が通過するため、互いに滑らかに擦れ合うようにできた管状の滑液包のこと。摩擦の軽減やショックを和らげる
⑥ 虫様筋	筋	中手筋の1つ。その他に掌側骨間筋、背側骨間筋があり、尺骨神経支配。ただし、虫様筋の橈側は正中神経支配である
⑦ 大殿筋	筋	腸腰筋と拮抗し、歩行際には両方の筋が交互に働き、大腿を前後に動かす
⑧ 縫工筋	筋	大腿前面の斜めに下る帯状の筋。縫工筋の収縮によって、股関節と膝関節を屈曲させる
⑨ 扁平骨	骨	2層の緻密質の間に海綿質が存在する板状の骨。頭蓋骨、胸骨、肩甲骨など
⑩ 含気骨	骨	骨の中に空気を含む空洞がある骨。前頭骨、篩骨、上顎骨など
⑪ 緻密質	質	骨の表層で、骨組織が層板状に配列している骨質
⑫ 骨芽細胞	細胞	骨形成を行う細胞。胎生期に軟骨が発生し、その組織が破壊され骨芽細胞が出現し、骨芽細胞が置き換わり骨化する
⑬ 靭帯		関節包を補強し、関節運動の方向や範囲を規制し、過度な運動による関節の損傷を防ぐ
⑭ 鞍関節	関節	母指の手根中手関節。関節頭、関節窩が乗馬での鞍のような形をしていて、互いに直角方向に動く。2軸性の運動ができる
⑮ ちょうけい骨	骨	頭蓋腔を取り囲む骨の1つ。脳頭蓋は、前頭骨（2個）、頭頂骨（2個）、側頭骨、後頭骨、蝶形骨、篩骨の6種8個からなる
⑯ 篩骨	骨	頭蓋腔を取り囲む骨の1つ。脳頭蓋は、前頭骨（2個）、頭頂骨（2個）、側頭骨、後頭骨、蝶形骨、篩骨の6種8個からなる
⑰ きょく突起	突起	椎骨の後端（椎孔と椎弓）が隆起し、突出したもの。椎骨には棘突起のほか、横突起、上関節突起、下関節突起がある
⑱ 胸骨柄		胸骨は細長く平坦な骨で、胸骨柄、胸骨体、剣状突起からなる。
⑲ ちゅう関節	関節	上腕骨と橈骨、尺骨が互いに関節しあう複関節。腕尺関節、腕橈関節、上橈尺関節の3つが1つの関節包に包まれる
⑳ 大菱形骨	骨	遠位列にある手根骨の1つ。舟状骨、月状骨、三角骨、豆状骨、大菱形骨、小菱形骨、有頭骨、有鈎骨の8つで構成される
㉑ 有鈎骨	骨	手根骨の1つ。遠位列にある鈎形（カギがた）をした骨。手根骨の内側に位置する
㉒ 舟状骨	骨	手根骨の1つ。近位列の外側にあり、橈骨と関節。足根骨にも同様の呼称の骨がある
㉓ かん骨	骨	骨盤に左右1対あり、体幹と自由下肢帯を連結する。外面に寛骨臼があり、大腿骨頭がはまり込んで、股関節を形成
㉔ 腸骨稜		寛骨を形成する腸骨の上縁をさす。腰部の皮下に触れることができる。前端部を上前腸骨棘という
㉕ 踵骨	骨	踵を形成する骨

問題	解答欄	解説
㉖ 楔状骨	骨	外側楔状骨、中間楔状骨、内側楔状骨の3つがある。楔形（クサビがた）した骨。
㉗ こ関節	関節	寛骨臼と大腿骨頭によって形成される関節
㉘ しつ関節	関節	大腿骨下端（内側顆、外側顆）と脛骨上端部によって形成される関節。関節腔内には交叉する十字靱帯がある

▶問題11　呼吸器系の用語

問題	解答欄	解説
① 咽頭扁桃	咽頭	咽頭の後上部の粘膜下にあり、炎症により肥大したものをアデノイドといい、小児にみられる
② 喉頭蓋		飲食物を飲み込むとき、喉頭に入らないように喉頭口にふたをする
③ 肺胞囊		ガス交換の場である肺胞の集まりのことである。呼吸細気管支は、肺胞管によって肺胞囊がつながっている
④ 縦隔		左右の肺に挟まれた胸腔の中隔をつくる。心臓、気管、食道、大動脈、上大静脈、迷走神経、胸管などさまざまな器官がある
⑤ 横隔膜	膜	胸腔と腹腔の境界にある筋板。大動脈裂孔、食道裂孔、大静脈孔の3つの孔がある。横隔膜の上下運動により腹式呼吸が行われる
⑥ 頸動脈小体	小体	内頸動脈と外頸動脈に分岐する部分にある末梢化学受容器。呼吸機能に関する「見張り役」の1つ

▶問題12　腎・泌尿器系の用語

問題	解答欄	解説
① しきゅうたい		毛細血管の塊のこと。ボウマン囊と一緒に腎小体を構成する。この部位から滲み出た液体が原尿となる
② 腎盂		腎臓と尿管の接続部。尿は集合管を経て、腎杯に注ぎ、やがてロート状の腎盂に集まり、腎門から尿管に移動する。
③ 膀胱		尿をためる筋性の袋。恥骨の後ろに位置し、男性では直腸の前、女性では子宮や腟の前に位置する。容量は約500mL
④ 濾過		固体が混ざっている液体や気体から固体を分離する操作。蛋白質以外の血漿成分がボウマン囊で濾過され、原尿をつくる

▶問題13　生殖器系・老化の用語

問題	解答欄	解説
① 卵管采		卵管の末端にあり、卵巣の表面をおおう漏斗状の構造物
② 卵管膨大部	卵管	卵管采に続く卵管の外側2/3の部分。この部分で受精が行われる
③ 絨毛膜	膜	胎盤の胎児側の膜
④ 脱落膜	膜	胎盤の母体側の膜
⑤ 腟円蓋		腟は子宮頸部から続く扁平な管で腟前庭に開口。腟の上端部のことをいう
⑥ ぜんりつ腺	腺	膀胱の下に位置する器官。乳白色の分泌物は精子の運動を促進させる。尿道と射精管が貫く
⑦ 精囊		膀胱の下部後方にある細長い袋状の構造物で、射精管に開口する。粘性の分泌物を産生し、射精の際に精子の運動を活発にする
⑧ せいさい管	管	精巣内部に詰まっており、テストステロンを分泌する間質細胞（ライディッヒ細胞）と集団を形成する
⑨ げんすう分裂	分裂	染色体数が半減する細胞分裂
⑩ いでんし		DNAのうち、身体に必要な蛋白質をつくるためのアミノ酸の配列情報が記録された部分。ヒトの場合5万〜10万ほどある。

問題	解答欄	解説
⑪ じょう染色体	染色体	ヒトの体細胞にある染色体は46本のうち、2つずつ対になっている44本の染色体のこと
⑫ せい染色体	染色体	大きめのX染色体と小さめのY染色体。男性はXY、女性はXXの組み合わせになっている
⑬ はいらん		卵胞刺激ホルモン(FSH)により、卵胞が成熟し、卵母細胞を放出する過程。
⑭ じゅせいらん		精子が卵子を見つけると、精子は酵素を出して卵子の膜を破壊し穴をあける。1個の精子の核のみを取り込み、穴が閉じる
⑮ 骨粗鬆症	症	加齢とともにカルシウムの摂取・吸収能が低下し、骨量の減少から骨の脆弱化をきたした状態。閉経後の女性に生じやすい

▶ **問題14　解剖学総論の用語**

●身体の断面を示す用語

① 矢状面	面	身体を左右に2分する面
② ぜんとう面	面	矢状面に対して直角で、身体を前後に2分する面

●体表での方向線

③ 正中線	線	身体の中央を2等分する線。身体の前面と後面にある
④ さこつ中線	線	鎖骨の中央を通る線
⑤ 腋窩線	線	腋窩の中央を通る線

●身体の位置を示す用語

⑥ 尺側	側	上肢の内側
⑦ 橈側	側	上肢の外側
⑧ 脛側	側	下肢の内側
⑨ ひ側	側	下肢の外側
⑩ 近位		上肢・下肢において体幹に近い側
⑪ 遠位		上肢・下肢において体幹に遠い側

●体位を示す用語

⑫ 仰臥位	位	仰向けになる体位
⑬ そくが位	位	横向きになる体位
⑭ 膝胸位	位	ひざまづき、前胸部を台に付けてうつ伏せとなり、腕を組んで頭上に上げる。殿部を上に突き出すようにした体位
⑮ ふくが位	位	腹部を下にしている体位。伏臥位ともいう

1 数字でトレーニング！ 解剖生理〈解答〉

▶**問題1　体液**
①60、②40、③20

▶**問題2　消化器系**
①25、②1〜1.5、③6〜7、④25〜30、⑤1.5、⑥30〜50、⑦5〜10

▶**問題3　代謝系**
①1,400、②1,200、③6、④38

▶**問題4　血液**
①7〜8、②370〜570、③500、④430、⑤120、⑥4,000〜11,000、⑦30〜70、⑧30、⑨7〜10、⑩6〜8、⑪12〜20、⑫2〜3、⑬15〜40、⑭7〜8

▶**問題5　循環器系**
①70〜80、②110〜130、③60〜80、④3、⑤2

▶**問題6　神経系**
①12、②31、③8、④12、⑤5、⑥5、⑦1

▶**問題7　骨格系**
①7、②12、③5、④1、⑤1、⑥26

▶**問題8　呼吸器系**
①10、②5、③12、④45、⑤3、⑥15、⑦25、⑧3、⑨2、⑩15〜17、⑪3〜6、⑫2〜4

▶**問題9　腎・泌尿器系**
①10、②5、③3〜4、④120〜130、⑤100、⑥150、⑦1〜1.5、⑧2、⑨0.5、⑩1.015〜1.030、⑪4.5〜8.0、⑫2〜9、⑬95、⑭5、⑮25〜30、⑯5、⑰500、⑱200〜400、⑲16〜18、⑳3〜4

▶**問題10　生殖と老化**
①400、②7〜15、③8、④4、⑤4、⑥8、⑦4〜5、⑧10、⑨24〜28、⑩24、⑪44、⑫2、⑬22、⑭22

2 漢字でトレーニング！ 解剖生理〈解答〉

▶**問題1　生命現象基礎の用語**
①かつめん、②樹状、③ずいしょう、④ちょうやく

▶**問題2　消化器系の用語**
①こうがいすい、②だえき、③みらい、④じじょう、⑤ゆうかく、⑥葉状、⑦だいわん、⑧ふんもん、⑨ゆうもん、⑩ぜんどう、⑪こうもんかつやく、⑫かんかまじょうかん、⑬たんのう、⑭えんげ、⑮そしゃく

▶**問題3　代謝系の用語**
①けつぼうしょう、②たいしゃ、③さっしえん、④果糖、⑤解糖、⑥解糖、⑦嫌気、⑧好気、⑨核酸、⑨乳化

▶**問題4　血液の用語**
①かりゅう、②好塩基、③血漿、④血栓、⑤おうだん

▶**問題5　生体防御の用語**
①粘、②常在、③さいきんそう、④ふしゅ、⑤ひずい、⑥胸腺、⑦免疫、⑧どんしょく、⑨造血幹、⑩えんしょう

▶**問題6　循環器系の用語**
①しんのう、②しんせん、③さんせん、④そうぼう、⑤どう（ぼう）、⑥ちゅうかく、⑦腕頭、⑧さこつか、⑨とうこつ、⑩しゃっこつ、⑪肋間、⑫腹腔、⑬大腿、⑭しっか、⑮けいこつ、⑯怒張、⑰じょうみゃくりゅう、⑱じゅくしゅ、⑲さい、⑳卵円孔

▶**問題7　神経系の用語**
①せきずい、②脳幹、③みゃくらくそう、④視床、⑤のうりょう、⑥へんえんけい、⑦しょうちゅう、⑧筋皮、⑨坐骨、⑩かっしゃ、⑪かぎゅう、⑫さんさ、⑬迷走、⑭反回

▶**問題8　感覚器系の用語**
①しょうしたい、②こうさい、③かんたい、④前庭、⑤かぎゅう

▶**問題9　内分泌系の用語**
①ないぶんぴ、②かすいたい、③こうよう、④しょうかたい、⑤こうじょうせん、⑥ぼうろほう、⑦上皮、⑧副腎、⑨すいぞう、⑩精巣、⑪卵巣

▶**問題10　筋骨格系の用語**
①そしゃく、②ぜんきょ、③ふくちょくきんしょう、④りょうけい、⑤けんしょう、⑥ちゅうよう、⑦だいでん、⑧ほうこう、⑨へんぺい、⑩がんき、⑪ちみつ、⑫こつが、⑬じんたい、⑭あん、⑮蝶形、⑯し、⑰棘、⑱きょうこつへい、⑲肘、⑳だいりょうけい、㉑ゆうこう、㉒しゅうじょう、㉓寛、㉔ちょうこつりょう、㉕しゅう、㉖けつじょう、㉗股、㉘膝

▶**問題11　呼吸器系の用語**
①へんとう、②こうとうがい、③はいほうのう、④じゅうかく、⑤おうかく、⑥けいどうみゃく

▶**問題12　腎・泌尿器系の用語**
①糸球体、②じんう、③ぼうこう、④ろか

▶**問題13　生殖器系・老化の用語**
①らんかんさい、②ぼうだいぶ、③じゅうもう。④だつらく、⑤ちつえんがい、⑥前立、⑦せいのう、⑧精細、⑨減数、⑩遺伝子、⑪常、⑫性、⑬排卵、⑭受精卵、⑮こつそしょう

▶**問題14　解剖学総論の用語**
①しじょう、②前頭、③しょうちゅう、④鎖骨、⑤えきか、⑥しゃく、⑦とう、⑧けい、⑨腓、⑩きんい、⑪えんい、⑫ぎょうが、⑬側臥、⑭しつきょう、⑮腹臥

引用・参考文献

1）増田敦子：新訂版 解剖生理学をおもしろく学ぶ、サイオ出版、2015
2）増田敦子：ステップアップ解剖生理学ノート、サイオ出版、2014
3）小澤瀞司・福田康一郎監修：標準生理学、第8版、医学書院、2014
4）真島英信：生理学、改訂第18版、文光堂、1986
5）坂井建雄・岡田隆夫：系統看護学講座、解剖生理学、第9版、医学書院、2014
6）有田和恵編：超入門解剖生理学、照林社、2007
7）深井喜代子、佐伯由香、福田博之：新・看護生理学テキスト、南江堂、2008
8）Kim. E. Barrett他著、岡田泰伸監訳：ギャノング生理学、原書24版、丸善、2014
9）貴邑冨久子・根来英雄：シンプル生理学、改訂第7版、南江堂、2016
10）二宮石雄、他：スタンダード生理学、第3版、文光堂、2013
11）F.H. マティーニ他著、井上貴央監訳：カラー人体解剖学－構造と機能：ミクロからマクロまで、西村書店、2003
12）金子丑之助：日本人体解剖学、上・下巻、改定19版、南山堂、2000
13）田中越郎：系統看護学講座、病態生理学、医学書院、2011
14）三輪一智、中恵一：系統看護学講座、生化学、第13版、医学書院、2014
15）川村雅文：系統看護学講座、呼吸器、第14版、医学書院、2011
16）大橋健一：系統看護学講座、病理学、第5版、医学書院、2015
17）吉田俊子他：系統看護学講座、循環器、第13版、医学書院、2011
18）竹村信彦他：系統看護学講座、脳・神経、第12版、医学書院、2011
19）小野章史他：系統看護学講座、栄養学、第11版、医学書院、2011
20）佐々木英忠他：系統看護学講座、老年看護、病態・疾病論、第3版、医学書院、2009
21）吉田眞一：系統看護学講座、微生物学、第12版、医学書院、2014
22）小松浩子他：系統看護学講座別巻、がん看護学、医学書院、2013
23）井上泰：なぜ？がなるほど、病態生理絵解きゼミナール、メディカ出版、2008
24）坂井建雄、河原克雅編：人体の正常構造と機能、改訂第2版、日本医事新報社、2012
25）中村桂子、松原謙一：Essential 細胞生物学、原著第3版、南江堂、2011
26）小幡邦彦他：新生理学、第4版、文光堂、2003
27）杉晴夫編：人体機能生理学、改訂第5版、南江堂、2009
28）渡辺雅彦：脳・神経科学入門講座前編、改訂版、羊土社、2008
29）井出千束、車田正男、河田光博監訳：臨床神経解剖学、原著第6版、医歯薬出版、2013
30）渡辺雅彦：脳・神経科学入門講座前編、改訂版、羊土社、2008
31）M.F.ベアー、B.W.コノーズ、M.Aパラディーソ著、加藤宏司他監訳：カラー版 神経科学－脳の探求、西村書店、2007
32）病気がみえる Vol.1、消化器、第5版、メディックメディア、2016
33）病気がみえる Vol.2、循環器、第3版、メディックメディア、2010
34）田中千賀子・加藤隆一編：New 薬理学、改定第6版、南江堂、2011
35）伊藤正男、井村裕夫、高久史麿総編集：医学書院 医学大辞典、第2版、医学書院、2009
36）病気がみえる Vol.4、呼吸器、メディックメディア、2007
37）病気がみえる Vol.5、血液、メディックメディア、2008
38）病気がみえる Vol.6、免疫・膠原病・感染症 メディックメディア、2009
39）病気がみえる Vol.7、脳・神経、メディックメディア、2011
40）病気がみえる Vol.10、産科、第2版、メディックメディア、2007
41）Widmaier,E., Raff,H., Strang,K.：Vader's human physiology, 14th ed., McGraw-Hill, 2016
42）Stanfield, C.L.：Principles of Human Physiology, 5th ed., Pearson, 2013
43）Tortora. G.J., Derrickson, B.著、佐伯由香他訳：トートラ人体解剖生理学、丸善、原著9版、2014
44）古谷伸之編：診察と手技が見える Vol.1、第2版、メディックメディア、2007
45）宮武邦夫監修：実践生理機能検査テキスト、メディカ出版、2005
46）小山勝弘他編：運動生理学、三共出版、2013
47）太田富雄他：急性期意識障害の新しいgradingとその表現法（いわゆる3-3-9度方式）、第3回脳卒中の外科研究会講演集、1975
48）Teasdale, G. Jennett, B.：Assessment of coma and impaired conscious., A practical scale, Lancet, 2：81-84, 1974
49）服部一郎編：リハビリテーション技術全書、第2版、医学書院、1984
50）菱沼典子編：ケーススタディ看護形態機能学、南江堂、2003
51）Richard L.Drake, et al.著、塩田浩平、秋田恵一監訳：グレイ解剖学アトラス、原著第2版、エルゼビア・ジャパン、2015
52）中込治、神谷茂：標準微生物学、第12版、医学書院、2015
53）奈良信雄、福井次矢編：内科診断学、第3版、医学書院、2016
54）Silbernagl. S., Lang. F.著、松尾理監訳：症状の基礎からわかる病態生理、第2版、メディカル・サイエンス・インターナショナル、2011
55）野溝明子：看護師・介護士が知っておきたい高齢者の解剖生理学、秀和システム、2014
56）内野治人編：病態生理よりみた内科学、改定3版、金芳堂、1998
57）L.P.ガートナー他著、石村和敬、井上正央監訳：最新カラー組織学、西村書店、2003
58）Siegel.A, Sapru, H.N.著、前田正信監訳：エッセンシャル神経科学、丸善、2000

さくいん

記号・数字

1回換気量　31, 116, 117, 119, 120, 123
1秒率　116, 120, 121
1秒量　116
11-シス-レチナール　80
Ⅰa感覚神経　67, 72, 109
Ⅰ型アレルギー　43, 44, 45, 46
Ⅱ型アレルギー　43, 45
Ⅱ型上皮細胞　19
Ⅲ型アレルギー　43, 45, 46
Ⅳ型アレルギー　43, 45, 46
%VC　121
%肺活量　120
α-アミラーゼ　26
α運動神経　67, 72
α-ケトグルタル酸　26
α細胞　23, 84, 95
α波　69, 70
β細胞　23, 84
β波　69, 70
β-ヒドロキシ酪酸　13, 29
γ-アミノ酪酸　66, 77, 107
γ-グロブリン　24, 32, 33, 37, 40, 42
δ細胞　23, 84, 95
δ波　69, 70
θ波　69, 70

欧文

A-アミラーゼ　21
ABO式血液型　34, 36
ACE　94, 97, 129, 131, 132
ACh　73, 81
ACTH　84, 86, 87, 93
ADH　84, 87, 88, 95, 132, 136, 137
ANP　53, 86, 108, 131, 132, 133, 134, 138
ATP　7, 11, 29, 86, 105, 108, 109, 114, 135, 149
ATP合成　29
ATP産生　7, 29, 108, 135
A細胞　84, 95
A帯　106
BNP　53
B細胞　30, 33, 39, 40, 42, 44, 46, 85
B細胞　84
Bリンパ球　30, 39, 40, 41, 42, 46
CA　26, 29, 117, 119, 149, 152
CCK　20, 89
CGP　144
CO_2ナルコーシス　13, 136, 137
CRP　33, 97
C-反応性タンパク質　33
DHEA　87, 90, 92, 95, 141
DIP関節　99
DNA　7, 8, 9, 11, 13, 21, 27, 82, 147, 152, 156
DNase　21
DNA分解酵素　21
D-グルコース　26
D細胞　23, 84
EDTA　34, 35
EPSP　65
E-W核　81
$FEV_{1.0}$　121
FSH　84, 87, 88, 93, 96, 97, 145, 146, 157
FT線維　108
GCS　70, 71
GFR　138
GH　84, 87, 93
G細胞　19
H^+　10, 12, 13, 27, 114, 117, 122, 137
HB　30, 97
hCG　92, 93, 144, 146
HCl　18, 19, 86
HCO_3^-　12, 13, 114, 117
hCS　92, 143, 144
HDL　29
hPL　92, 93, 144
H帯　106
IgE　44, 45
IgE抗体　44, 45
IL-2　41, 42
IPSP　66
I帯　106
JCS　70, 71
J受容器　122
K^+チャネル　9
LDL　29
LH　84, 87, 88, 93, 96, 97, 145
MP関節　99
mRNA　7, 8, 9, 11, 13
Na^+-K^+ATPase　135
Na^+-K^+ポンプ　9
Na^+チャネル　9
Na^+ポンプ　9
NK細胞　45
NO　55
PAH　130
PaO_2　56, 114, 122, 123, 125, 126, 137
$PaCO_2$　114, 122, 123, 124, 136, 137
PCO_2　119, 120
PO_2　119
PGE_2　138
pH　10, 20, 23, 27, 114, 119, 120, 122, 123, 125, 133, 135, 136, 142, 150
PIP関節　99
PRL　87, 90, 93
PTH　89, 90
P波　50, 53

QRS波　50
Q波　50
RBF　130
RNA　7, 8, 9, 11, 13, 21, 152
RNase　21
RNA分解酵素　21
RPF　130
SaO$_2$　123, 124
ST線維　107
T$_3$　87, 88, 89, 154
T$_4$　87, 88, 89, 154
TCA回路　29, 149
t-PA　34, 35
tRNA　8, 9, 13
TSH　84, 86, 87, 88, 90, 93
T細胞　30, 39, 41, 42, 43, 44, 45, 46, 152
T波　50, 53
Tリンパ球　30, 39, 41, 42, 45, 46
VLDL　29
X染色体　12, 157
Y染色体　12, 157
Z線　106

和文

あ

アウエルバッハ神経叢　18
亜鉛　82, 142
アクチン　82, 105, 106, 109, 110
　——線維　82, 105, 106
　——フィラメント　106
アストログリア　64
アストロサイト　63, 64, 72
アセチルコリン　66, 72, 73, 77, 81, 105, 107
　——受容体　73, 107
アセチルコリンエステラーゼ　73
アセト酢酸　13, 29, 137
アセトン　13, 29, 137
圧受容器　54, 55, 129, 132, 136
アデニン　8, 9
アデノシン三リン酸　86
アドレナリン　45, 55, 56, 72, 77, 81, 84, 85, 86, 87, 89, 90, 91, 94, 96, 97, 105, 107, 109, 132, 135, 154
アナフィラキシーショック　44, 45
アブミ骨　69, 78
アミノ酸　8, 9, 11, 13, 21, 24, 27, 29, 53, 84, 88, 108, 130, 131, 132, 133, 134, 156
アミノペプチダーゼ　23, 27
アミラーゼ　18, 20, 21, 24, 26, 86, 119
アミロース　26
アミン型ホルモン　86, 89, 91, 130, 132
アランチウス管　51

アルドステロン　53, 55, 84, 86, 87, 90, 91, 92, 94, 96, 97, 108, 129, 130, 131, 132, 135, 137, 138, 144
　——の作用　135
アルブミン　22, 24, 25, 29, 32, 33, 37, 40, 52, 122, 130, 136
アレルギーのタイプ　43
アレルギーの特徴　44, 45
アレルゲン　45
鞍関節　105, 155
アンギオテンシンⅠ　21, 94, 96, 97, 129, 131, 132, 138
アンギオテンシンⅡ　55, 94, 96, 97, 129, 130, 131, 132, 138
アンギオテンシン変換酵素　94, 97, 129, 131
アンギオテンシノゲン　33, 97, 129, 131
アンチトロンビン　33, 34
　——Ⅲ　33
アンドロゲン　87, 92, 95, 141, 154
アンモニア　24, 25, 29

い

胃　12, 13, 14, 15, 17, 18, 19, 20, 21, 23, 24, 25, 27, 39, 42, 51, 52, 68, 86, 91, 131, 133, 136, 144, 147, 149, 151
　——の構造　15
　——の消化酵素　19
胃液のpH　23
意識レベル　70
胃小窩　19
胃腺　19, 149
イソクエン酸　26
胃体　15, 151
一次運動野　67, 71
一次血栓　31
一次止血　31
一次精母細胞　141
一酸化窒素　55
胃底　15
遺伝子　7, 8, 11, 13, 34, 135, 147, 158
イヌリン　130, 133
胃壁の構造　19
意味記憶　69, 70
陰イオン　7
陰茎　128, 139, 146
　——海綿体　128, 139
飲水行動　53, 74
インスリン　20, 21, 23, 24, 33, 37, 84, 85, 86, 87, 89, 90, 92, 94, 95, 97, 132, 143, 154
インターフェロン　41, 42
咽頭　14, 15, 18, 23, 25, 39, 59, 68, 69, 112, 113, 149, 150, 151, 156
　——扁桃　39, 156
陰囊　128, 145, 146
陰部神経　21, 22, 63, 129, 133
陰部大腿神経　63, 146

インフルエンザワクチン　42

う

ウイリス動脈輪　58, 59
ウェルニッケ中枢　61
右脚　50, 56, 57
烏口突起　103
烏口腕筋　102, 103, 154
右心耳　47
右心室　47, 50, 52, 54, 56, 57, 58, 59, 153
右心房　47, 50, 53, 54, 57, 58, 59, 132, 134, 138, 153
ウラシル　8, 9
運動性言語野　61, 68
運動性前角細胞　64
運動野　61, 67, 71, 107

え

腋窩静脈　49
腋窩神経　75
腋窩動脈　48, 56, 153
腋窩リンパ節　38
液性免疫　39, 41, 44
エキソサイトーシス　73
エストラジオール　87, 88, 144
エストリオール　87, 88, 144
エストロゲン　25, 84, 87, 88, 90, 91, 92, 93, 94, 96, 97, 132, 144, 145, 154
エストロン　87, 88, 144
エディンガーウエストファル核　81
エネルギー量　29, 31
エリスロポエチン　18, 19, 35, 36, 87, 88, 89, 90, 91, 92, 96, 129, 134, 135
遠位指節関節　99
遠位尿細管　96, 97, 127, 131, 132, 134, 136, 137, 138
円回内筋　103
塩化物　7, 12, 53, 65, 114, 124
塩基配列　11, 13
嚥下　17, 23, 24, 25, 54, 67, 74, 147, 151
　　——中枢　17, 23, 25, 54, 67, 74, 151
　　——反射　67
塩酸　13, 18, 19, 23
遠心性神経　66, 69
延髄　17, 23, 25, 52, 54, 56, 60, 61, 62, 63, 67, 68, 70, 71, 74, 81, 82, 83, 117, 119, 120, 121, 122, 124, 153, 154
エンドセリン　55, 94, 95

お

横隔神経　110
横隔膜　39, 110, 111, 113, 114, 118, 122, 124, 125, 129, 156
黄体　84, 86, 87, 88, 89, 90, 92, 93, 94, 96, 97, 132, 140, 142, 143, 144, 145, 146, 154
　　——化ホルモン　84, 96, 97, 145
　　——形成ホルモン　86, 87, 88, 89, 93, 94, 97, 132, 154
黄疸　36, 37, 152
嘔吐中枢　17, 54, 67, 74
嘔吐反射　67
黄斑　78, 80
横紋筋　50, 114, 133
オキサロ酢酸　26
オキシトシン　84, 88, 93, 95, 133, 143, 154
オトガイ筋　102, 106
オトガイ孔　99
オプシン　80
オプソニン作用　40, 41, 44
オリゴデンドログリア　11, 63, 72

か

下位運動ニューロン　71, 106, 109
外果　104
外頸静脈　49
外頸動脈　48, 58, 59, 156
外肛門括約筋　21, 22
外呼吸　124, 125
外耳　69, 78, 154
外子宮口　140
外耳道軟骨　78
咳嗽反射　67
外側溝　61, 68
外側広筋　104, 105
外側膝状体　81
外側前腕皮神経　62
外側足底神経　63
外側大腿皮神経　63
外側腓腹皮神経　63
外側毛帯　82
外側翼突筋　24, 105, 106, 155
外腸骨静脈　49
外腸骨動脈　48, 57
外直筋　83
外転神経　61, 67, 69, 83
外尿道括約筋　21, 129, 133
外尿道口　128, 139, 141
外胚葉　143
灰白質　64, 66, 106
外腹斜筋　102, 103
外閉鎖筋　106
外膜　23, 52, 57, 58
外肋間筋　102, 114, 118, 122, 124, 125
カイロミクロン　21, 29, 43, 46
カウパー腺　128
下顎骨　24, 99
化学受容器　79, 119, 120, 122, 156
下丘　67, 81, 82
蝸牛　78, 80, 81, 82, 154
　　——神経　78, 81, 82, 154
　　——窓　78

核　6, 7, 8, 11, 13
角回　61
顎下腺　14, 16, 17, 151
顎下リンパ節　38
顎関節　24
角質層　79
核小体　6, 8
拡張期血圧　54, 149
獲得免疫　39
核膜　8
角膜　78, 82
核膜孔　8
下後鋸筋　103
顆状関節　105
下唇下制筋　102, 106
下伸筋支帯　104
下唇小帯　14
下垂手　74, 75
下垂体　35, 60, 61, 63, 69, 74, 84, 85, 87, 88, 90, 91, 92, 93, 95, 96, 97, 129, 132, 136, 137, 138, 143, 153, 154
　──後葉　35, 84, 88, 92, 93, 95, 96, 97, 129, 132, 136, 137, 138, 143, 154
　──前葉　74, 84, 87, 91, 92, 93, 95, 96, 97, 132, 136, 154
ガス交換　52, 116, 117, 119, 123, 124, 125, 156
ガストリン　19, 20, 24, 86, 90, 92
ガス分圧の変化　119
下大静脈　16, 25, 47, 49, 51, 54, 55, 58, 59, 119, 129
下大動脈　47, 57
滑車神経　61, 67, 69, 154
活性型ビタミンD_3　22, 87, 88, 89, 95, 110, 144
活動電位　8, 9, 11, 53, 63, 65, 66, 69, 71, 73, 106, 107, 108, 109, 136, 154
滑膜　98
滑面小胞体　6, 7, 151
カテコールアミン　55, 72, 77, 84, 85, 86, 94, 134
　──の構造式　86
下殿神経　63
下橈尺関節　99
下鼻甲介　99, 112, 113
下鼻道　112, 113
下腹神経　22, 63, 129, 133
下葉　112, 113
下葉気管支　112
ガラクトース　27, 142
カリウム　7, 8, 11, 12, 53, 65, 71, 73, 82, 96, 135, 137
カリクレイン　32, 138
顆粒球　30, 35, 45, 152
　──コロニー刺激因子　35
顆粒細胞　19, 21, 97, 129, 132, 137, 138, 141, 142
顆粒層　79
カルシウム　7, 12, 32, 33, 34, 35, 40, 53, 65, 73, 82, 88, 89, 90, 95, 97, 105, 106, 107, 108, 109, 110, 148, 157
カルシトニン　88, 89, 90, 94, 95, 97, 108, 109, 110, 154

肝円索　16
眼窩　99
肝鎌状間膜　16, 151
換気障害　120, 121
還元ヘモグロビン　37
汗孔　79
寛骨　98, 100, 101, 155, 156
寛骨臼　100, 155, 156
間質細胞　36, 91, 96, 141, 156
冠状静脈　51
冠状動脈　47
　──洞　47
関節腔　98, 156
関節軟骨　98, 110
関節の分類　105
関節包　98, 155
汗腺　75, 79
感染防御　42
肝臓　14, 16, 17, 21, 22, 24, 25, 26, 28, 29, 30, 32, 33, 35, 37, 40, 41, 51, 52, 53, 59, 86, 91, 92, 129, 130, 132, 134, 137, 149, 151
　──の機能　16, 22, 24, 25
杆体　80, 148, 154
肝動脈　16, 25, 58, 59
間脳　23, 60, 63, 69, 117, 153, 154
顔面静脈　49
顔面神経　61, 67, 68, 69, 73, 78
顔面動脈　48
眼輪筋　102, 106

き

飢餓　13, 136, 137
機械刺激依存性イオンチャネル　8, 10, 71
気管　23, 25, 43, 56, 74, 75, 76, 77, 112, 113, 114, 115, 117, 121, 122, 123, 124, 125, 149, 150, 153, 154, 156
気管支平滑筋　77, 122
気管軟骨　112, 113
気管分岐部　23, 112
奇静脈　58, 59
基節骨　100, 101
基礎代謝　31, 125, 149, 151
偽単極神経細胞　64
基底細胞層　79
亀頭　139, 142
気道の機能　115
キヌタ骨　78
機能的残気量　116, 120, 124, 125
キモトリプシノゲン　21
キモトリプシン　18, 21
球関節　18, 105
球形嚢　81, 83, 154
弓状静脈　127
弓状線　100
弓状動脈　127

嗅神経　61, 67, 69
求心性神経　66, 69, 121
橋　17, 54, 60, 61, 62, 63, 67, 81, 82, 83, 86, 117, 120, 122, 124, 153, 154
胸郭　59, 113, 120, 124, 125, 129, 147
胸管　29, 38, 43, 46, 156
頬筋　102, 106
胸骨　98, 155
胸椎　98, 110, 113, 150
頬骨　24, 99, 102, 106
胸鎖乳突筋　69, 102, 103, 106, 114, 118
胸式呼吸　125
胸神経　62, 150
胸髄　62, 66, 77, 81, 111, 122
胸腺　30, 39, 84, 88, 132, 152, 158
強膜　78, 80, 82
　──静脈洞　78
胸腰筋膜　103
棘下筋　103
棘上筋　103
曲精細管　139, 141
距骨　98, 101
距腿関節　98, 101
キラーTリンパ球　42, 43
キロミクロン　21, 29
近位指節関節　99
近位尿細管　127, 130, 132, 134, 136, 137, 152
筋芽細胞　107
筋原線維　82, 105, 106, 110
筋細胞　51, 53, 106, 110, 138
筋鞘　102, 106, 155
筋上皮細胞　93, 95
筋小胞体　105, 106, 109
筋線維　50, 53, 72, 105, 106, 107, 108, 109, 147
筋の分類　107
筋皮神経　62, 75
筋紡錘　64, 67, 72, 109

く

グアニン　8, 9
区域気管支　112
クエン酸　26, 34, 142, 152
　──ナトリム　34
くしゃみ反射　67
屈筋支帯　104
グラスゴー・コーマ・スケール　70, 71
グリア細胞の種類と働き　72
クリアランス　133
グリコーゲン　21, 22, 24, 25, 26, 142
グリシン　66
グリセロール　29
グルカゴン　20, 23, 84, 85, 89, 90, 91, 92, 95, 97, 132, 154

グルコース　10, 21, 26, 27, 28, 37, 52, 91, 92, 95, 97, 110, 130, 133, 142, 152
クロール　7, 12, 53
グロビン　28, 30, 31, 32, 33, 34, 35, 36, 37, 40, 51, 82, 107, 108, 115, 119, 120, 123, 125, 126, 143

け

脛骨　48, 49, 63, 98, 101, 104, 110, 111, 153, 154, 156
　──神経　63, 104, 110, 154
　──粗面　104
頸椎　98, 110, 150
形質細胞　24, 33, 35, 40, 42, 44, 45
頸神経　62, 77, 81, 150
頸髄　62, 111, 122
頸動脈小体　54, 55, 119, 122, 156
頸動脈洞　54, 119
頸部リンパ節　38
血圧　21, 33, 36, 44, 45, 51, 52, 53, 54, 56, 58, 82, 94, 95, 96, 97, 108, 123, 125, 129, 130, 131, 132, 136, 137, 138, 148, 149
　──値の分類　54
血液塊　31
血液型Rh不適合　36
血液型不適合輸血　43, 44
血液凝固　22, 24, 25, 31, 32, 33, 34, 35, 36, 37, 82
　──因子　22, 24, 25, 31, 32, 33, 34, 35, 36, 37, 82
　──阻止剤　34
血管運動中枢　54, 55, 56
血管拡張物質　55
血管収縮物質　55
血管内皮細胞　30, 34, 35, 108, 125, 131, 141
血管の構造　52
月経　93, 95, 144, 145
　──周期　93, 144, 145
血漿　7, 24, 25, 29, 30, 32, 33, 34, 36, 37, 52, 56, 88, 89, 90, 95, 125, 126, 130, 132, 133, 135, 136, 137, 138, 143, 148, 150, 152, 156, 158
楔状骨　101, 156
月状骨　100, 155
血小板　24, 30, 31, 32, 35, 37, 40, 43, 91, 95, 136, 149, 152
血清　24, 30, 37, 40, 41, 42, 43, 97, 110
血糖値　21, 25, 36, 70, 74, 82, 89, 90, 91, 92, 95, 96, 97, 143
　──調節のメカニズム　90, 91
血餅　37
ケトン体　13, 29, 137
下痢　12, 13
腱画　102, 155
肩関節　98, 99, 105, 111
肩甲下筋　102
肩甲挙筋　103, 118, 155
肩甲骨　98, 99, 155
肩甲舌骨筋　106

腱索　47
減数分裂　12, 145, 150

こ

好塩基球　30, 32, 39, 40, 44
口蓋咽頭丘　14
口蓋咽頭弓　15
口蓋骨　99
口蓋垂　14, 151
口蓋舌丘　14
口蓋舌弓　15
口蓋扁桃　14, 39
後角　64, 106, 107
口角下制筋　102, 106
睾丸　128, 146
交感神経　22, 52, 55, 56, 64, 66, 72, 74, 75, 76, 77, 81, 94, 96, 109, 125, 129, 133, 141, 154
後眼房　78
抗凝固剤　34
咬筋　24, 102, 105, 106, 155
口腔　14, 18, 23, 24, 25, 44, 86, 115, 151
　──前庭　14
　──の構造　14
広頸筋　102, 106
後脛骨筋　104
硬口蓋　14, 151
後交通動脈　59
後根　64, 67, 72
虹彩　78, 81, 108, 154
後索　106
好酸球　30, 32, 39, 40, 44, 152
光軸　78
後室間枝　47
甲状舌骨膜　85
甲状腺刺激ホルモン　74, 84, 86, 87, 88, 89, 90, 154
甲状腺ホルモン　33, 87, 88, 89, 90, 95, 97, 108, 148, 154
甲状軟骨　23, 85, 112, 113
拘束性換気障害　120, 121
抗体　16, 33, 35, 36, 40, 41, 42, 43, 44, 45
後大腿皮神経　63
好中球　30, 32, 35, 37, 39, 40, 41, 42, 44, 108, 149, 152
後天的免疫　39, 41
喉頭　14, 15, 24, 59, 68, 69, 84, 112, 113, 115, 116, 150, 154, 156
　──蓋　15, 113, 115, 116, 156
後頭前切根　61
後頭葉　68, 73
広背筋　102, 103, 111, 155
後鼻孔　112, 113
興奮性シナプス　65
興奮伝導系　56
高密度リポタンパク質　29
肛門　14, 18, 21, 22, 111, 128, 141, 151
　──括約筋　21, 22, 111, 151
　──挙上筋　111
抗利尿ホルモン　35, 77, 84, 88, 89, 95, 96, 129, 132, 136, 137
口輪筋　102, 106
交連線維　82, 153
股関節　98
呼吸筋　114, 118, 122, 125, 147
呼吸細気管支　112, 156
呼吸性アシドーシス　12, 13, 133, 136, 137
呼吸性アルカローシス　12, 13, 133, 136, 137
呼吸中枢　67, 74, 117, 119, 120, 121, 122, 124, 125
呼吸調節中枢　67, 117, 120, 122
鼓室　78
骨格筋　21, 24, 50, 57, 58, 66, 69, 72, 76, 83, 91, 95, 107, 108, 109, 110, 147
　──線維のサブタイプ　108
骨芽細胞　108, 109, 110, 155
骨細胞　89, 90, 95, 108, 110
骨髄腔　98
骨髄　18, 30, 33, 35, 36, 37, 39, 91, 98, 109, 110, 129
骨盤神経　22, 129, 133
骨盤内臓神経　22, 133
骨盤漏斗靭帯　140
骨膜　85, 98, 110
骨迷路　78
コハク酸　26
コバラミン　17
鼓膜　69, 78, 80
固有肝動脈　16, 25
固有卵巣索　140
コラーゲン　109, 110, 144
　──線維　109
ゴルジ装置　6, 7
コルチゾール　84, 87, 89, 90, 91, 92, 96, 97, 148
コルチゾル　87, 90, 132, 144, 148
コレシストキニン　19, 20, 89, 130
コレステロール　7, 21, 22, 24, 29, 37
コレステロールエステラーゼ　21

さ

サーファクタント　19, 116
細気管支　112, 114, 115, 117, 121, 156
最高血圧　51, 54, 56
采状ヒダ　15
臍静脈　51, 57, 153
最上肋間静脈　59
最大吸気量　116
臍帯血　35
臍動脈　51, 57, 149, 153
サイトカイン　41, 42
再分極　9
細胞傷害性T細胞　42
細胞性免疫　35, 39, 42, 43, 44, 45

細胞内小器官　7, 11
細胞の構造　6
サイロキシン　33, 84, 89, 154
左脚　50
鎖骨　29, 38, 43, 46, 47, 48, 56, 59, 75, 98, 99, 102, 114, 115, 153, 155, 157, 158
　――下筋　102, 155
　――下静脈　29, 38, 43, 46
　――下動脈　46, 47, 48, 56, 59, 153
　――上神経　75
坐骨　63, 77, 98, 100, 110, 121, 158
　――神経　63, 77, 110, 121
左心耳　47
左心室　47, 50, 53, 54, 55, 56, 57, 58, 59, 114, 153
左心房　23, 47, 50, 53, 54, 56, 57, 58, 59, 153
猿手　74, 75
酸塩基平衡　12, 13, 133
三角筋　102, 103, 110, 111
三角骨　100, 155
酸化ヘモグロビン　36, 37
残気量 1　16, 120, 123, 124, 125
三叉神経　61
酸性フォスファターゼ　141
三尖弁　47, 50, 153
酸素解離曲線　123, 124
酸素分圧　33, 36, 56, 58, 96, 114, 118, 119, 122, 123, 124, 125, 126, 129, 137
酸素飽和度　31, 36, 37, 51, 57, 120, 123, 126
散瞳　77, 81, 148

し

耳介　78
視蓋前域　81
視覚性言語中枢　61
視覚野　61, 73
耳下腺　16, 17, 151
耳管　39, 78
　――扁桃　39
子宮　88, 90, 91, 92, 93, 94, 95, 109, 128, 138, 140, 141, 142, 143, 144, 145, 146, 150, 156
　――筋層　140
　――腔　140, 142
　――頸管　140
　――頸部　140, 142, 150, 156
　――広間膜　140
　――体部　140
　――腟部　140
　――底　128, 140, 142, 150
　――内膜　90, 91, 92, 93, 94, 140, 142, 144, 145, 146
糸球体　12, 13, 19, 21, 43, 97, 129, 130, 132, 133, 134, 137, 138, 147, 158
　――濾過量　138, 147
死腔　116, 117, 120, 125
　――量　116, 119, 120

軸索　6, 8, 64, 66, 71, 73, 74, 151
　――終末　6
　――小丘　6
　――初節　6, 71, 73
指屈筋群　111
刺激伝導系　50, 56, 57
止血　31, 33, 35, 152
視交叉　60, 61
指骨　99
篩骨　99, 112, 113, 155
　――洞　112, 113
視細胞　80, 148
視索上核　88, 95, 136
視軸　78
支持細胞　141
脂質の吸収　21
視床　17, 23, 24, 60, 63, 67, 68, 69, 70, 71, 74, 81, 82, 83, 85, 86, 88, 90, 91, 93, 95, 96, 115, 117, 129, 132, 136, 153, 158
視床下部　17, 23, 24, 60, 63, 67, 69, 70, 74, 82, 85, 86, 88, 90, 91, 93, 95, 96, 115, 117, 129, 132, 136
耳小骨　78, 80, 82, 154
糸状乳頭　15
茸状乳頭　15, 151
指伸筋群　111
指神経　62
視神経　60, 61, 67, 69, 77, 78, 80, 121
　――円板　78, 80
　――交叉　60, 61
　――乳頭　80
耳垂　78
耳石器　83, 154
脂腺　79
膝蓋腱反射　66, 67
膝蓋骨　98, 101, 104
膝蓋靱帯　104
膝窩静脈　49
膝窩動脈　48, 153
膝関節　98, 101, 153, 155
室傍核　88, 95, 136
シトシン　8, 9, 84, 88, 93, 95, 133, 143, 154
シナプス　65, 67, 69, 72, 74, 108
　――間隙　65, 107
　――後神経細胞　65, 66
　――後膜　65, 71, 107
　――小胞　65, 73, 107
　――前神経細胞　65
　――前膜　65, 107
ジペプチド　21, 27
脂肪の合成　97
脂肪分解酵素　21, 27, 28, 86
斜角筋　118
視野狭窄　77, 148
尺骨　48, 49, 62, 74, 75, 77, 98, 99, 100, 110, 153, 155

――神経　62, 74, 75, 77, 155
――静脈　49
――動脈　48, 153
尺側手根屈筋　74, 103
尺側皮静脈　49
車軸関節　105
射精　76, 142, 156
――管　139, 156
斜走筋層　15, 19
射乳　88, 93, 95
ジャパン・コーマ・スケール　70, 71
斜裂　113
集合管　53, 88, 89, 91, 96, 97, 129, 130, 131, 132, 134, 135, 136, 156
集合リンパ濾胞　38
踵骨腱　104
収縮期血圧　3, 6, 54, 56, 149
舟状骨　100, 101, 155
自由神経終末　79
縦走筋層　15, 19
十二指腸　14, 15, 16, 18, 20, 24, 25, 28, 86, 91, 131, 149, 151
終脳　60
皺眉筋　102, 106
終末細気管支　112
主気管支　112, 113
手屈筋群　111
縮瞳　67, 69, 75, 76, 81, 82
――反射　67, 82
手根骨　98, 99, 105, 155
手根中手関節　99, 105, 155
主細胞　18, 19, 21, 27, 86, 131, 135, 149
樹状突起　6
手伸筋群　111
受精　12, 90, 92, 93, 142, 143, 144, 145, 150, 156, 158
――卵　12, 90, 92, 142, 143, 144, 145, 158
受動免疫　42, 43
シュレム管　78
シュワン細胞　6, 11, 63, 64, 72, 151
循環血液量の減少　56
上衣細胞　63, 64, 72
小陰唇　128
小円筋　103
上オリーブ核　82
消化管　14
――の運動様式　18
上顎骨　99, 155
上顎神経節　81
上顎洞　112, 113
消化酵素　18, 19, 21, 23, 86
松果体　23, 60, 69, 70, 84, 86, 91, 92, 154
上丘　67
小胸筋　102, 155
小頬骨筋　102, 106

上後鋸筋　103
上行結腸　14
小膠細胞　64
上行大動脈　47, 48, 51
上行腰静脈　59
踵骨　98, 101, 104, 155
硝子体　78, 154
上唇挙筋　102, 106
上伸筋支帯　104
上唇小帯　14
脂溶性ホルモン　85, 87, 92, 130
常染色体　145, 150
上大静脈　47, 49, 50, 51, 56, 59, 156
小腸　14, 17, 18, 21, 23, 25, 27, 28, 29, 43, 46, 51, 52, 68, 89, 144, 149, 152
上殿神経　63
上橈尺関節　99, 105, 155
小脳　23, 54, 60, 61, 62, 63, 68, 69, 70, 74, 82, 83, 120
上鼻甲介　112, 113
上皮小体　85, 89
――ホルモン　89
上鼻道　112, 113
小伏在静脈　49
漿膜　19, 140
静脈　13, 16, 25, 29, 38, 43, 46, 47, 49, 50, 51, 52, 54, 55, 56, 57, 58, 59, 72, 78, 114, 115, 116, 119, 125, 127, 129, 146, 153, 156
――管　51
――弁　52
上葉　112, 113, 115
――気管支　112
小葉間動脈　127
小菱形筋　103
小菱形骨　100, 155
小弯　15, 151
上腕筋　103, 154
上腕骨　98, 99, 103, 155
上腕三頭筋　103, 110, 111
上腕静脈　49
上腕動脈　48, 153, 154
上腕二頭筋　102, 103, 110, 111, 154
初期精子細胞　141
食細胞　35, 40, 44
食道　14, 15, 17, 18, 23, 24, 25, 58, 59, 149, 151, 153, 156
――の位置　23
食道静脈　58, 59, 153
食欲　24
ショック　44, 45, 155
ショ糖　26, 142
ショパール関節　101
自律神経　50, 52, 56, 63, 66, 67, 70, 72, 74, 75, 76, 77, 81, 107, 109, 153
――の働き　75, 76

167

自律性遠心性線維　64
シルビウス溝　61
腎盂　127, 150, 156
心音　53, 54
心筋　34, 50, 51, 53, 56, 57, 107, 108, 109, 153
　　──細胞　51, 53
神経細胞　6, 8, 18, 64, 65, 66, 68, 69, 72, 77, 91, 93, 95, 132, 136, 151
　　──の構造　6
神経細胞体　6, 151
神経終末　6, 8, 65, 68, 71, 73, 77, 79, 93, 107
神経線維の分類　64
神経伝達物質　8, 10, 65, 66, 68, 72, 73, 77, 107
深在長背筋　111
親水基　29
腎静脈　59
腎髄質　72, 77, 85, 87, 91, 94, 95, 96, 127, 132
腎錐体　127
心臓各部の血圧　53
腎柱　127
伸張反射　66
伸展受容器　121, 122
浸透圧モル濃度　10
腎乳頭　127
腎杯　127, 156
心拍出量　56, 129, 143
腎盤　127
真皮　79
深腓骨神経　63, 77
腎皮質　45, 74, 84, 86, 87, 88, 89, 90, 91, 92, 93, 94, 96, 97, 108, 127, 129, 130, 131, 132, 138, 141, 154
心房細動　56, 57
心房性ナトリウム利尿ペプチド　53, 86, 131, 132, 134, 135, 138
腎門　129, 156

す

膵液　18, 20, 21, 26, 28, 84, 131, 154
膵管　16, 25, 85
髄鞘　6, 11, 63, 64, 72, 151
水晶体　78, 82, 148, 154
水素イオン濃度　10, 27, 114, 120, 122, 125
膵臓　14, 16, 17, 18, 21, 23, 25, 27, 28, 35, 53, 84, 85, 86, 90, 91, 92, 95, 96, 131, 134, 154
錐体　71, 80, 127, 148
　　──外路　71
　　──交叉　71
　　──路　71
膵体　16, 85
膵島　85
膵頭　16, 85
膵尾　16, 85
水平裂　113
水溶性ホルモン　85, 87, 130

膵リパーゼ　21
スクラーゼ　27
スクロース　26, 27, 28
ステロイド　132
　　──の基本構造　87
　　──ホルモン　33, 86, 87, 89, 90, 92, 130, 132
スパイログラム　116
スパイロメータ　118

せ

精液を構成する成分　146
精管　139, 146, 156
性行動　69, 70
精索　139, 146
精子　143
　　──変態　141
星状膠細胞　64
性腺刺激ホルモン　74, 86, 87, 88, 94, 97, 154
性染色体　145, 150
精巣　87, 88, 90, 92, 95, 108, 128, 139, 141, 142, 145, 146, 150, 156, 158
　　──上体　128, 139, 141, 142, 146
　　──網　139
　　──輸出管　139
精粗細胞　141
声帯　113, 115, 116
　　──ヒダ　115
正中神経　62
成長ホルモン　23, 25, 33, 74, 84, 86, 87, 88, 89, 90, 91, 92, 95, 96, 97, 132, 144, 148, 154
精嚢　128, 139, 141, 156
声門　115, 116
生理食塩水　7
生理的狭窄部位（食道）　23
脊髄　60, 61, 62, 63, 64, 66, 67, 68, 69, 71, 72, 73, 74, 77, 83, 86, 106, 109, 111, 117, 119, 120, 122, 149, 153
脊髄神経　62, 64, 66, 111, 149
　　──の筋支配　111
脊柱起立筋　103
セクレチン　20, 24, 89, 90, 91, 131
舌　14, 15, 16, 17, 24, 25, 39, 55, 61, 67, 68, 69, 73, 74, 85, 106, 112, 113, 119, 151
　　──の構造　15
舌咽神経　55, 61, 67, 69, 119
舌下小丘　15
舌下神経　24, 61, 67, 68, 69, 73, 74
舌下腺　16, 17, 151
舌筋　24
赤血球　18, 30, 31, 32, 33, 34, 35, 36, 37, 39, 40, 41, 42, 46, 51, 91, 108, 115, 117, 119, 126, 129, 132, 135, 143, 147, 149, 152
舌骨　24, 85, 106, 112, 113
　　──下筋群　24

──上筋群　24
舌根　15
舌小帯　14, 15
摂食行動　69, 74
接触性皮膚炎　43, 44, 45
舌正中溝　15
舌尖　15
舌体　15, 151
舌扁桃　39
セルトリ細胞　141
セルロース　26
セルロプラスミン　33
セロトニン　72, 77, 91
線維芽細胞　18, 129, 141
線維素溶解　31
線維膜　98
前角　64, 71, 72, 81, 106, 107
前下行枝　47
腺窩上皮　19
前眼房　78
前鋸筋　102, 103, 155
前脛骨筋　104, 111
前脛骨静脈　49
前脛骨動脈　48, 153
前交通動脈　59
仙骨　62, 98, 100, 150
　　──関節　100
　　──神経　62, 150
前根　64, 67, 72
前索　106
腺細胞　93
浅指屈筋　103
前室間枝　47
前障　68
染色体　11, 12, 142, 145, 147, 150, 156, 157
全身性エリテマトーデス　43, 44
仙髄　22, 62, 81, 111, 129
浅側頭静脈　49
浅側頭動脈　48
浅鼠径輪　102
前大脳動脈　59
前庭　14, 78, 80, 81, 82, 83, 115, 116, 156, 158
　　──神経　78, 83
　　──窓　78
　　──ヒダ　115, 116
先天的免疫　39
蠕動運動　18, 25, 151
前頭筋　102, 106
前頭骨　99, 155
前頭洞　112, 113
前頭葉　61, 68, 73, 97
全肺気量　116
浅腓骨神経　63
腺房　88, 90, 93

線毛上皮細胞　43, 44
線溶　31
前立腺　128, 139, 141, 145, 146, 147
前腕正中皮静脈　49

そ

総肝管　16
双極細胞　80
総頸動脈　47, 48, 56, 57, 59, 119, 153
総指伸筋　103
桑実胚　143
総胆管　16
総腸骨静脈　59, 129
総腸骨動脈　48, 129
総腓骨神経　63, 74, 154
僧帽筋　69, 102, 103, 110, 155
僧帽弁　47, 50
速筋　108
足根骨　98, 155
即時型アレルギー　44
側頭筋　24, 102, 105, 106, 155
側頭骨　24, 99, 155
側頭頭張筋　106
側頭葉　61, 68, 69, 73, 82
側脳室　68, 72, 153
足背静脈弓　49
足背動脈　48, 57
鼠径管　139
鼠径リンパ節　38
組織プラスミノーゲン活性化因子　34, 35
咀嚼　24, 69, 105, 106, 155
　　──筋　24, 105, 106, 155
　　──筋群の構造　106
疎水基　29
ソマトスタチン　19, 23, 84, 85, 89, 94, 95, 154
粗面小胞体　6, 7, 151

た

大陰唇　128
体液　7
　　──性免疫　39, 41, 44
大円筋　102, 103
体温調節中枢　23, 67, 70
大胸筋　102, 110, 111, 118, 155
大頬骨筋　102, 106
大後頭孔　63
対光反射　54, 67, 77, 82
第三脳室　68, 72
体細胞分裂　11
胎児循環　51
代謝性アシドーシス　12, 13, 133, 136, 137
代謝性アルカローシス　12, 13, 133, 136
大十二指腸乳頭　16
体性運動野　67

体性感覚野　61
大腿筋膜張筋　102, 104
大腿骨　98, 101, 155, 156
　　——頭　101, 155, 156
大腿四頭筋　105, 111, 118
大腿静脈　49, 56
大腿神経　63, 77, 146
大腿直筋　104, 105
大腿動脈　48, 57, 126
大腿二頭筋　104, 105
大殿筋　104, 111, 155
大動脈　47, 48, 50, 51, 53, 54, 55, 56, 57, 58, 59, 114,
　　119, 122, 129, 149, 153, 156
　　——弓　47, 48, 51, 57, 59, 149, 153
　　——小体　54, 55, 119, 122
　　——弁　47, 53, 54
大脳動脈輪　58, 59
大内転筋　104, 106
大脳　17, 22, 23, 58, 59, 60, 61, 62, 63, 66, 67, 68, 69,
　　71, 72, 74, 81, 82, 83, 120, 153
　　——基底核　67, 68, 71, 72
　　——脚　67
　　——縦裂　63
　　——動脈輪　58, 59
　　——半球　60, 63, 68, 153
　　——辺縁系　69, 153
胎盤　35, 36, 51, 57, 92, 93, 138, 143, 144, 146, 156
大伏在静脈　49
大腰筋　104, 105, 106, 129
大菱形筋　103
大菱形骨　100, 155
大弯　15, 151
唾液腺　16, 17, 76, 86, 151
唾液反射　67
唾液分泌中枢　17
楕円関節　105
ダグラス窩　128
多シナプス反射　66
脱分極　9, 11
多尿　136, 150
単球　30, 32, 35, 36, 39, 40, 149, 152
炭酸水素イオン　12, 114, 117, 126
炭酸脱水素酵素　117
単シナプス反射　66
胆汁酸　7, 17, 22, 28, 29, 86
胆汁の成分　22, 86
男性ホルモン　88, 89, 90, 92, 95, 108, 133, 141, 154
弾性膜　52
淡蒼球　67, 68
短橈側手根伸筋　103
短内転筋　106
胆嚢　14, 16, 20, 25, 28, 86, 149, 151
　　——管　16, 25
タンパク質同化作用　108

タンパク質の分解　28
タンパク質分解酵素　18, 21, 26, 27, 28, 119, 131
短腓骨筋　104
短母指伸筋　103

ち

チアノーゼ　36, 37, 45
遅延型アレルギー反応　43
知覚性求心性線維　64
遅筋　107
恥骨　98, 100, 101, 104, 106, 128, 139, 156
　　——筋　104, 106
　　——結合　100, 101, 128
腟　42, 44, 128, 140, 141, 142, 150, 156
　　——円蓋　140, 156
　　——腔　140
　　——壁　140
緻密斑　97, 137, 138
チミン　8, 9
中間広筋　105
肘関節　98, 99, 105
肘筋　103
中耳　78, 80, 82
中手骨　98, 99, 100
中手指節関節　99, 105
中心窩　78, 80
中心管　64, 72
中心溝　61, 71
中心小体　6
中心乳糜管　21, 29
虫垂　14, 84
中枢化学受容器　119, 120, 122
中枢神経　11, 13, 62, 63, 64, 66, 120, 137
中性脂肪　21, 24, 27, 29, 86
肘正中皮静脈　49
中節骨　100, 101
中足骨　98, 101
中大脳動脈　59
中殿筋　102, 103, 104
中脳　54, 56, 60, 63, 67, 68, 70, 72, 77, 81, 82, 83, 86,
　　153
　　——水道　60, 72
中胚葉　143
中鼻甲介　99, 112, 113
中鼻道　112, 113
中葉　113
　　——気管支　112
聴覚性言語野　61
聴覚伝導路　82
聴覚野　61, 81, 82
長期記憶の種類　70
鳥距溝　61
蝶形骨　99, 112, 113, 155
　　——洞　112, 113

張脛靭帯　104
腸脛靭帯　104
腸骨　48, 49, 51, 57, 59, 63, 98, 100, 104, 105, 106, 129, 146, 149, 153, 155
　　──窩　100
　　──下腹神経　63
　　──筋　104, 105, 106
　　──鼡径神経　63, 146
　　──稜　100, 155
長趾屈筋　104
長趾伸筋　104
長掌筋　103
超低密度リポタンパク質　29
長橈側手根伸筋　103
長内転筋　104, 105, 106
蝶番関節　105
長腓骨筋　104
長母指外転筋　103
跳躍伝導　11, 64, 151
腸腰筋　104, 105, 106, 111, 155
直腸　14, 21, 22, 128, 129, 145, 156
　　──子宮窩　128
チン小帯　78

つ・て

椎骨動脈　56, 57, 58, 59
ツチ骨　78
ツベルクリン反応　43, 44, 45, 46
低密度リポタンパク質　29
デーデルライン桿菌　42, 43, 44
テストステロン　84, 87, 88, 90, 92, 95, 97, 108, 132, 141, 144, 146, 147, 154, 156
デヒドロエピアンドロステロン　87, 90, 92, 95, 108, 141
テロメア　147
電位依存性イオンチャネル　8, 10, 71
電位依存性カリウムチャネル　8, 53, 65, 73
電位依存性カルシウムチャネル　53, 65, 73, 107
電位依存性ナトリウムチャネル　8, 11, 53, 65, 73, 107
電解質コルチコイド　89, 92
電子伝達系　26
転写　7, 8, 11, 13, 135, 147

と

頭蓋骨　63, 69, 98, 155
動眼神経　61, 67, 69, 73, 77, 81, 83
瞳孔　69, 74, 75, 76, 77, 78, 81, 154
　　──括約筋　75, 77, 81
　　──散大筋　75, 77, 81
橈骨　48, 49, 57, 62, 74, 75, 77, 98, 99, 100, 103, 105, 110, 126, 153, 155
　　──手根関節　98, 99, 105
　　──静脈　49
　　──神経　62, 74, 75, 77, 110
　　──動脈　48, 57, 126, 153
糖質コルチコイド　87, 89, 90, 91, 92, 96, 97
糖質の分解　27, 28
糖質分解酵素　18, 21, 26, 86
豆状骨　100, 155
橈側手根屈筋　103
橈側皮静脈　49
頭頂後頭溝　61
頭頂葉　68, 73
頭半棘筋　103
頭板状筋　103
洞房結節　50, 53, 108
動脈　16, 21, 25, 31, 36, 37, 43, 46, 47, 48, 50, 51, 52, 53, 54, 55, 56, 57, 58, 59, 81, 94, 108, 114, 115, 116, 118, 119, 120, 122, 123, 124, 125, 126, 127, 129, 130, 131, 132, 136, 137, 138, 146, 147, 149, 153, 154, 156
　　──管　51
　　──血酸素分圧　36, 56, 123, 124, 125, 137
　　──血酸素飽和度　36, 37, 123
透明層　79
透明帯　143
ドーパミン　55, 66, 68, 72, 77, 84, 85, 86, 89, 91, 107, 132
特異的防御機構　39
ドパミン　55, 66, 68, 72, 77, 84, 85, 91, 107, 132
トランスコバラミン　17
トランスフェリン　33
トリカルボン酸回路　29
トリグリセリド　21, 29, 40, 132, 133
トリプシノゲン　21
トリプシン　18, 20, 21, 23, 26, 28
トリヨードサイロニン　89
努力性肺活量　116, 120
トロポニン　105, 106, 109
トロホブラスト　143
トロポミオシン　106
トロンボキサンA_2　55, 94
貪食作用　37, 40, 44, 45
貪食能　35, 37, 40, 44, 152

な

内果　104
内頸静脈　38, 49
内頸動脈　48, 56, 58, 59, 81, 156
　　──神経叢　81
内肛門括約筋　21, 22
内呼吸　124
内細胞塊　143
内耳　61, 67, 69, 78, 80, 81, 83, 154
　　──神経　61, 67, 69, 78
内側広筋　104, 105
内側膝状体　81, 82
内側上腕皮神経　75
内側前腕皮神経　75

内側足底神経　63
内側腓腹皮神経　63
内側翼突筋　24, 105, 106, 155
内腸骨動脈　4, 8, 51, 149, 153
内直筋　83
内尿道括約筋　21, 129, 133
内尿道口　128
内胚葉　143
内皮　30, 32, 34, 35, 52, 108, 125, 131, 141
内腹斜筋　103
内包　68, 71
内肋間筋　102, 114, 118
ナチュラルキラー細胞　45
ナトリウム　7, 8, 10, 11, 12, 34, 53, 65, 73, 86, 91, 94, 96, 97, 107, 114, 124, 126, 130, 131, 132, 134, 135, 136, 137, 138, 148
　　──イオン　114, 124, 136
　　──-カリウムポンプ　7
軟口蓋　14, 25, 151

に

二酸化炭素分圧　114, 119, 122, 124, 125, 137
二次血栓　31
二次止血　31
二次精母細胞　141
二尖弁　47, 50, 53, 54, 153
乳化作用　17, 28, 29, 86
乳管　93
　　──洞　93
乳脂肪　93
乳腺刺激ホルモン　87, 90
乳頭　15, 16, 25, 47, 79, 80, 93, 127, 151
　　──筋　47
　　──層　79
乳糜管　21, 29
乳糜槽　38
ニューロン　63, 64, 65, 66, 67, 71, 81, 83, 88, 106, 107, 109, 151
尿管　127, 129, 139, 150, 156
尿失禁　134, 135, 147
尿生殖隔膜　128
尿道　21, 76, 128, 129, 133, 134, 139, 141, 142, 146, 150, 156
　　──海綿体　128, 139
　　──球腺　128, 139, 141, 142, 146
尿閉　135
妊娠の成立　142

ね・の

ネガティブ・フィードバック機構　96
ネフロン　127, 150
粘液細胞　19
粘膜下組織　19
粘膜筋板　19

粘膜固有層　19
脳幹　60, 63, 66, 67, 77, 117, 158
脳神経　61, 62, 63, 66, 68, 69, 73, 74, 149, 154
　　──の分類　69
脳性ナトリウム利尿ペプチド　53
脳底動脈　59
能動免疫　42, 43
脳の血流　59
脳波　69, 70, 118
脳梁　60, 68, 153
ノルアドレナリン　55, 56, 72, 77, 84, 85, 86, 89, 94, 107, 109, 132, 154

は

パーフォリン　42
パイエル板　18, 38, 84
肺活量　116, 118, 120, 121, 123, 147, 150
肺気量分画　116
敗血症　13, 136, 137
肺静脈　47, 50, 51, 52, 55, 56, 58, 59, 114, 115, 116, 119, 125
肺小葉　112
肺尖　113, 114, 115
肺底　113, 115
肺動脈　47, 50, 51, 52, 53, 54, 55, 57, 58, 59, 114, 115, 116, 119
　　──幹　47
　　──弁　47, 53, 54
排便のメカニズム　22
排便反射　21, 22
肺胞　44, 52, 56, 112, 114, 115, 116, 117, 118, 119, 120, 122, 124, 125, 143, 156
　　──管　116, 156
　　──換気量　116, 117, 119, 120
　　──嚢　112, 156
排卵　87, 90, 93, 94, 96, 97, 142, 143, 144, 145, 146, 147, 150, 158
麦芽糖　27
薄筋　104, 106
白質　13, 25, 29, 64, 66, 106, 135, 156
白膜　139
破骨細胞　89, 90, 95, 108, 110
バソプレシン　25, 53, 88, 89, 93, 95, 96, 132, 133, 138, 143, 154
パチニ小体　79
白血球　30, 31, 32, 37, 39, 40, 97, 136, 147, 149, 152
　　──の割合　32
ハプトグロブリン　33
パラアミノ馬尿酸　130, 133
パラソルモン　88, 89, 90, 95, 110, 154
半関節　105
半規管　80, 83
半奇静脈　59
半腱様筋　104, 105

反射弓　66
半膜様筋　104, 105

ひ

被殻　67, 68, 72
皮下脂肪　79
皮下組織　79
尾筋　111
鼻筋　102, 106
鼻腔　14, 25, 112, 113, 117
鼻甲介　99, 112, 113
腓骨　63, 74, 77, 98, 101, 104, 110, 154
尾骨　62, 98, 100, 110, 150
　──神経　62, 150
鼻骨　99
腓骨頭　104
鼻根筋　102, 106
微細管　6
尾状核　67
ヒス束　50, 53, 56, 57
ヒスタミン　40, 44, 45, 46, 55, 77
脾臓　14, 16, 30, 35, 37, 39, 53, 92, 152
ビタミンA　18, 22, 24, 25, 37, 80
ビタミンB_{12}　17, 18
　──の吸収　17
ビタミンK　18, 23, 34, 37, 80
左冠状動脈　47
左最上肋間静脈　59
左鎖骨下動脈　47, 59, 153
左静脈角　38
左腎静脈　59
左総頸動脈　47, 48, 57
左肺静脈　47
左肺動脈　47, 51
左腕頭静脈　59
鼻中隔　99, 112, 113
非特異的免疫　39
ヒト絨毛性ゴナドトロピン　92, 93, 144, 146
ヒト絨毛性ソマトマンモトロピン　93, 143, 144
ヒト胎盤性ラクトーゲン　92, 93, 144
腓腹筋　104, 105, 110
皮膚の感覚受容器　79
肥満細胞　40, 44, 45, 77
表皮　79
日和見感染　39
ヒラメ筋　104
ビリルビン　22, 28, 33, 35, 36, 37, 152
ピルビン酸　11, 26
頻尿　135

ふ

ファーター乳頭　16, 25
フィブリノゲン　22, 24, 31, 32, 33, 34, 36, 37, 40, 41
フィブリン網　31, 33, 34, 35, 37

不感蒸散　148
不規則抗体　35, 36
腹横筋　102
副交感神経　22, 52, 56, 72, 74, 75, 76, 77, 81, 109, 125, 129, 133, 141, 154
副甲状腺ホルモン　8, 89, 90, 95, 108, 148
伏在神経　63
副細胞　18, 19
腹式呼吸　125, 156
副腎　45, 72, 74, 77, 84, 85, 86, 87, 88, 89, 90, 91, 92, 93, 94, 95, 96, 97, 108, 129, 130, 131, 132, 137, 138, 141, 145, 148, 154, 158
副神経　61, 67, 68, 69, 110
副腎髄質　72, 77, 85, 87, 91, 94, 95, 96, 132
副腎皮質　45, 74, 84, 86, 87, 88, 89, 90, 91, 92, 93, 94, 96, 97, 108, 129, 130, 131, 132, 138, 141, 154
　──刺激ホルモン　74, 84, 86, 87, 88, 91, 93, 154
副膵管　85
腹大動脈　48, 51, 153
腹直筋　102, 105, 111, 118, 155
　──鞘　102, 155
副半奇静脈　59
腹膜　128, 129, 146
腹膜後器官　129
浮腫　45, 46, 56, 152
ブドウ糖　7, 10, 21, 24, 25, 92, 108, 110, 130, 137, 143, 148
フマル酸　26
プラスミノーゲン　34, 35, 42
フリーラジカル　147
振り子運動　18
プルキンエ線維　50, 53, 56, 57
フルクトース　26, 27, 28, 141, 142, 152
プロエステラーゼ　21
ブローカ中枢　61, 68
プロカルボキシペプチダーゼA　21
プロカルボキシペプチダーゼB　21
プログラム説　147
プロゲステロン　84, 87, 88, 90, 92, 93, 94, 96, 97, 132, 144, 146, 154
プロスタグランジン　138, 143, 145
　──I_2　55
プロテアソーム　7
プロトロンビン　22, 24, 32, 34
プロラクチン　74, 85, 87, 88, 90, 91, 92, 96, 97, 143, 144, 146, 154
分節運動　18
噴門　15, 151

へ

平滑筋　18, 21, 22, 50, 52, 58, 75, 77, 81, 88, 93, 94, 95, 96, 97, 107, 108, 109, 114, 121, 122, 133, 138, 150
平均血圧　51, 54
閉経　93, 147, 157

平衡覚　83, 154
閉鎖神経　63
閉塞性換気障害　120, 121
平面関節　105
ペースメーカー　50, 56, 57, 153
壁細胞　17, 18, 19, 23
ヘパリン　34
ペプシノゲン　18, 19, 23, 27, 86, 149
ペプシン　18, 20, 21, 23, 27, 86, 131
ペプチド　8, 19, 21, 27, 53, 84, 86, 88, 95, 130, 131, 132, 133, 134, 135, 138
　──ホルモン　19, 53, 84, 86, 88, 95, 130, 131, 132, 133
ヘマトクリット　31, 36, 37, 143
ヘム　28, 31, 32, 34
ヘモグロビン　28, 30, 31, 32, 33, 34, 35, 36, 37, 40, 51, 82, 115, 119, 120, 123, 125, 126, 143
ヘモペキシン　33
ペルオキソーム　7
ヘルパーTリンパ球　39, 42, 43
辺縁葉　68
扁桃　14, 18, 38, 39, 68, 156
扁桃体　68
ヘンレループ　127, 132, 134

ほ

方形回内筋　103
膀胱　76, 77, 128, 129, 133, 134, 139, 145, 150, 156
縫工筋　104, 105, 106, 155
膀胱子宮窩　128
膀胱膨大部　139
傍糸球体細胞　19, 21, 97, 129, 132, 137, 138
房室結節　50, 53, 56, 57
房室弁　53, 54, 153
放線冠　143
帽状腱膜　102, 106
紡錘波　70
乏突起膠細胞　63, 64
乏尿　135, 136, 150
傍濾胞細胞　88, 90, 95, 110, 154
母趾外転筋　104
ホスホリパーゼA_2　21
補体　22, 24, 41, 44
ボタロー管　51
ポリヌクレオチド鎖　11, 13
ポリペプチドホルモン　132
ホルモンの化学構造による分類　132
翻訳　7, 8, 9, 11, 13, 135, 147

ま・み

マイスネル小体　18, 79
膜消化　27, 28
マクロファージ　36, 37, 40, 41, 42, 43, 45, 152
末梢化学受容器　119, 122, 156

末梢血管抵抗　56
末梢神経　11, 62, 63, 64, 66, 74, 77, 154
末節骨　100, 101
マルターゼ　23, 27
マルトース　27, 28
ミエリン鞘　6, 151
ミオグロビン　107, 108
ミオシン線維　82, 105, 106
ミオシンフィラメント　106
右冠状動脈　47
右腎静脈　59
右総頚動脈　48, 56, 57, 153
右肺静脈　47, 51
右肺動脈　47, 51
右リンパ本幹　38, 46
右腕頭静脈　59
ミクログリア　64, 72
ミセル　29
ミトコンドリア　6, 7, 8, 11, 32, 36, 107, 108, 114, 130, 135, 148
脈圧　54, 56, 153
脈絡叢　64, 68, 72, 153
脈絡膜　78, 80
味蕾　82, 151

む・め・も

無髄神経線維　64
ムチン　17, 18, 19, 23, 24, 116
無尿　136
明順応　77
迷走神経　52, 55, 61, 67, 68, 69, 119, 121, 122, 156
メタロドプシン　80
メラトニン　23, 86, 88, 89, 91, 148, 154
メルケル触盤　79
免疫系器官　39
毛幹　79
毛根神経終末　79
毛細血管　21, 43, 52, 54, 56, 58, 85, 94, 97, 107, 108, 116, 117, 124, 125, 129, 131, 137, 138, 152, 156
　──網　116
網状層　79
盲腸　14
盲点　80
網膜　77, 78, 80, 81, 82, 86, 148
　──神経節細胞　81
毛様体筋　77, 78, 148
毛様体小帯　78
門脈　16, 25, 51, 52, 57, 58, 59, 115, 153

ゆ・よ

有郭乳頭　15, 151
有棘細胞層　79
有鈎骨　100, 155
有髄神経　11

有窓型毛細血管　52
有頭骨　100, 155
幽門　15, 19, 86, 149, 151
遊離脂肪酸　24
輸出細動脈　127, 137
輸入細動脈　127, 137
葉間動脈　127
様気管支　112
溶菌　24, 40, 41
葉状乳頭　15
腰神経　62, 150
腰髄　22, 62, 66, 81, 111, 129
腰椎　98, 110, 150, 153
腰方形筋　111
ヨードプシン　80
抑制性介在ニューロン　67
抑制性シナプス後電位　66
抑制性伝達物質　66
予備吸気量　116, 120, 123
予備呼気量　116, 120, 123

ら

ライディッヒ細胞　87, 90, 92, 141, 146, 156
ラクターゼ　27
卵円孔　51, 57, 153, 158
卵管　128, 140, 141, 142, 143, 150, 156
　　――采　140, 141, 142, 156
　　――子宮口　140
　　――膨大部　140, 142, 143, 156
卵形嚢　81, 83, 154
ランゲルハンス島　84, 85, 91, 95
卵子　11, 88, 142, 143, 145, 147, 150, 157
卵巣　87, 88, 90, 91, 92, 93, 96, 97, 128, 140, 142, 143, 144, 145, 146, 147, 150, 156, 158
　　――提索　140
ランビエの絞輪　71
卵胞　84, 87, 88, 90, 91, 92, 93, 94, 96, 97, 143, 144, 145, 146, 154, 157
　　――刺激ホルモン　84, 87, 88, 93, 94, 96, 97, 145, 146, 154, 157
　　――ホルモン　93, 94, 154

り

リガンド依存性イオンチャネル　8, 10, 71
梨状筋　106
リスフラン関節　101
リソソーム　6, 7, 8
リゾチーム　24, 42, 43, 116
立方骨　101
立毛筋　77, 79
リパーゼ　20, 21, 27, 28
リボソーム　6, 7, 8, 9, 11, 13
リンゴ酸　26
リン脂質　7, 21, 22, 24, 29, 32, 116, 130

輪状靱帯　112, 113
輪状軟骨　23, 112, 113
輪走筋層　15, 19
リンパ球　18, 30, 32, 35, 39, 40, 41, 42, 43, 44, 45, 46, 97, 149, 152

る・れ・ろ

涙骨　99
ルフィニ小体　79
レチノール　80
レニン　19, 20, 21, 55, 86, 92, 94, 96, 97, 129, 130, 131, 132, 137, 138, 143
レニン-アンギオテンシン-アルドステロン系　55, 94, 96, 97, 130, 131, 138
レプチン　24
レンズ核　68
連続型毛細血管　52
漏洩イオンチャネル　8, 10, 71
老化　5, 147, 148, 150, 156, 158
　　――による生理的変化　147
ローランド溝　61
肋間筋　102, 111, 114, 118, 122, 124, 125
肋間静脈　58, 59
肋骨　98, 118, 129
　　――横隔洞　129
ロドプシン　80, 154
濾胞細胞　88, 90, 95, 110, 154

わ

鷲手　74, 75
腕橈骨筋　103
腕頭静脈　49, 59
総頸動脈　47, 48, 56, 57, 59, 119, 153
腕頭動脈　47, 48, 56, 57, 59, 153

解剖生理トレーニングブック

著 者	よしむらかずのり 吉村和法
発行人	中村雅彦
発行所	株式会社サイオ出版
	〒101-0054
	東京都千代田区神田錦町 3-6 錦町スクウェアビル7階
	TEL 03-3518-9434　FAX 03-3518-9435
カバーデザイン	Anjelico
DTP	マウスワークス
本文イラスト	日本グラフィックス
印刷・製本	株式会社朝陽会

2016年10月10日 第1版第1刷発行　　ISBN 978-4-907176-50-1　　Ⓒ Kazunori Yoshimura

●ショメイ：カイボウセイリトレーニングブック

乱丁本、落丁本はお取り替えします。

本書の無断転載、複製、頒布、公衆送信、翻訳、翻案などを禁じます。本書に掲載する著者物の複製権、翻訳権、上映権、譲渡権、公衆送信権、通信可能化権は、株式会社サイオ出版が管理します。本書を代行業者など第三者に依頼し、スキャニングやデジタル化することは、個人や家庭内利用であっても、著作権上、認められておりません。

JCOPY ＜(社)出版者著作権管理機構 委託出版物＞

本書の無断複写は著作権法上での例外を除き禁じられています。複写される場合は、そのつど事前に、(社)出版者著作権管理機構（電話 03-3513-6969、FAX 03-3513-6979、e-mail: info@jcopy.or.jp）の許諾を得てください。